E-Book inside auf psychotherapie.tools

Mit dem untenstehenden Download-Code erhalten Sie dieses Buch als E-Book im PDF-Format. Hierfür ist eine Registrierung auf www.psychotherapie.tools notwendig:

1. www.psychotherapie.tools/e-book-inside öffnen.
2. Code eingeben.
3. Auf »Freischalt-Code einlösen« klicken. Der Code ist einmal gültig.
4. Im Warenkorb auf »Zur Kasse« klicken und Vorgang nach Login abschließen.

Das E-Book steht Ihnen in Ihrem Kundenkonto unter »Mein Material« zur Verfügung. Es ist ausschließlich für den persönlichen Gebrauch einer einzelnen Person bestimmt.

Für Institutionen und Teams bieten wir gestaffelte Mehrplatz-Lizenzen an, die sich an der Zahl Ihrer Nutzer:innen orientieren. Kontaktieren Sie uns unter vertrieb-psychotherapie.tools@beltz.de und sichern Sie sich Ihre Mehrplatz-Lizenz!

5PKVK6AJE7

Brakemeier • Guhn • Normann

Praxisbuch CBASP

Eva-Lotta Brakemeier • Anne Guhn • Claus Normann

Praxisbuch CBASP

Behandlung chronischer Depression und Modifikationen der traditionellen CBASP-Therapie

Mit E-Book inside, Arbeits- und Videomaterial

2., vollständig überarbeitete und erweiterte Auflage

Unter Mitarbeit von Martin Hautzinger, Jan Philipp Klein, Ruth Fangmeier, Claus Schäfer, Martin Müller, Esther Moser, Vera Engel, Anne Buchsteiner, Thomas Winkler, Gertrud Leonhardt, Brigitte Schalamon und Katja Weidlich

BELTZ

Prof. Dr. Eva-Lotta Brakemeier
Universität Greifswald
Lehrstuhl für Klinische Psychologie und Psychotherapie
Franz-Mehring-Str. 47
17489 Greifswald
E-Mail: eva-lotta.brakemeier@uni-greifswald.de

Dr. Anne Guhn
Charité – Universitätsmedizin Berlin
Klinik für Psychiatrie und Psychotherapie
Charitéplatz 1
10117 Berlin
E-Mail: anne.guhn@charite.de

Prof. Dr. Claus Normann
Universitätsklinikum Freiburg
Abteilung für Psychiatrie und Psychotherapie
Hauptstr. 5
79104 Freiburg
E-Mail: claus.normann@uniklinik-freiburg.de

Dieses Buch ist erhältlich als:
ISBN 978-3-621-28461-5 Print
ISBN 978-3-621-28462-2 E-Book (PDF)

2. Auflage 2021

Lektorat: Antje Raden
Umschlagbild: Laura Stolfi / Stocksy
Herstellung: Uta Euler
Satz: Reemers Publishing Services GmbH, Krefeld
Gesamtherstellung: Beltz Grafische Betriebe, Bad Langensalza
Beltz Grafische Betriebe ist ein Unternehmen mit finanziellem Klimabeitrag (ID 15985-2104-1001).
Printed in Germany

Weitere Informationen zu unseren Autor:innen und Titeln finden Sie unter: www.beltz.de

Inhaltsübersicht

Inhalt

Geleitwort von James McCullough zur 1. Auflage

Nachdem ich das Cognitive Behavioral Analysis System of Psychotherapy (McCoullough, 2000, 2006) zum ersten Mal in den frühen 80er Jahren in der Zeitschrift Psychiatry publiziert habe (McCullough, 1984), hat sich CBASP als das einzige Psychotherapiemodel etabliert, welches speziell für chronisch depressive Patienten entwickelt wurde. Bis heute steht der chronisch depressive Patient ganz im Behandlungsfokus dieser Therapie. CBASP hat sich mittlerweile erfreulicherweise weltweit verbreitet: So wird CBASP in Deutschland, den Niederlanden, England, Schottland, Kanada, Schweden, Japan und den Vereinigten Staaten angewendet.

Die fatalen Auswirkungen sowohl der akuten als auch der chronischen Depression stellen die Weltgesundheit vor große Herausforderungen. Die Depression ist nach Angaben des Gesundheitsberichtes der WHO weltweit eine der führenden Ursachen für gesundheitliche Beeinträchtigungen und verschlechtert – oft im Zusammenspiel mit anderen chronischen Erkrankungen – den Gesundheitszustand großer Bevölkerungsgruppen. Die Punktprävalenz der schweren depressiven Episode beträgt weltweit im Durchschnitt mehr als 3 Prozent. Es ist schwierig, die Häufigkeit chronischer Verläufe im Vergleich zur schweren depressiven Episode genau zu bestimmen; realistische Schätzungen gehen von Prävalenzraten der chronischen Depression zwischen 1 und 1,5 Prozent aus. In Deutschland wird die Lebenszeitprävalenz schwerer depressiver Episoden auf 10-19 Prozent geschätzt; die der Dysthymie, einer speziellen Form der chronischen Depression, auf 4,1 Prozent. Die chronische Depression, die oft als Dysthymie in der Kindheit oder der Adoleszenz beginnt und häufig im Verlauf zu schweren depressiven Episoden führt oder zusammen mit somatischen Erkrankungen auftritt, stellt mit großer Sicherheit für Deutschland ein schwerwiegendes Gesundheitsproblem dar. Aktuelle Schätzungen der Prävalenzraten chronischer Depression bei Patienten mit psychiatrischen Störungen in Deutschland ergeben sogar Raten von 36 Prozent.

Die Störung beeinträchtigt nicht nur die Betroffenen selbst, sondern auch deren Angehörige und die Gesellschaft als Ganzes, da sie enorme sozioökonomische Kosten verursacht, die vor allem durch den Produktivitätsausfall der Betroffenen bedingt sind. Vor diesem düsteren Hintergrund hat sich CBASP in Deutschland als ein wichtiger Pfeiler in der Behandlung der chronischen Depression entwickelt und ein lebendiges nationales CBASP-Netzwerk hervorgebracht, welches mittlerweile hunderte ausgebildeter und zertifizierter CBASP-Therapeuten umfasst.

Ein neuer Meilenstein im Kampf gegen die chronische Depression wurde nun von Eva-Lotta Brakemeier und Claus Normann gesetzt, die das ernste Problem dieser Erkrankung in ihrem exzellenten »Praxisbuch CBASP – Behandlung chronischer Depression« angehen, wobei erstmalig auch die neue Umsetzung im stationären Setting beschrieben wird. Das Ziel dieses Buches besteht darin, als praxisnahes

»Kochbuch« die Strategien von CBASP Anwendern im ambulanten und stationären Setting zu vermitteln. Dieses Buch wurde insbesondere für ambulante Therapeuten geschrieben, die CBASP mit Hilfe dieses Buches und Workshops erlernen möchten, und für Behandlungsteams, die spezialisierte Behandlungskonzepte in Krankenhäusern aufbauen wollen.

Der erste Teil des Buches beginnt mit einer Beschreibung und Definition der chronischen Depression. Danach wird der gegenwärtige Forschungsstand zu CBASP zusammengefasst und Möglichkeiten der additiven Pharmakotherapie vorgestellt. Im zweiten praxisnahen Teil werden dem Leser mit Hilfe von Videosequenzen zunächst die Gestaltung der ambulanten Einzel- und Gruppentherapie nahegebracht. Die stationäre Behandlung chronisch depressiver Patienten wird im Anschluss erstmals detailliert beschrieben und mit Fallvignetten und Videosequenzen illustriert; instruktive Beispielsituationen in Bild und Text sollen dem Leser die praktische Anwendung von CBASP erleichtern.

Durch das ganze Buch zieht sich ein roter Faden: CBASP wird als Modell einer Lerntherapie beschrieben. Diese Lerntherapie sieht die Patienten als Individuen, welche die Behandlungsmethoden als auch die neuen Beziehungserfahrungen wirklich lernen sollen. Mit dieser Betonung des Lernens geht CBASP im Verständnis der Autoren dieses Buches wesentlich weiter als andere Behandlungsverfahren, welche die Patienten eher einer erfahrungsbasierten Therapie aussetzen. Im Gegensatz dazu wird Patienten bei CBASP eine neue Art des unmittelbaren Miterlebens der Welt durch die persönliche, direkte therapeutische Beziehungsgestaltung vermittelt – und auch den Lesern dieses »Praxisbuches CBASP«: Die Leser werden lernen, wie CBASP in der Praxis angewendet wird, in dem sie unmittelbar miterleben, wie CBASP-Experten und ihre Patienten mit diesem Therapiemodell arbeiten.

Virginia (USA), im Frühjahr 2012 *James P. McCullough, Jr., PhD*

Geleitwort von Frank Padberg zur 2. Auflage

Psychotherapieverfahren bilden ein Feld ständiger Veränderung, die letztlich wir als Psychotherapeuten suchen, um die Möglichkeiten der Therapie im Sinne unserer Patienten kontinuierlich zu erweitern. Paradoxerweise gibt es aber genauso ein Bedürfnis, etablierte und wirksame Therapien zu definieren und in ihrer Qualität zu sichern. Dieses Spannungsfeld besteht seit den Anfängen der Psychoanalyse und Sigmund Freud selbst steht Pate für beide Pole dieser Dialektik. Seit jeher wird in den Ausbildungsinstituten um diese Positionen gerungen, und kontroverse berufspolitische Diskurse haben sich daraus entwickelt.

Auch in den aktuellen Therapieentwicklungen gibt es diese verschiedenen Perspektiven: Der Cognitive Behavioral Analysis System of Psychotherapy (CBASP) Ansatz wurde von James P. McCullough sehr fokussiert für Menschen mit chronischen Depressionen (heute nach DSM-5 persistierende depressive Störungen – PDD) als ambulantes störungsspezifisches Therapieverfahren entwickelt. Dieser Fokus besteht auch weiter und gleichwohl hat James P. McCullough selbst vorhandene Therapiemethoden in diese neue Therapieform integriert, ergänzt und damit CBASP als ganz neues Therapieverfahren etabliert. Wer verfügt also über diese Freiheit oder – spezifischer – das Recht, etablierte Therapieformen zu optimieren oder gar neue Wege zu gehen finden? Ein Stück weit jeder einzelne aus unserem Kreis, der auf der Basis umfassender psychotherapeutischer Erfahrung, in Kenntnis der Datenlage zur Psychotherapieforschung und im Bewusstsein von Grenzen, Risiken und Transparenz (einschließlich der sich zunehmend entwickelnden Open Science Position) vorhandene Ansätze individuell spezifisch anwendet oder bei einzelnen Patienten sogar modifiziert.

Seit meiner ersten Bekanntschaft mit CBASP im Jahr 2006 erlebe ich selbst dieses intensive Spannungsfeld: Einerseits die Begeisterung für ein so zentral auf das Erleben und Verhalten in zwischenmenschlichen Beziehungen fokussiertes Therapieverfahren in seiner ursprünglichen Form, das mich bis heute ausgesprochen überzeugt, und das ich in den letzten Jahren bereits an viele psychologische und ärztliche Kollegen in der Klinik für Psychiatrie und Psychotherapie der LMU München weitergegeben habe. Andererseits entsteht bei meinen Kollegen und mir das Bedürfnis, über die Grenzen von CBASP hinaus in verschiedene neue Richtungen zu blicken. Beispiele hierfür sind die Erweiterung der Indikationen in Richtung der Therapie von Jugendlichen oder Menschen mit Kormorbiditäten (v. a. Traumafolgestörungen und Persönlichkeitsstörungen, aber auch Autismus-Spektrum-Störungen), die Intensivierung einzelner CBASP-Techniken im Sinne eines verbesserten, auf den Alltag unserer Patienten orientierten Lernens in der Psychotherapie sowie der Ergänzung durch weitere therapeutische Techniken wie Verfahren zur Verbesserung der Emotionsregulation, achtsamkeitsbasierte Ansätze und traumatherapeutische Elemente.

Das vorliegende Buch pendelt verantwortungsvoll und anregend zwischen diesen Betrachtungsweisen des Status quo und vielfältiger Erweiterungs- und Modifikationsmöglichkeiten. Dies entspricht wie gesagt unserem Bedürfnis als Therapeuten nach klaren Orientierungspunkten einerseits und Anregungen zur Weiterentwicklung andererseits. Hierzu werden vielfältige Ansätze vorgestellt, ob es um verschiedene Altersgruppen (Jugendliche und junge Erwachsene oder CBASP@OldAge), komorbide Diagnosen, internetbasierte Interventionen und das Kiesler-Kreis-Training als transdiagnostisches Konzept geht. Dementsprechend haben die Autoren den Titel um den Zusatz »Modifikationen der traditionellen CBASP-Therapie« und das Buch insbesondere um das die Modifikationen beschreibende Kapitel 6 ergänzt.

Auf der Psychotherapiestation an der Klinik für Psychiatrie und Psychotherapie der Ludwig-Maximilians-Universität München ist CBASP als stationäres Konzept seit 2009 etabliert, und auch wir haben vielfältige Erfahrungen gesammelt und ergänzende Elemente eingeführt, z. B. eine Skillsgruppe für Menschen mit PDD und emotional instabilen Persönlichkeitszügen. Nach unseren Erfahrungen können Patienten mit dieser Problematik sehr von CBASP profitieren, benötigen aber noch Unterstützung in der Regulation starker Affekte. Wie sieht die körpertherapeutische Arbeit nach einem CBASP-Konzept aus, wie kann man die Therapieintensität v. a. in den alltagsnahen Bezügen steigern? Gerade für ein multiprofessionelles Behandlungsteam im stationären Setting sind die jetzt ergänzten bzw. erweiterten Abschnitte zur Bezugspflege, zu körpertherapeutischen Ansätzen, Musik- und Gestaltungstherapien sowie zu den Möglichkeiten der Sozialarbeiter besonders hilfreich. Die Wirksamkeit dieser Konzepte im stationären oder teilstationären Setting sollte natürlich Gegenstand intensiver Forschung sein. Im Jahr 2021 wird eine von der Deutschen Forschungsgemeinschaft (DFG) geförderte randomisierte und kontrollierte Multizenterstudie an mehreren Universitätskliniken beginnen, von der wir uns tiefere Einblicke in Prädiktoren, Effektivität und Wirkmechanismen von CBASP im Vergleich zum Therapieansatz der Behavioral Activation (BA) erwarten.

Das vorliegende Buch in seiner ersten Auflage hat uns seit seinem Erscheinungsjahr 2012 bei unseren Überlegungen immer wieder begleitet. Die online verfügbaren Beispielvideos sind für die vielen jungen Kollegen, die CBASP bei uns lernen, modellgebend und ausgesprochen hilfreich, einen Ausgangspunkt für die eigene Entwicklung der therapeutischen Arbeit zu geben. Die neue Auflage, die von den Autoren dankenswerterweise vollständig überarbeitet und durch viele aktuelle Studien, neue Videos, Überlegungen und Ansätze ergänzt wurde, bietet wieder zahlreiche Anregungen und wird sicher eine ähnliche Bedeutung für unser Team wie die erste Auflage bekommen.

Ich danke Eva-Lotta Brakemeier, Anne Guhn und Claus Normann, mit denen mich u. a. viele Gespräche über Psychotherapie, deren Beziehungskontext und ihre Entwicklungen verbinden, für Ihre außerordentliche Mühe, Sorgfalt und Kreativität in der

Neuauflage und hoffe, dass Sie genauso viel Lust entwickeln das Buch zu lesen und damit zu arbeiten wie wir es schon seit seinem ersten Erscheinen erlebt haben.

München, 20. Juli 2020 *Frank Padberg*

Vorwort

Das in diesem Buch praxisnah dargestellte Cognitive Behavioral Analysis System of Psychotherapy (CBASP) von James McCullough ist bisher die einzige Psychotherapie, die speziell auf die chronische Depression zugeschnitten ist. Innovativ an CBASP empfinden wir, dass diese Psychotherapie auf drei Ebenen ansetzt, die bei der Entstehung und Aufrechterhaltung der Störung relevante Rollen spielen:

- 1. Ebene: die traumatisierenden Beziehungserfahrungen in der Kindheit,
- 2. Ebene: die daraus entstandenen überdauernden Denk-Schemata (= Prägungen),
- 3. Ebene: die heutigen zwischenmenschlichen Probleme.

So werden zu Beginn der Therapie die frühen traumatisierenden Beziehungserfahrungen (1. Ebene) einbezogen, indem durch die Liste prägender Bezugspersonen Prägungen (2. Ebene) herausgearbeitet werden, welche der Patient durch Beziehungserfahrungen mit seinen Eltern und anderen Bezugspersonen erworben hat und die ihn bis heute in seiner Lebensweise und Persönlichkeit prägen. Im Anschluss werden gemeinsam die Befürchtungen herausgearbeitet, welche der Patient aufgrund der Prägungen auch an den Therapeuten haben könnte, was als transparente, proaktive Übertragungshypothese bezeichnet wird. Schwerpunktmäßig werden danach konkrete interpersonell schwierige Situationen aus der Gegenwart durch Situationsanalysen mit sich daran anschließenden Rollenspielen bearbeitet (3. Ebene). Dadurch soll der Patient lernen, eine kausale Beziehung zwischen seinen Verhaltens- und Denkmustern und den jeweiligen Konsequenzen herzustellen. Letzteres wird auch unterstützt durch die Arbeit mit dem Kiesler-Kreis, wodurch der Patient lernt, sein »Kiesler-Kreis-Profil« einzuschätzen (Wie wirke ich auf andere?). Im Rahmen von interpersonellen Strategien wird eine auf die Bedürfnisse chronisch Depressiver adaptierte Rolle des Therapeuten ermöglicht. Dabei zeigt sich der Therapeut authentisch mit seinen eigenen Gefühlen und Gedanken und nimmt eine Haltung des sog. »disziplinierten persönlichen Einlassens« ein. Er wird also angeleitet, sich, z. B. durch Rückmeldung persönlicher Gefühle – ausgelöst durch Verhaltensweisen des Patienten, in einer bewussten Weise persönlich einzubringen (»kontingente persönliche Reaktion«). Nach derartig gestalteten Situationen kann durch eine »interpersonelle Diskriminationsübung« der Vergleich zwischen altvertrauten dysfunktionalen Beziehungsmustern und dem Verhalten des Therapeuten erfolgen, um heilsame Beziehungserfahrungen zu ermöglichen, die Prägungen zu entkräften und neue, adaptive Verhaltensweisen zu erlernen (alle drei Ebenen).

So lässt sich CBASP auch als eklektisches bzw. integratives und schulenübergreifendes Verfahren bezeichnen, welches behaviorale, kognitive, psychodynamische und interpersonelle Strategien integriert. Das Hauptziel von CBASP besteht dabei darin, die traumatisierenden Beziehungserfahrungen durch korrigierende neue Erfahrungen zu »heilen«. Zudem soll der Patient lernen, dass sein Verhalten Konsequenzen hat, um die erlernte Hilflosigkeit zu überwinden. Ferner sollen das »soziale Empathie-Defizit« behoben und soziale Problemlöse-Fertigkeiten und Bewältigungsstrategien erlernt werden.

Wir sind von dieser Psychotherapie, die wir unter anderem direkt vom »Erfinder« James McCullough in Richmond, Virginia, während intensiver Workshop-Tage lernen konnten, begeistert. McCullough hat uns CBASP vor allem durch viele Rollenspiele und Demonstrationen »beigebracht«, in denen wir ihn als engagierten, großherzigen, wohlwollenden, unterstützenden, (meist) ruhigen, fokussierenden, empathischen, offenen und menschlichen Therapeuten erleben konnten. Vor allem diese neue nicht-neutrale Haltung der persönlichen Beziehungsgestaltung, bei der eine umsichtige Selbstöffnung nicht mehr tabuisiert, sondern vielmehr gewünscht ist, hat uns berührt und überzeugt.

Daher freuen wir uns sehr, dass wir dieses Buch über CBASP schreiben konnten. Dabei haben wir uns als Haupt-DO (= Desired Outcome, Erwünschtes Ergebnis, Element der Situationsanalyse) gesetzt, CBASP den Leserinnen und Lesern möglichst praxisnah zu vermitteln, was durch viele Patientenbeispiele, die Selbstöffnung bezüglich unserer Erfahrungen und Erlebnisse mit CBASP sowie insbesondere durch Videobeispiele von ambulanten und stationären CBASP-Therapien unterstützt wird. Wir hoffen, dass diese Videobeispiele als besonders wertvolle und hilfreiche Ergänzung zum schriftlichen Material fungieren und so CBASP für die Leser auf eine lebendige Art erlebbar und erfahrbar wird.

Seit der Erstauflage aus dem Jahr 2012 sind nunmehr acht Jahre vergangen, in denen wir zahlreiche praktische und wissenschaftliche Erfahrungen und Erkenntnisse bezüglich der Behandlung der chronischen Depression hinzugewonnen haben. Auf dieser Basis haben wir alle Kapitel aktualisiert und ein gänzlich neues Kapitel mit neuen Videobeispielen ergänzt (Kapitel 6). Für diese 2. Auflage konnten wir erfreulicherweise **Anne Guhn** ins AutorInnenteam aufnehmen, die durch ihre exzellente praktische und wissenschaftliche CBASP-Expertise sowie ihr großes Engagement im besonderen Maße zum Gelingen dieser 2. Auflage beigetragen hat.

Im ersten Teil des Buches legen wir die Grundlagen zu CBASP fokussiert und aktualisiert dar. Besonders erfreut hat uns dabei, dass sich **Martin Hautzinger** als ausgewiesener Depressions-Experte bereit erklärt hat, Kapitel 1 über die chronische Depression mit zu verfassen. Bei diesem Kapitel haben wir insbesondere die Neuerungen resultierend aus dem DSM-5 eingearbeitet (Diagnose persistierende depressive Störung) und wesentliche Erkenntnisse aus neuen Studien insbesondere zu der spezifischen Psychopathologie der chronischen Depression (wie Kindesmisshandlung) integriert. Unseren Lübecker Kollegen **Jan Philipp Klein** konnten wir schnell motivieren, Kapitel 2 mitzuschreiben, welches sich der Forschung und Verbreitung von CBASP widmet. Aufgrund von zahlreichen neuen Studien, die in den letzten Jahren erfreulicherweise im Zusammenhang mit CBASP erschienen sind, konnten wir dieses Kapitel umfassend überarbeiten und aktualisieren. Abgesehen von der übersichtlichen Präsentation sämtlicher bisher publizierter Studien zur generellen Wirksamkeit wird nun ausführlich der Forschungsstand bezüglich Fragen zur differentiellen Indikation und Wirkmechanismen erörtert. Zudem schien uns wichtig, die medikamentöse Behandlung in so einem Praxisbuch nicht außen vor zu lassen, sondern als wichtigen Teil der Kombinationstherapie ebenfalls zu beschreiben (Kapitel 3). Im Kapitel 4 erfolgt eine praxisnahe Beschreibung der Durchführung der CBASP-Therapie – wie sie McCullough für die ambulante Einzeltherapie entwickelt hat. In dieser zweiten Auflage vertiefen und ergänzen wir dabei Aspekte, die für uns in den letzten Jahren an Bedeutung gewonnen haben (wie die Gestaltung der therapeutischen Beziehung als Sicherheitszone, die therapeutische Haltung, das Aufklären über Risiken und Nebenwirkungen). Das Kapitel schließt eine Beschreibung der Durchführung von CBASP als ambulante Gruppentherapie ab, welche dankenswerter Weise von **Ruth Fangmeier** (4.3. Ambulante CBASP-Gruppentherapie) mit verfasst wurde. Das Kapitel 5 verstehen wir noch immer als das »Herzstück« unseres Buches – insbesondere da bis heute kein anderes CBASP-Buch sich der ausführlichen Darstellung eines stationären Konzeptes widmet. Die Einführung von CBASP auf Spezialstationen für affektive Störungen hat nicht nur erhebliche Auswirkungen auf die Behandlung der chronisch depressiven Patienten gehabt, sondern auch spürbar den Berufsalltag der dort arbeitenden Therapeuten geprägt und verändert. Wir drei Autoren haben als Psychologinnen und Oberarzt auf Stationen, auf welchen viele komplex erkrankte, schwer depressive Patienten behandelt werden, vor der Einführung von CBASP immer wieder erlebt, dass eine bestimmte Patientengruppe weniger gut bzw. kaum von den üblichen stationären psychotherapeutischen Behandlungskonzepten – wie der Kognitiven Verhaltenstherapie (KVT) oder der Interpersonellen Psychotherapie (IPT) – und Medikation profitierte. Beim genauen Betrachten dieser Non-Responder wurde schnell deutlich, dass dies die chronifizierten Patienten waren, welche häufig komorbid andere Störungen wie Angst-, Substanzabhängigkeits- oder Schmerzstörungen hatten und meistens auch Persönlichkeitsstörungen aufwiesen. Teammitglieder berichteten immer wieder, dass es bei diesen Patienten so sei, als würde man gegen eine Mauer prallen, sodass ein wirklicher therapeutischer Kontakt nicht zustande käme. Genau dieses Phänomen hat auch McCullough beschrieben. Die »Mauer«, welche daher auch auf dem Cover dieser 2. Auflage abgebildet ist, wurde bei diesen Patienten meist früh aufgebaut durch schwierige, traumatisierende Beziehungserfahrungen in der Kindheit. Daher hatten Elisabeth Schramm und Mathias Berger, welche CBASP kennengelernt hatten, die Idee, diese störungsspezifische Psychotherapie neben IPT als multidisziplinäres Konzept auf der Station in der Uniklinik Freiburg einzuführen. Mit ihrer Unterstützung haben wir (Eva-Lotta Brakemeier und Claus Normann) den Plan 2007 umgesetzt. Nach einigen Schwierigkeiten bzw. Herausforderungen haben wir ein tragfähiges, intensives und multidisziplinäres CBASP-Konzept etabliert, das für andere Kliniken Modellcharakter hat. Denn mittlerweile wurde CBASP auf zahlreichen Stationen in Deutschland, Österreich und der Schweiz als multidisziplinäres Konzept implementiert; so beispielsweise auch in der Charité Berlin, wo CBASP seit 2013 unter Federführung von Philipp Sterzer, Stephan Köhler und Anne Guhn fester Bestandteil des therapeutischen Konzepts ist. Hier wird auch erfolgreich demonstriert, dass CBASP nicht nur auf einer »reinen« Psychotherapiestation implementiert werden kann. Auch auf einer Akutstation für Affektive Störungen kann die Durchführung eines CBASP-Programms gelingen, vorausgesetzt, das Engagement des gesamten Teams wird durch regelmäßigen multidisziplinären Austausch, Teamschulungen und Supervision gestärkt und honoriert. Im Kapitel 5 gehen wir auf Voraussetzungen und Bedingungen ein, welche für ein stationäres CBASP Konzept notwendig erscheinen und beschreiben praxisnah illustriert durch fünf Patientenbeispiele die verschiedenen Therapie-Bausteine, wobei uns **Claus Schäfer, Martin Müller** und **Esther Moser** (5.6.2 Bezugspflege) **Vera Engel** (5.6.3 Gruppentherapie »DO«), **Gertrud Leonhardt** (5.6.4 Kiesler-Kreis-Körpertherapie), **Anne Buchsteiner** (5.6.5 Musiktherapie), **Thomas Winkler** (5.6.6 Gestaltungstherapie), **Brigitte Schalamon** (5.6.7 Ergotherapie) und **Katja Weidlich** (5.6.8 Sozialdienst) durch ihre ausgewiesene Fachexpertise hervorragend unterstützt haben.

Abschließend haben wir uns in der Neuauflage dieses Buches entschlossen, weitere Entwicklungen darzustellen, die seit der Einführung von CBASP insbesondere im deutschen Sprachraum entstanden sind (Kapitel 6). Sie verfolgen alle das Ziel, CBASP noch besser auf die oft sehr vielfältigen Probleme, Komorbiditäten, Bedürfnisse und das Alter des Patienten abzustimmen, sie also genau für das Individuum, welches im Therapieraum vor uns sitzt, »maßzuschneidern« bzw. zu individualisieren. Dies wird einerseits ermöglicht durch eine Anpassung oder Intensivierung der CBASP-Techniken oder durch eine Augmentation (also Hinzunahme) durch andere, möglichst evidenzbasierte, psychotherapeutische Techniken und Module. Mit den vorgestellten Modifikationen der traditionellen CBASP-Therapie verbinden wir die Hoffnung, dass bestimmte Patienten(-gruppen) bzw. Individuen mit interpersonellen Störungen noch besser und langfristiger profitieren. Dieses Buch bietet die Gelegenheit, die Modifikationen einem CBASP-interessierten Publikum vorzustellen, auch wenn diese noch nicht durch den Goldstandard der Psychotherapieforschung – randomisiert-kontrollierte Studien – hinsichtlich ihrer Wirksamkeit überprüft wurden. Wir freuen uns, wenn dieses Kapitel sowohl Praktiker als auch Wissenschaftler motiviert, die Konzepte in der Praxis auszuprobieren und in Studien zu untersuchen.

Auf einige inhaltliche, sprachliche und formelle Anmerkungen möchten wir an dieser Stelle hinweisen.

Geschlecht. Um beide Geschlechter gleichermaßen zu berücksichtigen, haben wir uns entschieden, die Verwendung der weiblichen und männlichen Form kapitelweise abzuwechseln. Zugunsten der Lesbarkeit und sprachlichen Einfachheit findet sich in den ungeraden Kapiteln die weibliche, in den geraden Kapiteln die männliche Form. Ausnahmen machen wir bei unseren konkreten Beispielen aus der Praxis, bei denen sich das Geschlecht nach den konkreten Behandelnden und den konkreten Patientinnen / Patienten richtet.

Begriff chronische Depression. Wegen der besseren Lesbarkeit und der weiten Verbreitung verwenden wir in diesem Buch den Begriff »chronische Depression«, meinen dabei jedoch die persistierende depressive Störung gemäß DSM-5 (vgl. Kap. 1).

Übersetzungen von CBASP-Fachtermini. Es ist oft nicht einfach, bestimmte Fach-Termini einer ursprünglich englischsprachigen Therapie ins Deutsche zu übersetzen. Im

Folgenden sind die kritischen Begriffe aufgeführt, wobei wir auch andere Übersetzungen erwähnen.

Wir haben uns entschieden, die besondere Art der CBASP-Beziehungsgestaltung, das »disciplined personal involvement«, möglichst originalgetreu zu übersetzen, weshalb wir »diszipliniertes persönliches Einlassen« verwenden und nicht, wie die Übersetzer von McCullough (2012), »persönliche Gestaltung der therapeutischen Beziehung«.

In der CBASP-Literatur wird immer wieder der Terminus »contingent personal responsivity« verwendet, was wir originalgetreu als »kontingente persönliche Reaktion« übersetzen (vgl. Abschn. 4.2.5). Da CBASP von McCullough als Lerntherapie konzipiert wurde, benutzt er immer wieder den Begriff »acquisition learning«. Dieser Terminus ist auch im Englischen eher selten, wir haben ihn analog zu Schweiger und Kollegen (McCullough, 2012) als »prozedurales Lernen« übersetzt, wobei ein »Fähigkeits-/Fertigkeits-Zuwachslernen« gemeint ist.

Der Begriff »stimulus value« wird von Donald J. Kiesler im Kontext seines Kiesler-Kreises benutzt. Da es darum geht, wie man selbst auf andere wirkt, also welchen Stimulus man auf andere ausübt, hatten wir in der ersten Auflage die Übersetzung »Stimuluscharakter« gewählt (und nicht »interpersonelle Persönlichkeit« wie in McCullough, 2012). Da der Begriff »Stimuluscharakter« jedoch von Patienten nicht gut angenommen wird, sprechen wir – genau wie im Buch Kiesler-Kreis-Training (Guhn et al., 2019a) – gegenüber den Patienten vom »Kiesler-Kreis-Profil«.

Danksagung

Zuallererst möchten wir uns bei James McCullough bedanken. Ohne ihn gäbe es dieses Buch natürlich nicht, ohne sein CBASP hätten wir uns therapeutisch und forschungsmäßig anders entwickeln müssen. Wir sind äußerst dankbar, dass er unsere tagtägliche therapeutische Arbeit, unsere Forschung und auch uns als Menschen durch seine warmherzige Art und durch seine besondere Therapie beeinflusst hat. Eine seiner Hauptbotschaften an die CBASP-Patienten lautet: »What you do matters«. Jim, many thanks for your impact on us!

CBASP ist mittlerweile gerade in Deutschland zu einem weitverbreiteten und etablierten Therapiekonzept geworden. Viele Ausbildungs- und Weiterbildungsinstitute für Psychotherapie haben CBASP in ihr festes Curriculum aufgenommen und auch erfahrene Kollegen empfinden die CBASP-Techniken und die Haltung bezüglich der therapeutischen Beziehungsgestaltung (diszipliniertes persönliches Einlassen, DPE) als Bereicherung für den Umgang mit ihren Patienten. Es ist gerade diese DPE-Haltung in CBASP, die wir Autoren tagtäglich als stimulierende Herausforderung erleben und in der wir uns mittlerweile zuhause fühlen. Einen eindrücklichen Beleg dafür, warum diese Haltung so vielen Menschen sprichwörtlich den Halt gibt, den sie aufgrund von traumatisierenden Kindheitserfahrungen nie bekommen haben, hat Jim McCullough jüngst selbst geliefert, als er Ende 2019 seine Biographie »Swimming upstream: A story about becoming human« (Verlag Dorrance Publishing) veröffentlicht hat.

Mit der Verbreitung von CBASP wächst auch die Anzahl an Menschen, denen wir an dieser Stelle herzlich danken möchten. Insbesondere möchten wir all den stimulierenden Stationsteams und Forschungsgruppen danken, von deren Erfahrungsschätzen dieses Buch zehrt! Auch auf die Gefahr hin, dass wir manche Wegbegleiter vergessen werden, ist es uns an dieser Stelle ein Bedürfnis, einige von ihnen namentlich zu erwähnen: Wir danken Elisabeth Schramm und Mathias Berger, die durch ihre Idee einer modifizierten CBASP-Therapie im stationären Setting den Stein ins Rollen gebracht haben. Ein herzlicher Dank gilt weiterhin Jan Philipp Klein, Jörg-Tobias Hof, Frank Padberg, Philipp Sterzer, Stephan Köhler und weiteren Vertretern des stationären Konzepts an vielen Kliniken sowie Ruth Fangmeier für ihren Einsatz für ambulante Gruppen! Danke an die multiprofessionellen Teams und CBASP-Cotherapeuten, ohne welche das Konzept nicht umsetzbar, geschweige denn erfolgreich wäre. Stellvertretend für die Pflegeteams in Freiburg und Berlin danken wir den bereits oben genannten Autoren des Abschnitts zur Bezugspflege Esther Moser, Martin Müller, Claus Schäfer sowie Maria Thurig, Dennis Gutzmer und Stephan Mauersberger. Wir möchten uns weiterhin herzlich bei allen Fachtherapeuten bedanken, die durch ihre Freude an CBASP immer wieder neue Elemente entwickeln, wobei wir explizit unseren Autoren des Kapitels 5 danken, die durch ihre praxisrelevanten Beiträge dieses Buch bereichert haben: Anne Buchsteiner, Gertrud Leonhardt, Brigitte Schalamon, Katja Weidlich und Thomas Winkler.

Ein weiteres herzliches Dankeschön an die vielen psychologischen und ärztlichen Psychotherapeuten, die im Verlauf der Jahre CBASP-Therapien übernommen haben, hierunter in besonderem Maße Ruth Fangmeier, Stefanie Berg und Vera Engel für ihre wertvollen Konzepte und ihren Erfahrungsschatz aus der ambulanten und stationären Gruppentherapie.

Ein sehr herzlicher Dank gilt auch Amelie Möhring und Selin Demir, die als studentische Mitarbeiterinnen der Universität Greifswald an der formalen Gestaltung dieser 2. Auflage mitgewirkt haben.

Zudem möchten wir uns bei Katharina Arnold, Antje Raden und Svenja Wahl vom Beltz Verlag für die kontingente positive Unterstützung, die Geduld und die wertvollen Anregungen bei der Konzeptualisierung und dem Schreiben dieses Buches sowie der Neuauflage bedanken.

Schließlich gilt ein ganz besonderer Dank den CBASP-Patienten, welche den Mut und die Kraft aufbringen, sich auf unsere intensive CBASP-Therapie einzulassen, mitzuarbeiten und deren Beispiele erheblich dazu beitragen, dass dies kein Lehrbuch, sondern ein wirkliches *Praxis*buch geworden ist.

Greifswald,
Berlin und Freiburg, im Juli 2020

Eva-Lotta Brakemeier,
Anne Guhn und Claus Normann

1 Chronische Depression bzw. persistierende depressive Störung

Das Gefühl der inneren Leere
ist eine Form der chronischen Depression,
so als trauere man ständig um den Verlust
des eigenen, wahren Selbst.
(John Bradshaw, »Das Kind in uns«, S. 47)

1.1 Was zeichnet die chronische Depression aus?

1.1.1 Symptomatik

»Im Grunde fühle ich mich immer schon so depressiv – seitdem ich denken kann.« »Ich habe schon so viele Medikamente und Therapien ausprobiert, nichts hat bisher wirklich geholfen.« (Zitate chronisch depressiver Patientinnen)

Wir alle kennen eine Niedergestimmtheit, die uns – häufig ausgelöst durch ein bestimmtes negatives Ereignis – für mehrere Stunden oder auch Tage beschäftigt und belastet. Beispielsweise kann ein Streit mit unserer Partnerin oder einer guten Freundin dazu führen, dass wir traurig werden, dass Zweifel an uns und der Beziehung entstehen, dass wir uns »zu nichts mehr aufraffen« können, nachts keinen Schlaf finden und dieser Zustand auch Einfluss auf unseren Appetit hat. Hält eine derartige Konstellation von Symptomen länger als zwei Wochen an, lässt sich bereits eine depressive Episode diagnostizieren. Manche Menschen berichten auch, dass sie diese depressiven bzw. melancholischen Verstimmungen unabhängig von erkennbaren äußeren Auslösern überkommen, dass sie beispielsweise morgens aufwachen und sich depressiv fühlen. Die meisten Menschen haben jedoch mehrfach in ihrem Leben die Erfahrung gemacht, dass sich diese depressiven, »schweren« Gefühle, die negativen Gedanken und der Interessenverlust nach einer gewissen Zeit zurückbilden und sie wieder Lebensfreude, positive Gedanken und Energien erleben.

Chronisch depressive Menschen hingegen haben diese Zurückbildung der Symptome, diese von den Betroffenen häufig als regelrechte Befreiung erlebte Genesung, sehr selten oder noch nie erlebt. Beispielsweise berichtete eine unserer stationären chronisch depressiven Patientinnen wie folgt über ihr Leben: »Genau genommen fühle ich mich so schwer, so depressiv, so abgeschottet von der Welt, seitdem ich denken kann. Ja, ich kenne das kaum anders. Vielleicht gab es mal Momente, in denen ich mich etwas lebendiger gefühlt habe, aber die dauerten nur kurz an. Mein Lebensgefühl ist gleich Depression, das will und kann ich nicht länger aushalten ...«

Bei der Erstanamnese hat sich zur Abgrenzung zwischen episodischen bzw. rezidivierenden und chronischen Depressionen die sehr einfache Frage bewährt: »Wann waren Sie zum letzten Mal glücklich?« Alternativ kann auch die diagnostisch genauere Frage gestellt werden: »Wann gab es zuletzt einen Zeitraum von zwei Monaten oder länger, in denen Sie nicht beeinträchtigt waren durch die gerade beschriebenen depressiven Symptome?« Patientinnen mit episodischen bzw. rezidivierenden Depressionen können meist spontan und genau darauf antworten: »An Weihnachten war noch alles in Ordnung« oder »Bevor meine Mutter gestorben ist, ging es mir gut«. Sie haben eine klare Erinnerung an diese sogenannten euthymen Phasen und können deren Ende, sei es als Zeitpunkt oder als Auslöser, klar benennen. Chronisch Depressiven hingegen bereitet die Antwort auf diese Frage meist große Schwierigkeiten; die Depression wird zum dominierenden Zustand, gute Phasen liegen weit zurück und verschwimmen in der Erinnerung.

1.1.2 Diagnostik

Kann eine Depression chronisch sein?

Bis in die siebziger Jahre des letzten Jahrhunderts galt das Dogma, dass affektive Erkrankungen einen rezidivierenden Verlauf mit vollständiger Erholung zwischen den Phasen nehmen, während psychotische Störungen häufig in ein anhaltendes Residuum münden. Frühe Untersuchungen vor der Psychopharmaka-Ära ergaben eine durchschnittliche Länge depressiver Episoden von 6 bis 8 Monaten. Es wurde also angenommen, dass die Depression eine Erkrankung mit wiederkehrenden, aber selbstlimitierenden Episoden ist. Deutlich länger anhaltende depressive Verläufe wurden dem Bereich der Persönlichkeitsstörungen zugeschrieben.

Dysthymie

Erstmals in der dritten Überarbeitung des amerikanischen Diagnosemanuals DSM (Diagnostic and Statistical Manual) taucht das Konzept einer chronischen Verlaufsform der Depression als Dysthymie auf. Hier findet sich auch zum ersten Mal das noch heute übliche Zeitkriterium des Verlaufs einer chronischen Depression über mindestens zwei Jahre. Eine Dysthymie ist am ehesten als leichte, aber anhaltende Depression zu verstehen. Als solche »unterschwellige Störung« wird sie auch im Diagnosesystem ICD-10 (International Statistical Classification of Diseases and Related Health Problems) beschrieben, das in Deutschland und in Europa zur Einteilung psychischer Störungen verwendet wird (nach Dilling & Freyberger, 2001, S. 138–139).

Dysthymia (F34.1, ICD-10)

- konstante oder konstant wiederkehrende Depression über einen Zeitraum von mindestens zwei Jahren. Dazwischen liegende Perioden normaler Stimmung, diese dauern selten länger als einige Wochen.

- Keine oder nur sehr wenige der einzelnen depressiven Episoden während eines solchen Zwei-Jahres-Zeitraumes sind so schwer und dauern so lange an, dass sie die Kriterien für eine rezidivierende leichte depressive Störung erfüllen.
- Wenigstens während einiger Perioden der Depression sollten mindestens drei der folgenden Symptome vorliegen:
  - verminderter Antrieb oder Aktivität
  - Schlaflosigkeit
  - Verlust des Selbstvertrauens oder Gefühl von Unzulänglichkeit
  - Konzentrationsschwierigkeiten
  - Neigung zum Weinen
  - Verlust des Interesses oder der Freude an Sexualität oder anderen angenehmen Aktivitäten
  - Gefühl von Hoffnungslosigkeit und Verzweiflung
  - erkennbares Unvermögen mit den Routineanforderungen des täglichen Lebens fertig zu werden
  - Pessimismus im Hinblick auf die Zukunft oder Grübeln über die Vergangenheit
  - sozialer Rückzug
  - verminderte Gesprächigkeit

Das Konzept der Dysthymie wird vielfach kritisiert, weil die Erkrankung als schlecht abgegrenzt zu Persönlichkeitsstörungen und Temperamenten, insgesamt schlecht definiert und wenig relevant für die Lebensgestaltung der Betroffenen erscheint. Unerwarteterweise zeigte sich jedoch, dass die Dysthymie recht gut auf eine medikamentöse Behandlung anspricht (Cuijpers et al., 2013) und ein erheblicher Risikofaktor für die Entwicklung einer schweren Depression im Verlauf ist. Dies unterstützt die Einordnung der Dysthymie in den Bereich der affektiven Störungen.

Chronische schwere Depression und Double Depression

Viele depressive Patientinnen mit chronischem Verlauf weisen jedoch eine schwerere Symptomatik auf, die über die Diagnosekriterien einer Dysthymie deutlich hinausgeht.

Im folgenden Kasten sind die Kriterien nach ICD-10 aufgelistet, die erfüllt sein müssen, um eine depressive Episode (F32) zu diagnostizieren (nach Dilling & Freyberger, 2019).

Kriterien nach ICD-10 für depressive Episode (F32)

Leitsymptome nach ICD-10 (mind. zwei müssen vorliegen):

- depressive Stimmung in einem für die Betroffenen deutlich ungewöhnlichen Ausmaß, die meiste Zeit des Tages, fast jeden Tag, im Wesentlichen unbeeinflusst von den Umständen und mindestens zwei Wochen anhaltend
- Interessen- oder Freudeverlust an Aktivitäten, die normalerweise angenehm waren
- verminderter Antrieb oder gesteigerte Ermüdbarkeit

Nebensymptome (Anzahl variiert je nach Schweregrad):

- Verlust des Selbstvertrauens oder des Selbstwertgefühls
- unbegründete Selbstvorwürfe oder ausgeprägte, unangemessene Schuldgefühle
- wiederkehrende Gedanken an Tod oder Suizid oder suizidales Verhalten
- Klagen über oder Nachweis eines verminderten Denk- oder Konzentrationsvermögens, Unschlüssigkeit oder Unentschlossenheit
- psychomotorische Agitiertheit oder Hemmung (subjektiv oder objektiv)
- Schlafstörungen jeder Art
- Appetitverlust oder gesteigerter Appetit mit entsprechender Gewichtsveränderung

Eine schwere depressive Episode kann länger als zwei Jahre anhalten und damit chronifizieren. Die Symptomatik kann in voller Ausprägung bestehen bleiben oder unter psychotherapeutischer und/oder pharmakologischer Behandlung (oder auch spontan) teilremittieren. Im ICD-10-System ist offiziell keine Möglichkeit vorgesehen, einen solchen chronischen Verlauf zu klassifizieren, da die Kodierung einer depressiven Episode (F32 oder F33) zusammen mit einer Dysthymie nicht vorgesehen ist. Dies soll jedoch im ICD-11 ermöglicht werden, was aus unserer Sicht dringend notwendig ist, um die präzise diagnostische Einordnung chronisch depressiver Patientinnen zu verbessern. Wir empfehlen bei Vorliegen einer depressiven Episode, die sich ohne oder nur mit teilweiser Besserung über mehr als zwei Jahre erstreckt, den Zusatz »chronischer Verlauf« zu ergänzen.

Sehr häufig werden sowohl die Kriterien einer Dysthymie als auch die einer schweren depressiven Episode im Lebenszeitverlauf einer chronischen Depression erfüllt. Man spricht dann von einer »Double Depression«. Dabei kommt es auf der Grundlage einer Dysthymie zur Entwicklung von rezidivierenden schweren depressiven Episoden. Eine solche Verlaufsform wird bei unseren stationär behandelten depressiven Patientinnen am häufigsten diagnostiziert.

Tabelle 1.1 Klassifikation der unipolaren Depression (nach McCullough et al., 2003)

		Schweregrad der Symptomatik	
		mild	**moderat – schwer**
Verlauf der Krankheit	akut (Episode kürzer als 2 Jahre)	subklinische bzw. leichte depressive Episode	depressive Episode
	chronisch bzw. persistierend (Episode länger als 2 Jahre)	Dysthymia	▶ depressive Episode ▶ »doppelte Depression« ▶ teilremittierte depressive Episode

Das Vierfelder-Schema (s. Tab. 1.1) erscheint hilfreich für die Klassifikation unipolarer Depressionen. Danach lassen sich unipolare Depressionen nach ihrem Schweregrad und Verlauf einteilen: »milder« vs. »moderat-schwerer« Schweregrad und »akuter« vs. »chronischer« Verlauf. Chronische Depressionen können dementsprechend als Einheit mit Unterscheidung des Schweregrads kategorisiert werden (Gelenberg et al., 2006; McCullough et al., 2003).

Persistierende depressive Störung nach DSM-5

In der aktuell gültigen Version des DSM-5 (American Psychiatric Association, 2013) wurde erstmals die Diagnose einer chronischen Depression als »persistierende depressive Störung«, welche verschiedene Verlaufsformen annehmen kann, eingeführt. Auch hier findet sich das Zeitkriterium von mindestens zwei Jahren. Während der depressiven Verstimmung müssen mindestens zwei der folgenden Symptome bestehen:

Persistierende depressive Störung, DSM-5, 300.4 (Falkai & Wittchen, 2015)

- schlechter Appetit oder Überessen
- Insomnie oder Hypersomnie
- geringe Energie oder Erschöpfungsgefühle
- geringes Selbstbewusstsein
- Konzentrationsschwierigkeiten oder Schwierigkeiten beim Treffen von Entscheidungen
- Gefühl der Hoffnungslosigkeit

Es wird von den Autorinnen und Autoren ausdrücklich darauf hingewiesen, dass die persistierende depressive Störung auch mit einer schweren depressiven Symptomatik vereinbar ist, die bei der Dysthymie ausgeschlossen ist. Gemäß der Kriterien sind bei der *persistierenden depressiven Episode* die depressiven Beschwerden in den letzten zwei Jahren nahezu jeden Tag vorhanden, während sie beim reinen *dysthymen Syndrom* lediglich an mehr als der Hälfte der Tage bestehen. Ferner gibt es auch die persistierende depressive Störung mit *rezidivierenden depressiven Episoden*. Die Abbildung 1.1 stellt anschaulich den Verlauf der verschiedenen Subtypen der persistierenden depressiven Störung dar.

Eine genauere Beschreibung von Symptomatik (z. B. mit psychotischen Merkmalen) oder Verlaufsform (früher oder später Beginn) ist ebenfalls vorgesehen. Die Diagnosekriterien des DSM-5 beschreiben das aktuelle Konzept der chronischen Depression auf eine pragmatische Weise, weshalb es sich am besten mit der Klinik (z. B. der Life-Chart Auswertungen unserer Patientinnen) deckt. Wegen der besseren Lesbarkeit und weiten Verbreitung verwenden wir in diesem Buch dennoch weiter den Begriff »chronische Depression«, meinen dabei jedoch die persistierende depressive Störung. Das Konzept der persistierenden depressiven Störung wird jedoch auch kritisiert, da die Evidenzbasierung dieser Kriterien noch nicht vollständig vorliegt (Rhebergen & Graham, 2014).

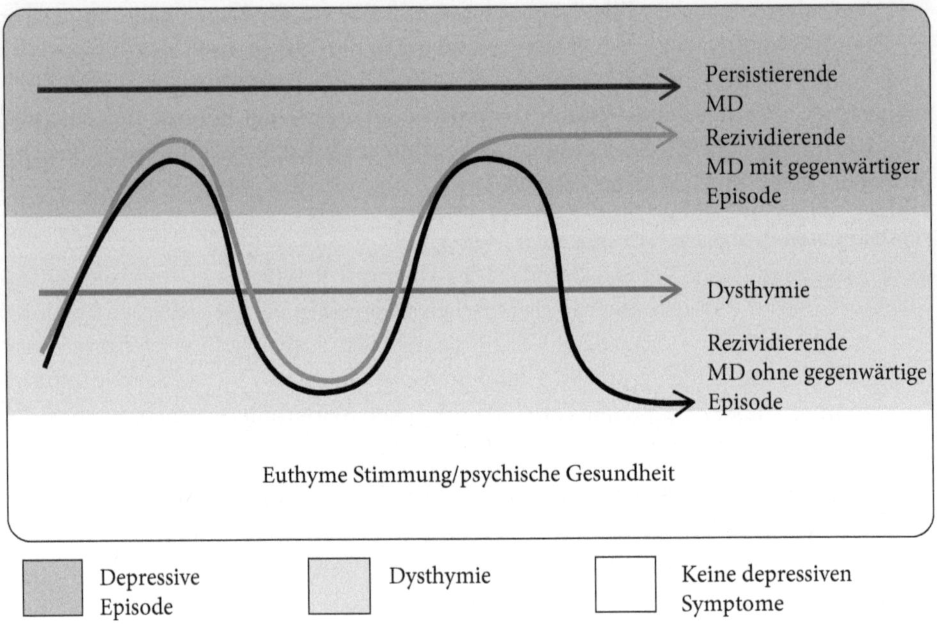

Abbildung 1.1 Die Verlaufsformen der persistierenden depressiven Störung nach DSM-5

Das genaue Vorgehen zur strukturierten Diagnostik einer chronischen Depression ist sehr gut beschrieben in Klein & Belz (2014).

Unterschiede zwischen episodischen vs. chronischen Depressionen. Menschen mit einer chronischen Depression kennzeichnet nicht nur die Tatsache, dass ihre Erkrankungsphasen besonders lang andauern. Bei der chronischen Depression handelt es sich um ein eigenständiges, spezifisches und keineswegs seltenes Krankheitsbild, das eine störungsspezifische intensive Behandlung erfordert. Solche Patientinnen sind jeder Therapeutin aus ihrer täglichen Arbeit bekannt; sie stellen alle Berufsgruppen vor besondere Herausforderungen. Im Folgenden werden einige Forschungsergebnisse aufgelistet, die unterstreichen, welche spezifischen Unterschiede zwischen episodischen und chronischen Depressionen bestehen.

- **Genetische Faktoren:** Chronisch depressive Patientinnen haben eine höhere Rate an affektiven Erkrankungen bei Verwandten ersten Grades als episodisch depressive Patientinnen (Klein & Santiago, 2003). Bei chronischen Depressionen kommt es überdies zu familiärer Häufung: In den Familien von Menschen mit chronischen Depressionen finden sich deutlich mehr andere chronisch Depressive als bei Betroffenen mit episodischer Depression (Mondimore et al., 2006).
- **Spontanremission:** Wenn chronische Depressionen nicht behandelt werden, erfolgt bei den meisten der Betroffenen auch keine Spontanremission, wohingegen ca. 50 Prozent der episodisch depressiven Patientinnen auch ohne Behandlung nach zwölf Monaten remittiert sind (McCullough et al., 1994; Whiteford et al., 2013). Die Unterscheidung zwischen chronischen und episodischen Depressionen ist im

Langzeitverlauf stabil: Wenn Menschen mit episodischen Depressionen Rückfälle entwickeln, bleiben diese fast immer auch episodisch, während chronische Depressionen einen chronischen Verlauf behalten (Klein et al., 2006).

- **Behandlungen:** Chronisch depressive Patientinnen sprechen weniger gut auf alle antidepressiven Behandlungsstrategien (pharmakologisch, psychotherapeutisch, neurobiologisch, soziotherapeutisch) an als episodisch Depressive (z. B. Stewart et al., 1989; Thase et al., 1994). Wegen des mangelnden Erfolges werden sie insgesamt auch häufiger (Angst et al., 2009; Satyanarayana et al., 2009) und länger (Köhler et al., 2015) stationär und ambulant behandelt.
- **Komorbiditäten:** Komorbide Störungen, insbesondere Angst- und Somatisierungsstörungen sowie Persönlichkeitsstörungen, sind bei Patientinnen mit chronischer Depression häufiger als bei episodisch depressiven Patientinnen (für einen Überblick vgl. Köhler et al., 2019).
- **Suizidalität:** Bezüglich Suizidalität unterscheiden sich die beiden Gruppen in der Hinsicht, dass Patientinnen mit einer chronischen Verlaufsform häufiger Suizidversuche unternehmen als episodisch depressive Patientinnen und über stärkere und lang andauernde Suizidgedanken berichten (Gilmer et al., 2005; Klein et al., 1988; Satyanarayana et al., 2009; Szádóczky et al., 1994). Bzgl. des Kriteriums »vollendete Suizide« unterscheiden sich beide Gruppen nicht.
- **Psychosoziale Situation:** Nach dieser Auflistung verwundert es nicht, dass chronische Depressionen mit höherer psychosozialer und beruflicher Beeinträchtigung und Inanspruchnahme des Gesundheitssystems einhergehen. Studien geben Hinweise darauf, dass chronisch depressive Patientinnen seltener verheiratet (z. B. Angst et al., 2009), seltener in festen Arbeitsverhältnissen, häufiger arbeitslos und häufiger auf Unterstützung vom Staat bzw. früher auf Rente angewiesen sind als episodisch depressive Patientinnen. So interferiert diese Erkrankung mit beruflichen und zwischenmenschlichen Entwicklungsschritten und bedingt umfängliche psychosoziale Folgeprobleme (Klein et al., 1988).
- **Kosten:** Schließlich gilt es festzuhalten, dass chronische Depressionen wegen des meist frühen Beginns in der Kindheit oder Jugend mit oftmals lebenslangem Verlauf für einen substanziellen Anteil der enormen direkten und indirekten Kosten verantwortlich sind, die im Zusammenhang mit Depressionen stehen (Gustavvson et al., 2011).

Bei der therapeutischen Arbeit mit chronisch depressiven Patientinnen kristallisiert sich zusätzlich zu den dargestellten Unterschieden ein Aspekt als besonderes Charakteristikum heraus: Chronisch depressive Patientinnen sind Menschen, die meist schon früh im Leben schwierige, schmerzvolle und traumatisierende Beziehungserfahrungen erleben mussten. Diese Erfahrungen haben Wunden hinterlassen, die bis zum Zeitpunkt der Behandlung entweder noch nicht geheilt sind oder immer wieder aufgerissen wurden. Auf diese frühen Traumatisierungen wird auch in den nächsten Abschnitten Bezug genommen.

1.2 Fakten zu chronischen Depressionen

1.2.1 Verlauf

Betrachtet man alleine das Zeitkriterium des Verlaufs über mindestens zwei Jahre, erscheinen chronische Depressionen als heterogenes Konstrukt, da damit, wie oben geschildert, verschiedene Verlaufsformen depressiver Erkrankungen wie Dysthymie, Double Depression oder anhaltende schwere Depressionen in einen Topf geworfen werden. Chronische Depressionen im engeren Sinn weisen jedoch spezielle Eigenschaften auf, die für die störungsspezifische Behandlung von hoher Relevanz sind.

(1) Beginn. Bezüglich des Beginns der Erkrankung wird im DSM-5 unterschieden zwischen einer chronischen Depression mit »frühem Beginn« (vor dem 21. Lebensjahr) und »spätem Beginn« (nach dem 21. Lebensjahr). In ca. Dreiviertel aller chronischen Depressionen beginnt eine chronische Depression bereits in der Kindheit oder Jugend, die jedoch in vielen Fällen zunächst unbehandelt bleibt. Die Betroffenen berichten rückblickend, dass sie schon in dieser Zeit unter Beschwerden litten, welche die Diagnose einer depressiven Störung gerechtfertigt hätte.

(2) Vorliegen bzw. Fehlen von frühen Traumatisierungen (Kindesmisshandlung). Passend zum meist frühen Beginn der Erkrankung legen Studien nahe, dass bei ca. 70–80 Prozent der chronisch depressiven Patientinnen frühe Traumatisierungen vorliegen, die meist in Kindheit oder Jugend verursacht wurden. Die WHO (World Health Organization) wählt in diesem Zusammenhang den Fachbegriff Kindesmisshandlung (childhood maltreatment), wobei zwei Formen der Vernachlässigung (also etwas Positives zu wenig erhalten haben) und drei Formen des Missbrauchs (also Negatives zu viel erhalten haben) unterschieden werden:

(1) emotionale Vernachlässigung
(2) körperliche Vernachlässigung
(3) emotionaler Missbrauch
(4) körperlicher Missbrauch
(5) sexueller Missbrauch

Erfasst werden diese traumatisierenden Beziehungserfahrungen in den meisten Studien mithilfe des »Childhood Trauma Questionnaire« (CTQ), der genau die oben dargestellten fünf Domänen beinhaltet (Bernstein et al., 2003, deutsche Übersetzung: Wingenfeld et al., 2010, s. a. Abschn. 4.1 und Abb. 4.2).

Die meisten chronisch depressiven Patientinnen erreichen hohe Werte in den Bereichen emotionale Vernachlässigung bzw. emotionaler Missbrauch, resultierend aus unzureichender Zuwendung und Liebe sowie Bedürfnisbefriedigung durch die Eltern (Nelson et al., 2017). Im Vergleich mit anderen Achse-1 Störungen (Schizophrenie, bipolare Störung und nicht-chronische Depression) berichteten in einer großen Studie chronisch depressive Patientinnen in allen fünf Domänen eine stärkere Misshandlung als die anderen Störungsgruppen oder gesunde Probandinnen (Struck et al., 2020). Zudem finden sich in vielen Studien signifikante Korrelationen zwischen der Depressionsschwere und dem CTQ Gesamtscore (z. B. Struck et al., 2020). Bei einem Vergleich zwischen der chronischen Depression und der Borderline-Persönlichkeitsstörung wiesen die Patientinnen mit der BPS hingegen höhere Werte in allen Domänen des CTQ auf als die chronisch Depressiven (Brakemeier et al, 2018a). So kann vermutet werden, dass Kindesmisshandlung im Vergleich mit anderen Achse-1 Störungen ein Risikofaktor für die Entwicklung einer Depression – insbesondere mit einem chronischen Verlauf – darstellt, jedoch Patientinnen mit schweren Persönlichkeitsstörungen, wie der häufig auch komorbid auftretenden BPS, noch stärker in der Kindheit misshandelt worden sind. Diese Studien fundieren empirisch den in CBASP vorgesehenen ersten psychopathologischen Ansatzpunkt Kindesmisshandlung (vgl. Abschn. 4.2.2), wobei McCullough spezifische Techniken zur individuellen Erfassung der Kindesmisshandlung und deren Auswirkungen auf das heutige Erleben und auf heutige Beziehungen vorsieht (Liste prägender Bezugspersonen und Übertragungshypothesen).

(3) Therapieresistenz. Viele chronische Depressionen erscheinen als therapieresistent. An dieser Stelle ist es jedoch wichtig zu betonen, dass die Begriffe chronische und therapieresistente Depression voneinander abzugrenzen sind, obwohl sie in der Literatur bisweilen missverständlich synonym benutzt werden. Das gängige Kriterium für Therapieresistenz in der psychiatrischen Forschung lautet: Eine therapieresistente Depression liegt vor, wenn eine Patientin auf mindestens zwei Behandlungsversuche mit Antidepressiva verschiedener Wirkklassen, in jeweils adäquater Dosis und Dauer verabreicht, nicht anspricht (Thase et al., 1995, Thase & Rush, 1997). In der amerikanischen STAR*D-Studie (Warden et al., 2007) wurden beispielsweise über 2.800 Patientinnen mit einer Depression in aufeinander folgenden Behandlungsschritten therapiert. Nach einem ersten Therapieversuch mit einem Selektiven Serotonin-Wiederaufnahmehemmer (SSRI) kam es bei ca. ein Drittel der Patientinnen zu einer Remission. Bei einem weiteren Drittel kam es nach einem Wechsel des Antidepressivums oder nach einer Augmentation zu einer Beendigung der Episode. Das restliche Drittel respondierte in weiteren Behandlungsversuchen kaum noch zufriedenstellend. Dies bedeutet, dass viele, aber nicht alle der Patientinnen mit einer Depression therapieresistent sind; ebenso müssen nicht alle therapieresistenten Depressionen das für die chronische Depression wichtige Zeitkriterium von zwei Jahren erfüllen. Zudem sind nicht alle chronischen Depressionen ausschließlich auf Therapieresistenz zurückzuführen, da sie zu einem erheblichen Teil auch aus unzureichender Behandlung (»Pseudotherapieresistenz«) resultieren können, bedingt durch mangelnde Compliance, Ablehnung einer adäquaten Therapie durch die Patientinnen, einer falschen Diagnose oder bislang noch unberücksichtigten Faktoren, welche die Depression aufrechterhalten (Bschor & Bauer, 2004). Als Kritik an der oben genannten Definition von Thase und Rush lässt sich anbringen, dass diese rein auf die medikamentöse Therapie beschränkt ist. Sinnvoll erscheint zudem, auch den Begriff der Psychotherapie-Resistenz einzuführen, die in einigen Studien durch mangelndes Ansprechen auf mindestens zwei evidenz-basierte Psychotherapien, in ausreichender Dauer (mind. 22 Sitzungen) von ausgebildeten Psychotherapeutinnen durchgeführt, definiert wird (z. B. Brakemeier et al., 2015). Gemäß dieser Kriterien wurden in einer stationären Stichprobe 91 Prozent von 70 chronisch depressiven Patientinnen als medikamentös und 90 Prozent als psychotherapeutisch therapieresistent eingestuft (Brakemeier et al., 2015). Der Begriff »Therapieresistenz« sollte allerdings sowohl in der Kommunikation mit Patientinnen als auch in der eigenen Haltung Betroffenen gegenüber vermieden werden. Er verhindert Hoffnung auf Besserung der chronischen Depression. Hoffnung besteht sowohl im medikamentösen Bereich, da »Therapieresistenz« lediglich bedeutet, dass Patientinnen auf zwei Medikamente nicht angesprochen haben (s. Kap. 3). Ebenso bietet eine störungsspezifische Behandlung mit CBASP eine neue und durchaus realistische psychotherapeutische Hoffnung auch für sehr »therapieresistent« erscheinende chronisch Depressive.

1.2.2 Prävalenz

Depressionen zählen zu den häufigsten psychischen Störungen, wobei in den letzten Jahrzehnten immer jüngere Altersgruppen betroffen sind, gerade die chronifizierten Verläufe zunehmen und sie bereits eine echte »Volkskrankheit« darstellen (z. B. Keyes et al., 2019; Hautzinger, 2010).

Zunahme der Häufigkeit. Früher wurde angenommen, dass der Anteil an chronischen Verläufen bei Depressionen bei 15 Prozent läge. Mittlerweile muss davon ausgegangen werden, dass etwa 25-30 Prozent aller unipolaren Depressionen chronisch verlaufen (Arnow & Constantino, 2003; Dunner, 2001; Murphy & Byrne, 2012). In klinischen Einrichtungen sind sogar eher 30-40 Prozent der depressiven Patientinnen chronisch erkrankt (Klein & Santiago, 2003). Da in Deutschland ca. 4 Millionen Menschen als depressiv einzustufen sind, gibt es etwa 1,2 Millionen Menschen, die als chronisch depressiv bezeichnet werden können.

Forschungslage. Die exakte Schätzung der Prävalenz von verschiedenen Formen der chronischen Depression ist aufgrund der individuellen Übergänge im Verlauf einer Erkrankung schwierig. So entwickeln beispielsweise drei Viertel der Patientinnen mit Dysthymie im Verlauf ihres Lebens eine schwere depressive Episode und erfüllen damit die Kriterien der »Double Depression«. Eine aktuelle Analyse der vom Robert-Koch-Institut in den Jahren 2008 bis 2011 durchgeführten repräsentativen Bevölkerungsstudie zur Gesundheit Erwachsener in Deutschland (DEGS1) ermittelte jüngst, dass 36,5% der als depressiv diagnostizierten Patientinnen einen chronischen Verlauf von mind. zwei Jahren analog der oben aufgeführten Kriterien des DSM-5 aufwiesen (Nübel et al., 2020).

Lebenszeitrisiko. Nach WHO liegt die Lebenszeitprävalenz für affektive Erkrankungen allgemein bei 17,1 Prozent. Das Lebenszeitrisiko an einer der Formen der chronischen Depression zu erkranken wird auf 3-6 Prozent geschätzt (Angst et al., 2009; Murphy & Byrne, 2012; Satyanarayana et al., 2009), wobei das Lebenszeitrisiko einer Dysthymie je nach Studie zwischen 2,5 Prozent und 4 Prozent schwankt (Jacobi et al., 2004; Vandeleur et al., 2017). Frauen sind – analog zu akuteren depressiven Verläufen – doppelt so häufig von chronischer Depression betroffen wie Männer (Klein & Santiago, 2003).

In der Tabelle 1.2 sind die wichtigsten Angaben zur Prävalenz sowie zur Geschlechts- und Altersverteilung zusammenfassend dargestellt.

Tabelle 1.2 Prävalenz, Geschlechts- und Altersverteilung von chronischen Depressionen

Epidemiologische Angaben	Chronische Depression
Lebenszeitprävalenz Punktprävalenz Anteil an chronischen Verläufen bei Depressionen	3–6% (chronische Depression) 2,5–4% (Dysthymia) 3–5% Bis zu 36% (vgl. Nübel et al., 2020)
Geschlechtsverteilung	mind. 2 : 1 (Frauen : Männer)
Altersverteilung	75% früher Beginn (vor 21. Lebensjahr) 25% später Beginn

1.2.3 Prognose

Die Prognose chronisch depressiver Patientinnen ist ungünstiger als die episodisch depressiver Patientinnen. Beispielsweise konnten Studien (z. B. Klein, 2010) zeigen, dass Patientinnen mit einer Dysthymie ein Lebenszeitrisiko von etwa 90 Prozent haben, eine oder mehrere schwere depressive Episoden zu erleiden. Eine schlechte Prognose wird vor allem den chronisch depressiven Patientinnen bescheinigt, die in der Vorgeschichte wiederkehrende schwere depressive Episoden aufweisen oder deren Depression lange unbehandelt blieb. Insgesamt ist der Anteil an remittierten chronisch depressiven Patientinnen gering – selbst wenn durch die Behandlung eine Besserung der Symptomatik erzielt wird. Zudem minimiert Chronizität nicht nur die Wahrscheinlichkeit eines Behandlungserfolges, sie erhöht auch die Wahrscheinlichkeit eines Rückfalls bzw. einer Wiedererkrankung.

1.2.4 Differenzialdiagnose und Komorbiditäten

Zunächst erscheint es bei der Diagnose einer chronischen Depression wichtig, diese von bestimmten anderen psychiatrischen Störungen abzugrenzen. Folgende psychiatrische Erkrankungen können auf den ersten Blick einer chronischen Depression ähneln, erweisen sich jedoch in den entscheidenden Aspekten als abgrenzbar:

- Suchterkrankungen (Missbrauch und Abhängigkeit)
- posttraumatische Belastungsstörung
- Autismus-Spektrum-Störungen
- Persönlichkeitsstörungen

Gleichzeitig stellen diese Erkrankungen jedoch sehr häufige Komorbiditäten dar, die mit der chronischen Depression diagnostiziert werden können und die in der Behandlungsplanung berücksichtigt werden sollten (vgl. Kap. 6). Organische Hirnerkrankungen wie z. B. beginnende Demenzen sollten routinemäßig zu Beginn einer Behandlung, z. B. durch Bildgebung und / oder Testpsychologie, ausgeschlossen werden.

Suchterkrankungen. Eine Abhängigkeitserkrankung wird durch eine systematische Exploration der Kriterien sowie mit Hilfe von Blut-, Atem- und Urinanalysen auf Alkohol, Medikamente mit Abhängigkeitspotential und Drogen sowie typische Laborveränderungen diagnostiziert. Wenn eine Abhängigkeitserkrankung zusätzlich zu einer chronischen Depression diagnostiziert wird, sollte mit Hilfe eines Lifechart vor allem der zeitliche Verlauf beider Störungen erfasst werden: Wenn das depressive Syndrom bzw. die depressiven Symptome zeitgleich mit der Abhängigkeitserkrankung aufgetreten sind (bzw. nach einem Rückfall), sollte eher die Abhängigkeitserkrankung behandelt werden. Wenn das depressive Syndrom auch unabhängig auftritt, erscheint dies die primäre Diagnose zu sein, die behandelt werden sollte. In der klinischen Praxis erscheint es sinnvoll, bei einem komorbiden Auftreten von Suchterkrankungen und chronischer Depression zumindest eine gewisse Zeit der Abstinenz vor Aufnahme einer störungsspezifischen Therapie zu fordern. Ein individualisiertes Vorgehen der Behandlung beider Störungen (durch ein spezifisches Gruppenprogramm bzw. CBAS-Personalized) wird in Kapitel 6 (Abschn. 6.3.1 und 6.4) beschrieben.

Posttraumatische Belastungsstörung (PTBS). Die folgenden beiden Aspekte dienen als Unterscheidungskriterien zwischen einer PTBS und einer (chronisch) depressiven Störung:

(1) **Beginn:** Die PTBS setzt nach einem traumatischen Ereignis mit schwerer außergewöhnlicher Bedrohung oder von katastrophenartigem Ausmaß ein

(2) **Spezifische Symptome einer PTBS:** Nachhallerinnerungen (Intrusionen), Vermeiden aller an die auslösende Situation erinnernder Stimuli, allgemein erhöhte Schreckhaftigkeit (Arousal) und negative Veränderungen von Kognition und Stimmung.

Bei sehr schweren Traumatisierungen weisen viele chronisch depressive Patientinnen eine PTBS-Diagnose oder PTBS-typische Symptome auf. Steht die chronische Depression bei solchen Patientinnen im Langzeitverlauf im Vordergrund, kann durch Modifikationen von CBASP durchaus eine Besserung sowohl der chronischen Depression als auch der PTBS-Symptomatik erzielt werden (vgl. Favorite, 2013). In Abschnitt 6.3.2 wird ein individualisierter Ansatz vorgestellt, welcher das Ziel verfolgt, beide Störungen gleichermaßen zu adressieren und zu therapieren.

Persönlichkeitsstörungen. Am auffälligsten erscheint die Häufung mit komorbiden Persönlichkeitsstörungen. Zwischen 50 und 60 Prozent aller chronisch depressiven Patientinnen erfüllen die Kriterien mindestens einer Persönlichkeitsstörung. Am häufigsten kommen hierbei Diagnosen der selbstunsicheren, dependenten oder zwanghaften Persönlichkeitsstörung vor. Im stationären Setting begeben sich auch häufig Patientinnen mit komorbiden narzisstischen, paranoiden Persönlichkeitsstörungen sowie mit der Borderline-Persönlichkeitsstörung in Behandlung (vgl. z. B. Brakemeier et al., 2015). Da die klinische Praxis insbesondere zeigt, dass komorbide narzisstische und Borderline-Persönlichkeitsstörungen die CBASP-Therapie erschweren, wurden für diese beiden Persönlichkeitsstörungen Modifikationen von CBASP entwickelt (vgl. Abschn. 6.3.3 und 6.3.4).

Autismus-Spektrum-Störungen. Die differentialdiagnostische Abgrenzung zwischen einer chronischen Depression und Autismus-Spektrum-Störung (ASS) kann schwierig sein. Beide Patientinnengruppen weisen Beeinträchtigungen in der sozialen Interaktion auf, die sich u. a. durch Empathie-Defizite, sozialen Rückzug und auffälliges (z. B. ungeschicktes) Verhalten in sozialen Beziehungen manifestiert. Die für ASS typischen restriktiven und repetitiven Verhaltens- und Interessensmuster sind für Patientinnen mit einer chronischen Depression jedoch nicht charakteristisch (vgl. Radtke, 2017). Etwa die Hälfte der chronisch depressiven Patientinnen zeigt erhöhte autistische oder autismusähnliche Züge (Radtke et al., 2019), wobei dies häufiger bei chronisch Depressiven als bei Patientinnen mit episodischen Depressionen auftritt (Domes et al., 2016). Trotz der zunehmenden Aufmerksamkeit für autistische Störungen in der Erwachsenenpsychiatrie bleiben diese häufig unerkannt. Daher ist es besonders wichtig, bei Patientinnen mit einer chronischen Depression und autismusähnlichen Zügen eine spezifische Autismus-Diagnostik mit Fragebögen und klinischen Interviews, wenn möglich auch unter Einbezug von Angehörigen, durchzuführen. Insbesondere ASS-Patientinnen mit einem hohen Funktionsniveau werden häufig unter anderen klinischen Diagnosen wie der chronischen Depression geführt. CBASP beinhaltet viele Techniken, von denen auch zumindest leichter betroffene Patientinnen profitieren können, sodass das Vorliegen einer Autismus-Spektrum-Störung keine Kontraindikation für eine CBASP-Behandlung darstellt (nähere Erläuterungen dazu s. Abschn. 6.3.5)

Schmerzstörungen. Viele chronisch depressive Patientinnen leiden an chronischen Schmerzstörungen. Diese können ein organisches Korrelat haben (Rückenschmerzen, chronische Kopfschmerzen) oder als Fibromyalgie oder Somatisierungsstörung auftreten. Chronische Schmerzen stellen eine wichtige aufrechterhaltende Bedingung für (chronisch) depressive Erkrankungen dar. Sie sollten ernst genommen und in einen CBASP-Behandlungsverlauf diagnostisch und therapeutisch angegangen werden (vgl. Abschn. 6.4). Sie sind auch ein wichtiger Risikofaktor für die Entwicklung von Abhängigkeitserkrankungen, insbesondere von Opiaten und Benzodiazepinen.

Andere körperliche Erkrankungen. Viele der chronisch depressiven Patientinnen sind in einem schlechten allgemeinen Gesundheitszustand. Häufig sind Herz-Kreislauf-Erkrankungen, Übergewicht, metabolisches Syndrom oder Gelenkerkrankungen. Diese Erkrankungen sind oft Folge einer ungesunden Lebensführung, mangelnder Selbstfürsorge oder auch Nebenwirkungen intensiver psychopharmakologischer Behandlung. Eine Mitbehandlung körperlicher Erkrankungen ist in vielen Fällen notwendig und wichtig und kann den Behandlungserfolg deutlich verbessern.

1.3 Besondere Psychopathologie: Entstehung und Entwicklungsbesonderheiten

Die bisherigen Ausführungen verdeutlichen, dass es sich bei chronischen Depressionen um extrem beeinträchtigende Störungen handelt, die für die Betroffenen und häufig auch deren Angehörigen mit großem Leid und Lebenseinschränkungen einhergehen. Gerade diese Patientinnengruppe kann aus psychotherapeutischer Sicht für ihre Therapeutinnen interaktionell eine große Herausforderung darstellen – wie das folgende Zitat von dem ambulanten Patienten Herrn Stubenrausch demonstriert (vgl. Beispielkasten). Herr Stubenrausch ist das Fallbeispiel der ambulanten Videoclips (vgl. Videoclips 1, Kap. 4).

Beispiel

Patient Herr Stubenrausch in der ersten Sitzung:

»Ach, ich weiß auch nicht, warum ich jetzt hier bin. Ich habe schon so viele Medikamente geschluckt, zudem jahrelang Psychoanalyse und einige Verhaltenstherapien ertragen – ganz abgesehen von den vielen stationären Aufenthalten. Und was hat das gebracht? Nichts – es geht mir gleichbleibend schlecht, eher immer schlechter über die Jahre und daran wird sich wohl nichts ändern. Und jetzt kommen Sie daher und wollen mir helfen mit Ihrer neuen Therapie? Ich glaube einfach nicht mehr, dass mir irgendetwas hilft, auch nicht eine Therapie aus Amerika. Sie werden das in ein paar Wochen auch merken und genervt aufgeben ...«

Der amerikanische Psychologe und Psychotherapeut James P. McCullough hat sich früh auf chronische Depressionen spezialisiert (vgl. Geleitwort von McCullough in diesem Buch) und während seiner jahrzehntelangen Arbeit mit dieser Patientinnengruppe bemerkt, dass er mit den traditionellen Strategien und Techniken in der Behandlung an Grenzen, ja buchstäblich »an eine Wand« stößt.

McCullough stellt daher folgende psychologische Charakteristika chronisch depressiver Patientinnen heraus (McCullough, 2000), welche die Psychotherapie erschweren:

- Ein wiederholter Ausdruck von Hilflosigkeit und Elend,
- ein submissives und überfordertes Verhalten,
- ein auffälliges Misstrauen in zwischenmenschlichen Beziehungen,
- eine nahezu unverrückbare Überzeugung, dass nichts getan werden kann, um die Depression unter Kontrolle zu bringen, und
- rigide und verfestige Verhaltensmuster, die weder durch positive noch durch negative Ereignisse beeinflussbar zu sein scheinen.

Im oben zitierten Fallbeispiel sind die meisten der genannten Punkte direkt erkennbar. McCullough fasst diese Charakteristika in zwei Grundannahmen der Psychopathologie dieser Patientinnengruppe zusammen, auf die im Folgenden kurz eingegangen wird.

(1) Chronisch depressive Patientinnen haben häufig ein soziales Empathie-Defizit (modifiziert nach McCullough, 2000)

McCullough vermutet, dass die kognitiv-emotionale Entwicklung dieser Patientinnen aufgrund der beschriebenen seelischen und körperlichen Traumatisierungen häufig in einem frühen Stadium zum Stillstand kam. Bezugnehmend auf Piagets Entwicklungstheorie (Piaget, 1981) zieht er daher den Vergleich heran, dass das kognitive Funktionsniveau von chronisch depressiven Patientinnen dem Niveau von vier- bis siebenjährigen Kindern, die sich in der »präoperativen« Phase befinden, ähnlich sei, wobei er folgende Kriterien heranzieht:

(1) monologisierendes Sprechen
(2) präkausale / prälogische Denkweise
(3) Egozentrik
(4) wenig Empathie
(5) kaum Beeinflussung der Denkweise durch Rückmeldung anderer
(6) wenig emotionale Kontrolle unter Stress

Statt den Piaget-Terminus »präoperatorisch« zu verwenden, schlagen wir vor, von einem »sozialen Empathie-Defizit« zu sprechen (vgl. auch Wilbertz et al., 2010). Zu betonen ist, dass dieses emotional-kognitive Funktionsniveau natürlich in keinem Zusammenhang zur Intelligenz steht. Beispielsweise hatten wir einen Mathematik-Professor mit sicherlich überdurchschnittlichem Intelligenzquotienten in Behandlung, der sehr logisch und analytisch bzgl. Zahlen etc. denken konnte. Im emotional-sozialen Bereich waren jedoch die sechs Kriterien nach Piaget deutlich erkennbar.

Die therapeutische Konsequenz aus dieser Annahme zur Psychopathologie ist, das therapeutische Tempo individuell an die vorliegende Phase (häufig präoperational) und das Ausmaß des Empathiedefizits anzupassen, was im Englischen auch »Pacing« genannt wird (vgl. Abschn. 4.2.4)

(2) Die Wahrnehmung chronisch depressiver Patientinnen ist von der Umwelt abgespalten

Ähnlich wie bei posttraumatischen bzw. dissoziativen Störungen kann es bei chronisch depressiven Patientinnen zu Abtrennungen und Verzerrungen der Wahrnehmung kommen. McCullough (2000) spricht von einem Wahrnehmungsdilemma, da die Patientinnen eine Art Mauer zwischen sich und der Umwelt aufbauen, um nicht weiterhin oder noch mehr verletzt zu werden (s. Abb. 1.2). Chronisch depressive Patientinnen sind wahrnehmungsmäßig von ihrer Umwelt abgelöst, sodass ihr Verhalten nicht durch Konsequenzen, sondern durch ihre voreingenommene, präoperative Sichtweise gesteuert wird.

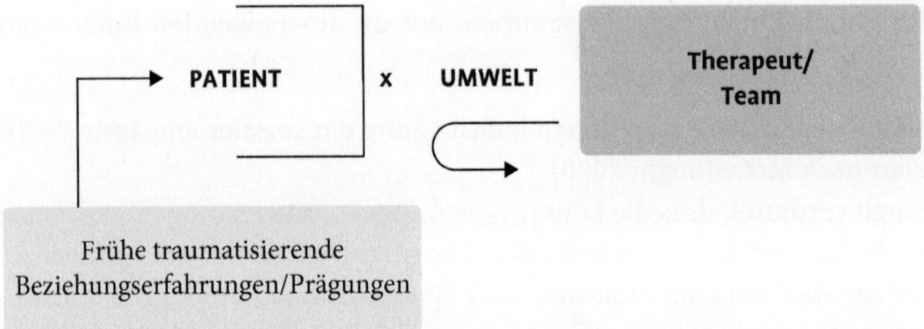

Abbildung 1.2 Illustration des Wahrnehmungsdilemmas chronisch depressiver Patientinnen

Auf der Basis dieser Hypothesen entwickelt McCullough ein Erklärungsmodell der Entstehung und Aufrechterhaltung der chronischen Depression: Aufgrund der traumatisierenden Beziehungserfahrungen haben chronisch depressive Patientinnen nicht gelernt, dass ihr Verhalten verlässliche und vorhersagbare Konsequenzen hat. Um unter den schwierigen, verletzenden und demütigenden Erfahrungen nicht zu sehr zu leiden, entkoppeln sie ihre Wahrnehmung von der Umwelt, was jedoch auch einen neuen Lernprozess mit korrigierenden positiven Beziehungserfahrungen verhindert. Daher entstehe eine sogenannte chronische zwischenmenschliche Ineffektivität, die konsequenterweise in die so resistent anmutende Hilflosigkeit führt, die eine chronische Depression auslöst und aufrechterhält (vgl. Abb. 1.3). Aus diesem Zusammenhang resultiert ein interpersoneller Interaktionsstil, der sich in distanziertem und verschlossenem Verhalten äußert, das ausgeprägter ist als bei episodisch depressiven Patientinnen (Bird et al., 2018). Durch distanziertes und verschlossenes Verhalten wird jedoch die oben benannte Mauer errichtet. Da viele Patientinnen ihre Situation durch die Metapher der ›Mauer‹ sofort abgebildet sehen, haben wir die Mauer-Metapher ins CBASP Patientinnenbuch prominent im Titel und auf dem Cover aber auch im Inhalt integriert. Auch für die zweite Auflage dieses Buches haben wir daher bewusst die Mauer im Cover aufgenommen.

Wichtig ist an dieser Stelle zu betonen, dass dieser Teufelskreis (s. Abb. 1.3) sowie die beiden Hypothesen bislang unzureichend untersucht und noch nicht hinreichend empirisch belegt sind. Erste Studien weisen zwar darauf hin, dass es auch empirisch Hinweise auf Defizite in den genannten Bereichen gibt (Guhn et al., 2018, 2019; Kühnen et al., 2011; Struck et al., 2020; Wilbertz et al., 2010; Zobel et al., 2010), jedoch sind die Ergebnisse der genannten Studien nicht konsistent oder müssen aufgrund methodischer Einschränkungen repliziert werden. Empirisch belegt ist, dass es eine Häufung an traumatisierenden Beziehungserfahrungen bei dieser Patientinnengruppe gibt (Brakemeier et al., 2018; Nanni et al., 2012; Struck et al., 2020; Wiersma et al., 2009), jedoch existiert auch ein Anteil an chronisch depressiven Patientinnen, deren depressive Episoden sowie die Chronifizierung spät einsetzt und in der Kindheit bzw. im Vorfeld keine extremen Belastungen oder traumatische Erfahrungen zu finden sind. Aus klinischer Sicht erscheinen jedoch die ätiologischen Annahmen McCul-

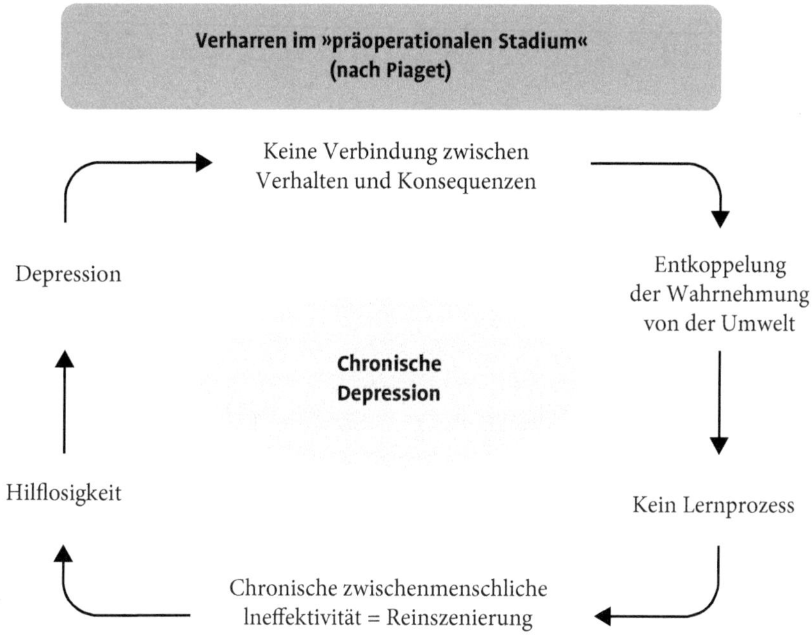

Abbildung 1.3 Teufelskreis der Hilflosigkeit bei chronischer Depression (nach Brakemeier et al., 2012)

loughs unmittelbar einleuchtend und durch viele Psychotherapieerfahrungen mit dieser Patientinnengruppe belegt.

CBASP. Um diesen besonderen Charakteristika psychotherapeutisch zu begegnen, hat McCullough eine neue Psychotherapie entwickelt, wobei er gezielt aus verschiedenen Theorien und Schulen bestimmte Strategien herausnimmt und miteinander verknüpft. Sein »Cognitive Behavioral Analysis System of Psychotherapy« (CBASP, gesprochen »sibäsp«; McCullough, 2000, 2003, 2006) versteht sich somit als eine schulenübergreifende und störungsspezifische Psychotherapie für die Subgruppe der chronisch depressiven Patientinnen. Den innovativsten Aspekt stellt dabei die Haltung und Gestaltung der therapeutischen Beziehung dar, da die CBASP-Therapeutin explizit aufgefordert ist, sich in einer zwar »disziplinierten« bzw. »kontrollierten«, aber sehr persönlichen, authentischen und menschlichen Art auf die Patientin einzulassen. Diese spezifische Haltung und Gestaltung der therapeutischen Beziehung wird ausführlich in Kapitel 4 und 5 beschrieben. Videobeispiele, welche diese besondere Gestaltung der therapeutischen Beziehung im direkten Vergleich mit anderen modernen Psychotherapieansätzen zeigen, finden sich auf der DVD Brakemeier (2019).

2 Forschungsstand und Verbreitung von CBASP

James McCullough begann bereits in den 70er Jahren, CBASP für die Behandlung chronischer Depressionen zu entwickeln und publizierte die ersten Einzelfallanalysen in den 80er Jahren (z. B. McCullough, 1984). Dennoch dauerte es Jahrzehnte, bis CBASP im Jahr 2000 durch die Publikation einer multizentrischen, randomisiert-kontrollierten Studie mit über 600 chronisch depressiven Patienten im renommierten »New England Journal of Medicine« (Keller et al., 2000) internationale Aufmerksamkeit erhielt. Sowohl Forscher als auch Kliniker haben sich beim Lesen dieser Studie die Frage gestellt, welche neuartige Psychotherapie sich wohl hinter dem etwas sperrigen Namen CBASP verbirgt, die bei einer so beeinträchtigten Patientengruppe in Kombination mit Medikation zu solch beeindruckenden Erfolgen führt (vgl. Abschn. 2.1).

Seit 2000 sind zum einen zahlreiche Reanalysen der Keller Studie erschienen, zum anderen wurde eine beträchtliche Anzahl weiterer CBASP-Studien zur Durchführbarkeit, differenziellen Wirksamkeit und zur Prozessforschung publiziert. CBASP hat sich in den letzten 20 Jahren erfreulicherweise weltweit verbreitet, wozu die Wirksamkeitsnachweise beigetragen haben. In diesem Kapitel soll daher der aktuelle Forschungsstand zur ambulanten (Abschn. 2.1) und anschließend zur stationären (Abschn. 2.2) CBASP-Therapie beleuchtet werden.

2.1 Wirksamkeit der ambulanten CBASP-Therapie

Wie wirksam ist die ambulante CBASP-Therapie?

Zur Beantwortung dieser wichtigen Hauptfrage erscheinen folgende drei Teilfragen interessant:

(1) Was sagen die bisher publizierten randomisiert-kontrollierten Studien über die kurz- und langfristige Wirksamkeit von CASBP in der ambulanten Behandlung chronischer Depressionen aus?
(2) Bei welchen Patienten scheint CBASP besonders gut bzw. besser als andere Therapien zu wirken (Prädiktoren und Moderatoren eines Ansprechens)?
(3) Unter welchen Bedingungen scheint CBASP besonders gut bzw. besser als andere Therapien zu wirken (Prozessforschung und Mediatoren eines Ansprechens)?

(1) Was sagen die bisher publizierten randomisiert-kontrollierten Studien über die kurz- und langfristige Wirksamkeit von CASBP in der ambulanten Behandlung chronischer Depressionen aus?

Randomisierte und kontrollierte Studien (engl. randomized controlled trials, RCT) gelten in der klinischen Forschung bzw. der evidenzbasierten Medizin als Goldstandard für den Überlegenheitsnachweis einer neuen Therapiemethode gegenüber etablierten Therapieformen oder Placebo. Mittlerweile liegen neun RCT-Studien mit insgesamt fast 2.000 untersuchten ambulanten Patienten zur Wirksamkeit von CBASP im Vergleich zu drei aktiven Kontrollbedingungen in der Behandlung der (chronischen) Depression vor. Die Tabelle 2.1 fasst diese übersichtlich zusammen.

a) CBASP im Vergleich zur Pharmakotherapie. In der bereits eingangs erwähnten großen Multicenterstudie – der BMS Studie, benannt nach dem Hersteller Brystol-Myers Squibb, dem Hersteller des mit CBASP verglichenen Antidepressivums – wurde die Wirksamkeit der ambulanten CBASP-Behandlung erstmals in einem RCT-Design untersucht (Keller et al., 2000). In dieser Studie wurden 681 chronisch depressive Patienten, die an seit Jahren bestehenden depressiven Episoden litten und zahlreiche vergebliche Behandlungsversuche hinter sich hatten, entweder mit dem dualserotonergen Antidepressivum Nefazodon, mit CBASP oder mit einer Kombination aus Nefazodon und CBASP behandelt. Alle drei Interventionen erwiesen sich sowohl kurz- (3 Monate) als auch längerfristig (12 Monate) als wirksam. Die Kombinationstherapie erzielte die deutlichsten Effekte (prä-post Effektstärke = 1,8), zwischen den beiden Monotherapien (ES = 1,4 und 1,5) konnten keine Unterschiede festgestellt werden. Die Responseraten (definiert als 50-prozentige Reduktion in der Hamilton Depression Rating Scale, HRDS, Hamilton, 1967) betrugen bei der Intention-to-Treat (ITT) Stichprobe in der CBASP-Gruppe 48%, in der Nefazodon-Gruppe ebenfalls 48% und in der Kombinations-Gruppe 73%. Die Remissionsraten (definiert als HRDS-Wert unter 9 Punkten) betrugen bei CBASP 33%, bei Nefazodon 29% und bei der Kombinationstherapie 48%.

Diese RCT-Studie war der erste und direkt sehr eindrucksvolle Wirksamkeitsnachweis für CBASP als Kombinationstherapie mit einem Antidepressivum in der ambulanten Behandlung chronisch depressiver Patienten. Einschränkend muss allerdings erwähnt werden, dass Nefazodon mittlerweile wegen zu starker Nebenwirkungen vom Markt genommen wurde.

In der zweiten großen US-amerikanischen Untersuchung, der REVAMP-Studie (REVAMP steht für Research Evaluating the Value of Augmenting Medication With Psychotherapy; Kocsis et al., 2009), wurde eine ambulante CBASP-Therapie mit einer algorithmusgesteuerten und evidenzbasierten Medikamentenoptimierung (Grundlage: STAR*D Studie, Fava et al., 2003) sowie einer supportiven Psychotherapie (SP) verglichen. Alle chronisch depressiven Patienten (N = 808) wurden jedoch in der ersten Studienphase zunächst ausschließlich pharmakotherapeutisch behandelt. Nur diejenigen, die keine bzw. nur eine teilweise Besserung zeigten, wurden in einer zweiten Studienphase zufällig entweder mit einem alternativen Medikament (n = 96), mit einem Medikament plus CBASP (n = 200) oder einem Medikament plus einer unterstützenden, wenig spezifischen Psychotherapie (SP, n = 195) weiterbehandelt. Am Ende der 12-wöchigen Behandlungsphase konnten zwischen den drei Behandlungsarmen keine relevanten (klinischen oder statistischen) Unterschiede in den Besserungsraten bzw. der Symptomreduktion gefunden werden. Die Remissionsraten (bezogen auf HRDS) lagen für die Medikation bei 39,5%, für CBASP und für SP bei 31%. Allerdings werden diese Ergebnisse erheblich durch die (zu) kurze Dauer der Psychotherapie von 12,6 Sitzungen (vgl. auch Frage 3: Dauer der CBASP-Akuttherapie) sowie die Patientenpopulation (Präferenz für medikamentöse Strategien) eingeschränkt.

In einer dritten, in Deutschland durchgeführten Studie mit ähnlichem Design wurden 60 Patienten zunächst über 8 Wochen entweder mit CBASP (22 Sitzungen) oder dem Antidepressivum Escitalopram behandelt (Schramm et al., 2015). Bei Behandlungserfolg (definiert als eine Verbesserung der Depressionsschwere um mehr als 20%) wurden die entsprechenden Monotherapien für 20 Wochen weitergeführt. Bei unzureichendem Behandlungserfolg (Verbesserung <20%) wurden die Monotherapien für die gleiche Zeit mit dem jeweiligen anderen Behandlungsarm augmentiert. In der ITT-Analyse wiesen beide Monotherapien von Woche 8 bis Woche 28 mit sehr guten Response- (CBASP: 68,4%; Pharmakotherapie: 60%) und Remissionsraten (CBASP: 36,8%, Pharmakotherapie: 50%) eine vergleichbare Wirksamkeit auf. Zwanzig Patienten zeigten nach 8 Wochen keinen ausreichenden Behandlungserfolg (jeweils 10 Patienten aus beiden Behandlungsarmen), sodass sie anschließend eine Kombinationsbehandlung erhielten. Diese Patientengruppe konnte erfreulicherweise nach 28 Wochen vergleichbare Behandlungserfolge aufweisen wie die Patienten in den Monotherapien (Responserate: 45%, Remission: 30%).

Einer »Individual Participant Data Network Metaregression« aus den drei berichteten RCT-Studien (1.036 Patienten) zufolge, erweist sich insgesamt die Kombinationsbehandlung aus CBASP plus Pharmakotherapie den Monotherapien CBASP und Pharmakotherapie überlegen. Die Kombinationstherapie geht mit einer größeren Reduktion depressiver Symptome (ein Unterschied von 3 Punkten im HRDS) und einer geringeren Abbruchrate (fast 40% geringer) einher, während sich CBASP und Pharmakotherapie als Monotherapien in ihrer Wirksamkeit nicht voneinander unterscheiden (Furukawa et al., 2018).

b) CBASP im Vergleich zur Standardbehandlung. Eine multizentrische niederländische Studie von Wiersma und Kollegen (2014) untersuchte chronisch depressive Patienten (N = 139), die entweder einer CBASP- oder einer TAU-Behandlung (engl. treatment as usual) mit jeweils 23 Sitzungen zugeordnet wurden, über einen Behandlungszeitraum von 52 Wochen. Interessanterweise unterschieden sich beide Gruppen zu den Untersuchungszeitpunkten in den Wochen 8, 16 und 32 nicht voneinander. Erst am Ende der Behandlung, nach 52 Wochen, wies die CBASP-Gruppe eine signifikant größere Reduktion selbstberichteter depressiver Symptome (Inventory of Depressive Symptoms, IDS, Rush et al., 1996) auf als die TAU-Gruppe (ITT-Stichprobe; CBASP: Responserate = 31,3%, Remissionsrate = 19,4%; TAU: Responserate = 21,1%, Remissionsrate = 9,9%).

Insgesamt lässt sich daraus schlussfolgern, dass CBASP mindestens so erfolgreich ist wie eine Standardbehandlung und möglicherweise im Langzeitverlauf einen zusätzlichen Nutzen aufweist. Diese Interpretation ist insofern mit dem CBASP-Modell von McCullough vereinbar, als dass eine erfolgreiche Behandlung mit CBASP auf den Aufbau positiv verstärkender sozialer Aktivitäten und Kontakte abzielt, die mitunter erst allmählich, während oder auch erst nach Abschluss der Behandlung entstehen.

c) CBASP im Vergleich mit anderen Psychotherapien. Die Frage, ob CBASP möglicherweise anderen psychotherapeutischen Interventionen für Patienten mit (chronischer) Depression überlegen ist, untersuchten fünf weitere RCT-Studien:

In einer Studie (Schramm et al., 2011) mit 29 nicht medizierten, chronisch depressiven Patienten mit frühem Erkrankungsbeginn fanden sich Hinweise, dass CBASP besser wirkt als die Interpersonelle Psychotherapie (IPT), eine störungsspezifische Kurzzeittherapie, die für Patienten mit aktuellen interpersonellen Belastungen, also für akut depressive Patienten konzipiert wurde. Die Patienten, welche mit CBASP behandelt wurden, zeigten nach 22 Sitzungen signifikant höhere Remissionsraten (57%) als die Patienten im IPT-Arm (20%; ITT-Stichprobe).

Michalak und Kollegen (2015, 2016) randomisierten 106 chronisch depressive Patienten in drei Behandlungsarme: eine Gruppe erhielt lediglich eine Standardbehandlung (TAU), in den anderen beiden Gruppen wurde TAU entweder mit CBASP oder einer Achtsamkeitsbasierten Kognitiven Therapie (engl. Mindfulness Based Cognitive Therapy, MBCT) im Gruppensetting (8 Sitzungen von 2,5 Stunden Dauer) augmentiert. Die Analyse dieser Stichprobe konnte zwischen TAU und der MBCT-Gruppe keine signifikanten Unterschiede in der Reduktion der Depressionsschwere aufzeigen. Demgegenüber wies die CBASP-Gruppe jedoch am Ende der Behandlung signifikant geringere HDRS-Werte auf als TAU (ES = 0,82). Im direkten Vergleich der beiden aktiven Behandlungsarme erwies sich CBASP damit zumindest in einem statistischen Trend der MBCT überlegen (Remissionsraten CBASP = 25,7%, MBCT = 16,7%).

Auch eine weitere Gruppenpsychotherapiestudie aus den USA, in der 58 Patienten über 20 Wochen entweder einer ambulanten wöchentlichen CBASP-Gruppe oder einer Gruppe mit Behavioral Activation (BA; jeweils 2 h Dauer) zugeteilt wurden, konnte eine Überlegenheit von CBASP zeigen (Locke et al., 2016). Patienten in der CBASP-Gruppe wiesen eine deutlichere Reduktion der Depressivität auf als die Patienten der BA-Gruppe. Zudem war die Abbruchrate bei CBASP geringer.

In der größten bislang vorliegenden deutschen Multicenterstudie, an der sich 8 Universitätskliniken beteiligten, untersuchten Schramm und Kollegen (2017) CBASP im Vergleich mit einer manual-basierten supportiven Psychotherapie (SP). Sie wiesen insgesamt 268 Patienten mit chronischer Depression und frühem Erkrankungsbeginn (< 21. Lebensjahr) zufällig zwei Behandlungsarmen zu: 137 Patienten erhielten CBASP, 131 Patienten erhielten SP. Die Akutbehandlung sah 24 Sitzungen in 20 Wochen vor, im Anschluss erfolgten weitere 8 Sitzungen über einen Zeitraum von 28 Wochen. Alle Patienten dieser Studie waren ohne Medikation, so dass allein der Einfluss der beiden Therapieformen auf die depressive Symptomatik miteinander verglichen werden konnte. CBASP erwies sich sowohl am Ende der Akutbehandlung (ITT-Stichprobe; Responserate CBASP = 38,7%, SP = 24,3%) als auch am Ende des erweiterten Behandlungszeitraums (52,5%; 40,9%) SP überlegen. Dies ließ sich auch anhand der Remissionsraten zeigen (21,8% vs. 12,6%). In der weiterführenden Behandlung entsprach der Unterschied zwischen beiden Behandlungsarmen 2,51 Punkten auf der Hamilton Skala (dies entspricht einer standardisierten Effektstärke von 0,31). Im Unterschied zu der unter 1a) berichteten US-amerikanischen Studie von

Koscis et al. (2009), in der eine medikamentöse Behandlung entweder mit CBASP oder SP augmentiert wurde, zeigte sich CBASP hier demnach SP klar überlegen, vermutlich zum einen aufgrund einer höheren Anzahl an Therapiesitzungen (30 Sitzungen vs. 12,6 Sitzungen) und zum anderen, da die Mehrzahl der hier eingeschlossenen Studienpatienten eine psychotherapeutische und keine medikamentöse Therapie präferierte.

Mit Spannung wurde eine Wirksamkeitsstudie zum Vergleich von CBASP mit kognitiver Verhaltenstherapie (KVT), dem Goldstandard in der antidepressiven Psychotherapie, erwartet. 173 Patienten, davon jedoch nur etwa ein Drittel mit der Diagnose einer chronischen Depression, wurden von Rief und Kollegen (2018) zufällig vier Behandlungsarmen zugeordnet: CBASP, zwei verschiedenartig gestalteten KVT-Gruppen und einer Wartelistengruppe. Die KVT-Gruppen unterschieden sich durch eine auf sportlicher Aktivität (KVT-E) und eine auf Achtsamkeitsübungen (KVT-M) basierende Bedingung. Am Ende der Behandlung, nach 16 Sitzungen, erwiesen sich alle drei aktiven Behandlungsarme der Wartelistengruppe überlegen (ITT-Stichprobe; Responseraten auf Basis des Beck-Depressions-Inventar, BDI: CBASP = 34%, KVT-E = 56%, KVT-M = 55,8%, Warteliste = 3,4%). Die KVT-Gruppen erzielten dabei große Effektstärken (KVT-E = 0,91; KVT-M = 0,87), CBASP wies nur eine kleine bis moderate Effektstärke von 0,47 aus. Auch in einer Subanalyse, in der ausschließlich Patienten mit chronischer Depression analysiert wurden, erwies sich KVT-E signifikant CBASP überlegen, wenngleich diese Analyse durch eine geringe Fallzahl (13 bis 18 Patienten pro Behandlungsarm) limitiert ist. Als weitere Einschränkung der Studienergebnisse gilt die Anzahl an nur 16 Einzelsitzungen. In der CBASP-Bedingung sind Behandlungserfolge mit zeitlicher Verzögerung zu erwarten, da die Anfangsphase der Behandlung durch die biographische Anamnese charakterisiert ist, während in den beiden KVT-Bedingungen zu diesem Zeitpunkt bereits problemlösungsorientiert gearbeitet wird.

Langzeiteffekte. Mittlerweile liegen für vier der oben geschilderten RCT-Studien Langzeiteffekte vor. In der Escitalopram-Studie (Schramm et al., 2015) wiesen die Patienten in der Pharmakotherapie-Bedingung zum Zeitpunkt der Katamneseerhebung (ca. 4,5 Jahre nach Beendigung der Therapie) geringere selbstberichtete Depressionswerte (statistischer Trend) auf (Bausch et al., 2017a). Für die Vergleichbarkeit von CBASP und medikamentösen Behandlungsstrategien muss jedoch berücksichtigt werden, dass die Patienten in der Pharmakotherapie-Bedingung in der Regel nach Therapieabschluss weiter medikamentös behandelt werden, während die Verfügbarkeit von einer weiterführenden CBASP-Behandlung zumeist nicht gegeben ist.

Weitere Langzeitergebnisse zum Vergleich von CBASP gegenüber einer Standardbehandlung (Wiersma et al., 2014) sieben Jahre nach Therapieabschluss wurden jüngst für einen kleinen Teil der Originalstichprobe aus den Niederlanden (n = 39, 28%) veröffentlicht (Emmelkamp et al., 2019). Dabei erzielten die Patienten der CBASP-Gruppe zwar numerisch geringere Werte (IDS=19.5) als die Patienten der Standardbehandlung (IDS=30.4), wegen der geringen Stichprobengröße waren diese Unterschiede jedoch statistisch nicht signifikant. Die depressive Symptomatik stabilisierte sich in beiden Bedingungen auch sieben Jahre später auf einem ähnlichen Niveau wie

Tabelle 2.1 Randomisiert-kontrollierte Studien zur Wirksamkeit von CBASP

Autoren	Behandlungsarme	Primärdiagnose	Anzahl an Patienten	Anzahl Sitzungen	Behandlungsdauer	Ergebnisse	Erhaltungstherapie	Follow-up
Keller et al., 2000	**a)** Pharmakotherapie **b)** CBASP **c)** Pharmakotherapie + CBASP	- Chronische MDE - Double Depression - rezidivierende MDD mit unvollständiger Remission	N = 681	16 bis 20	12 Wochen	a = b c > a und b	nein	nein
Kocsis et al., 2009	**a)** Pharmakotherapie **b)** Pharmakotherapie + CBASP **c)** Pharmakotherapie + SP	- Chronische MDE - Double Depression - rezidivierende MDD mit unvollständiger Remission + Pharmakotherapie-Non-Response	N = 401	ca. 13	12 Wochen	a = b = c	nein	nein
Schramm et al., 2015	**a)** Pharmakotherapie **b)** CBASP **c)** Pharmakotherapie + CBASP (bei nonresonse)	- Chronische MDE - rezidivierende MDD (≥ 3 Episoden)	N = 60	22	20 Wochen (insg. 28 Wochen)	a = b bei non-response: c > a und b	nein	ca. 4.5 Jahre: a > b *(Trend)*
Wiersma et al., 2014	**a)** TAU **b)** CBASP	- Chronische MDE - Double Depression - rezidivierende MDD mit unvollständiger Remission	N = 139	23	52 Wochen	a < b	nein	7 Jahre: a = b
Schramm et al., 2011	**a)** IPT **b)** CBASP	- Chronische MDE - Double Depression - rezidivierende MDD mit unvollständiger Remission	N = 29	22	16 Wochen	a < b	nein	1 Jahr: a = b

Tabelle 2.1 (Fortsetzung)

Autoren	Behandlungsarme	Primärdiagnose	Anzahl an Patienten	Anzahl Sitzungen	Behandlungsdauer	Ergebnisse	Erhaltungstherapie	Follow-up
		- Dysthymia + Frühbeginn						
Michalak et al., 2015	**a)** TAU **b)** TAU + CBASP Gruppe **c)** TAU + MBCT Gruppe	- Chronische MDE - Double Depression - rezidivierende MDD mit unvollständiger Remission	N = 106	8	8 Wochen	a < b b > c *(Trend)*	nein	nein
Locke et al., 2016	**a)** CBASP Gruppe **b)** BA Gruppe	- MDE	N = 58	20	20 Wochen	a > b	nein	nein
Schramm et al., 2017	**a)** CBASP **b)** SP	- Chronische MDE - Double Depression - rezidivierende MDD mit unvollständiger Remission	N = 268	24	20 Wochen	a > b	8 Sitzungen über 28 Wochen	2 Jahre: a = b
Rief et al., 2018	**a)** CBASP **b)** KVT-E **c)** KVT-M **d)** Warteliste	- MDE - Chronische MDE - rezidivierende MDD	N = 173	16	16 Wochen	a > d a < b = c	nein	nein

Anmerkungen: MDE = major depressive episode, MDD = major depressive disorder, SP = Supportive Psychotherapie, TAU = Treatment-as-usual (Standardbehandlung), IPT = Interpersonelle Psychotherapie, MBCT = Mindfulness-based cognitive therapy, BA = behavioral activation, KVT-E = Kognitive Verhaltenstherapie mit exercise, KVT-M = Kognitive Verhaltenstherapie mit mindfulness, > bessere Wirkung, = gleiche Wirkung, < geringere Wirkung zum Ende der Behandlung. Einschränkend muss jedoch erwähnt werden, dass die Arbeitsgruppe mithilfe von Lifecharts retrospektiv Krankheitsphasen rekonstruiert hat und diese Verläufe – auch unabhängig von den Behandlungsgruppen – enormen Schwankungen unterworfen waren.

Auch für zwei weitere RCT-Studien mit IPT (Schramm et al., 2011) und SP (Schramm et al., 2019) als Kontrollbedingungen ließen sich zwar numerische, jedoch keine statistisch signifikanten Gruppenunterschiede aufzeigen. In einem naturalistischen 1-Jahres-Follow-up anhand des BDI gaben die Patienten der CBASP-Bedingung im Mittel einen Summenwert von 12.9 an, während die Patienten der IPT-Bedingung einen Wert von 18.6 berichteten (Schramm et al., 2011). In der Multicenterstudie zum Vergleich von CBASP mit SP fanden sich zumindest ein Jahr nach Abschluss der Behandlung signifikante Effekte: Die Patienten der CBASP-Bedingung berichteten eine signifikant höhere Anzahl an Wochen mit keinen oder nur leichten depressiven Symptomen (CBASP: 23.5 vs. SP: 17.8 sog. »well weeks«), höhere Remissionsraten (CBASP: 40,8% vs. SP: 28,9%) sowie eine geringere Depressionsschwere in der Selbst- (IDS, CBASP: 24.9 vs. SP: 31) und Fremdeinschätzung (HRDS, CBASP: 12.8 vs. SP: 15.7, statistischer Trend). In einer erneuten Katamneseerhebung zwei Jahre nach Therapieabschluss ließen sich diese Gruppenunterschiede jedoch abermals nur numerisch und nicht mehr statistisch nachweisen (Schramm et al., 2019).

All diese Langzeitergebnisse bekräftigen die Notwendigkeit einer Erhaltungstherapie für Patienten mit chronischer Depression, um die mit CBASP erzielten akuten Behandlungserfolge auch langfristig zu stabilisieren (vgl. Frage 3).

Zusammenfassend lässt sich festhalten, dass CBASP mittlerweile zu den »gut etablierten evidenzbasierten Therapieverfahren« zählt. Gemäß der hierfür herangezogenen Kriterien (»empirically supported treatment«) der American Psychological Association (Chambless & Ollendick, 2001) erzielte CBASP in mehreren unabhängigen Studien mit zumeist großen Stichproben an chronisch depressiven Patienten die gleiche oder sogar eine bessere Wirksamkeit im Vergleich zu einer medikamentösen Therapie, Standardbehandlung und anderen psychologischen Interventionen (IPT, SP, MBCT). Die S3-Leitlinie/Nationale Versorgungsleitlinie Unipolare Depression, herausgegeben von der DGPPN (2015), sowie die Europäische Psychiatrische Gesellschaft (European Psychatric Association, EPA, Jobst et al., 2016) empfehlen CBASP daher als Psychotherapiemethode zur Behandlung der Dysthymie, der Double Depression und der chronischen Depression. Die Langzeitergebnisse sind allerdings nicht zufriedenstellend und weisen auf die Notwendigkeit von Erhaltungstherapien hin, um die mit CBASP erzielten akuten Behandlungserfolge auch langfristig zu stabilisieren.

Neben dem direkten Wirksamkeitsnachweis (engl. efficacy), der zumeist ausschließlich anhand der Reduktion der Depressionsschwere oder der Abbruchrate gemessen wird, weisen viele Studien darüber hinaus auf eine Verbesserung des psychosozialen Leistungsniveaus und der Lebensqualität (Hirschfeld et al., 2002; Schramm et al., 2017), die Zunahme an Zeitintervallen mit minimaler oder keiner depressiven Symptomatik (sog. »well weeks«, Schramm et al., 2019) sowie eine reduzierte Suizidalität (Forkmann et al., 2016) durch CBASP hin.

Zusammenfassung

- Die Kombinationsbehandlung aus Pharmakotherapie und CBASP ist laut Studienlage den jeweiligen Monotherapien überlegen.
- CBASP ist (bei ausreichender Dauer) anderen psychotherapeutischen Verfahren wie der Interpersonellen Psychotherapie und der supportiven Therapie vorzuziehen, wenn gleich bislang kein Überlegenheitsnachweis gegenüber der Kognitiven Verhaltenstherapie existiert.

(2) Bei welchen Patienten scheint CBASP besonders gut bzw. besser als andere Therapien zu wirken (Prädiktoren und Moderatoren eines Ansprechens)?
Methodischen Ansätzen wie Prädiktor- und Moderatorenanalysen sowie Netzwerkanalysen ist zu verdanken, dass mittlerweile Studien vorliegen, in denen bestehende Datensätze nach solchen Patientenvariablen untersucht werden, die zu einem generellen oder differenziellen (im Vergleich mit anderen Therapien) Ansprechen auf die CBASP-Behandlung beitragen bzw. dieses vorhersagen können.
Kindesmisshandlung. Kindesmisshandlungen gelten als Prädiktor für die Entstehung von psychischen Störungen im Allgemeinen und Depressionen im Besonderen. Sie erhöhen die Wahrscheinlichkeit einer Chronifizierung der Depression (Nelson et al., 2017) und sind mit einem schlechteren Behandlungserfolg assoziiert (Nanni et al., 2012). Mit CBASP werden diese traumatisierenden Beziehungserfahrungen explizit aufgegriffen und bearbeitet (vgl. Kap. 4 u. 5). Dementsprechend stellt sich die Frage, ob CBASP für Patienten mit Kindesmisshandlungen anderen Therapieformen überlegen ist.

In einer Sekundäranalyse der BMS-Studie (Nemeroff et al., 2003) war CBASP bei Patienten mit einem Trauma in der Kindheit (n = 315; gemessen mit der Childhood Trauma Scale, Lizardi et al., 1995) wirksamer als die antidepressive Pharmakotherapie allein (Remissionsrate 48,3% vs. 32,9%). Bei den Patienten wiederum, bei denen kein Trauma vorlag (n = 181), half Nefazodon deutlich besser als CBASP. Die Gruppe der traumatisierten Patienten profitierte auch von der Kombinationstherapie (Remissionsrate 53,9%). Deshalb betonen die Autoren die Bedeutung der differentiellen Indikation von CBASP für Patienten mit frühen Traumatisierungen. In Übereinstimmung mit diesen Befunden veröffentlichten Klein et al. (2018b) eine Sekundäranalyse der CBASP vs. SP Studie (Schramm et al., 2017). Hierin profitierten Patienten mit Kindesmisshandlung, darunter im Besonderen Patienten mit emotionalem Missbrauch, ebenfalls signifikant deutlicher von CBASP als SP. Auch in einer RCT-Studie zum Einfluss von CBASP im Vergleich mit einer sog. wellness und health Kontrollbedingung (10 Sitzungen) auf die Depressivität bei schwangeren Frauen, konnte 6 Monate postpartum eine Dosis-Wirkungs-Beziehung von Kindesmisshandlungen (gemessen mit dem Childhood Trauma Questionnaire, CTQ, vgl. Abschnitt 1.2) auf die Depressionsschwere gemessen werden (Blalock et al., 2013). Danach profitierten Frauen mit einer höheren Frequenz an Traumatisierungen deutlich besser von CBASP als von einer Kontrollbehandlung.

Diesen Befunden steht eine Sekundäranalyse der ebenfalls bereits vorgestellten deutschen RCT-Studie zum Vergleich von CBASP und Escitalopram (Schramm et al., 2015) gegenüber. Auch wenn diese Ergebnisse durch eine kleine Stichprobe limitiert sind, ließ sich hier keine differentielle Indikation für Patienten mit Traumatisierungen (n = 43, CTQ) nachweisen (Bausch et al., 2017). In dieser Studie profitierten Patienten mit und ohne Traumatisierungen nach 28 Wochen gleich gut in beiden Therapiearmen. Allerdings zeigten die Patienten mit Traumatisierungen in der CBASP-Gruppe am Ende der Akutbehandlung (nach 8 Wochen) eine geringere Responserate als die Patienten ohne Traumatisierungen sowie die Pharmakotherapiegruppe. Es lässt sich also annehmen, dass Patienten mit Traumatisierungen eine Wirklatenz aufweisen und dementsprechend von einer längeren Behandlungsdauer und / oder Sitzungsfrequenz profitieren.

Die Frage nach einer Überlegenheit von CBASP gegenüber anderen Therapieformen bei vorliegender Kindesmisshandlung ist demnach nicht abschließend geklärt, sodass die Ergebnisse einer großen stationären RCT-Studie, welche genau diese Moderatoren-Fragestellung adressiert, mit Spannung erwartet werden (Brakemeier et al., in prep.; vgl. Abschn. 2.2). Auf Basis der vorliegenden Befunde lässt sich jedoch die vorsichtige klinische Empfehlung ableiten, dass CBASP bei Patienten mit frühen traumatisierenden Beziehungserfahrungen indiziert ist, sei es als alleinige Behandlung oder in Kombination mit einem Antidepressivum.

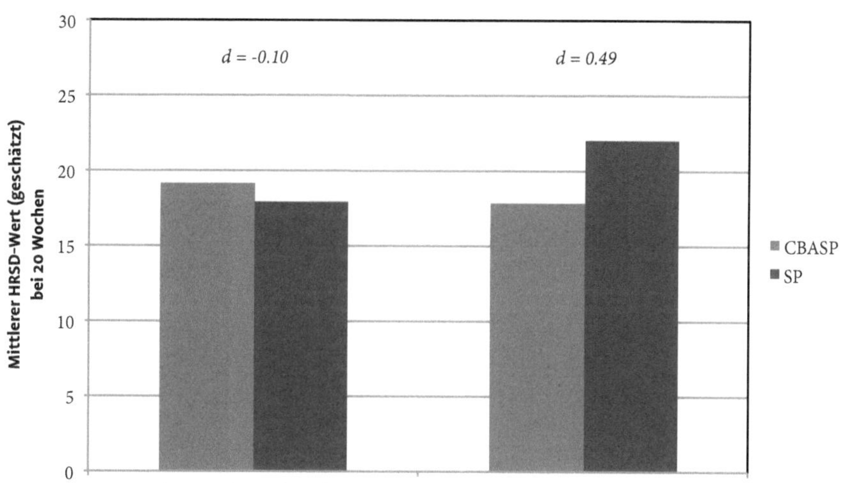

Abbildung 2.1 Differentielle Indikation für Psychotherapie bei chronischen Depressionen mit früher Traumatisierung (nach Klein et al., 2018b). Durchschnittliche HRSD-Werte nach 20 Wochen der beiden Behandlungsgruppen (CBASP vs. SP) in Abhängigkeit des Vorliegens von Kindesmisshandlung (HRDS = Hamilton Depression Rating Skala, Hamilton, 1967)

Non-Response auf medikamentöse Therapieversuche. Es liegen mittlerweile drei RCT-Studien vor, nach denen Nonresponder auf eine medikamentöse Monotherapie in vielen Fällen dennoch von einer Monotherapie mit CBASP profitieren. In einer Sekundäranalyse der BMS-Studie konnten Schatzberg und Kollegen (2005) zeigen, dass mehr als die Hälfte der Nefazodon-Nonresponder auf eine anschließende CBASP-Behandlung ansprachen (57% Responserate). In der Studie von Schramm und Kollegen (2015) konnten die Escitalopram-Nonresponder der ersten Studienphase (8 Wochen) durch die anschließende Augmentation mit CBASP ebenfalls die Responserate der Respondergruppe (nach 28 Wochen) aufholen. Und auch in der Studie von Kocsis et al. (2009) erzielten letztlich 40% der Nonresponder durch eine Augmentation der 12-wöchigen Pharmakotherapie mit CBASP oder SP eine Remission. Das bedeutet, dass chronisch depressive Patienten, bei denen eine Medikation nicht erfolgreich ist, weiterhin eine gute Chance haben, auf eine ambulante CBASP-Behandlung anzusprechen. In den hierzu vorliegenden Studien war die Wahrscheinlichkeit für einen Behandlungserfolg genauso hoch wie bei den Patienten, die von vornherein psychotherapeutisch behandelt worden waren.

Persönlichkeitsstörungen. Das Vorliegen von Persönlichkeitsstörungen (PS) hatte in einer Sekundäranalyse der Daten der BMS-Studie (Maddux et al., 2009) sowohl entgegen der Erwartungen der Autoren als auch entgegen anderer Studienergebnisse (z. B. Hayden & Klein, 2001) und entgegen des häufig zitierten klinischen Eindrucks keinen generellen Einfluss auf den Therapieerfolg. Patienten mit PS besserten sich in beiden Behandlungsarmen (CBASP und Nefazodon) etwa gleich gut. Einschränkend muss allerdings darauf hingewiesen werden, dass Patienten mit einer schweren Borderline-PS, einer antisozialen oder schizotypen PS von der Teilnahme an der Studie ausgeschlossen waren und die meisten Patienten ›Cluster-C‹-PS aufwiesen (selbstunsicher, abhängig und zwanghaft).

In einer Sekundäranalyse der RCT-Studie zum Vergleich von CBASP und SP wurde ebenfalls der Einfluss von komorbiden PS (hauptsächlich aus dem Cluster C) auf den Therapieerfolg untersucht (Erkens et al., 2018). Trotz einer höheren Beeinträchtigung der Patienten mit PS hinsichtlich komorbider Störungen und interpersoneller Probleme ließen sich im Vergleich mit Patienten ohne PS wie auch schon in der BMS-Studie keine Unterschiede im Behandlungserfolg mit CBASP versus SP zeigen. PS stellen demnach keinen negativen Prädiktor für den Behandlungserfolg dar (entgegen Newton-Howes et al., 2006).

Komorbiditäten. In einer weiteren Sekundäranalyse (Assmann et al., 2018) zum Vergleich von CBASP und SP erwies sich CBASP insbesondere für Patienten mit komorbider Angststörung als geeignet. Diese Subgruppe erzielte mit CBASP einen höheren Behandlungserfolg als mit SP (Zwischengruppen-Effektstärken: mit Angststörung = 0,78; ohne Angststörung = 0.11). Dies ließ sich insbesondere für Patienten mit komorbider sozialer Phobie zeigen. Übereinstimmend mit der Hypothese, dass CBASP auf die Bewältigung interpersoneller Probleme abzielt und sich dementsprechend insbesondere auf die Behandlung komorbider (sozialer) Angststörungen günstig auswirkt, zeigten diese Patienten zudem einen deutlicheren Rückgang ihrer interpersonellen Probleme als die Patienten der SP-Gruppe. Eine Sekundäranalyse der RCT-Studie von Schramm et al. (2017) weist darauf hin, dass insbesondere Patienten mit einer chronischen Depression und mit längerer Krankheitsdauer, höherer Symptomschwere sowie mindestens einer komorbiden Achse-I-Störung eher von CBASP als von SP profitieren (Serbanescu et al., 2020). Diese Patienten zeigten zudem häufiger Traumatisierungen in der Kindheit. Dagegen zeichneten sich die Patienten, die eher von SP als von CBASP profitierten, dadurch aus, dass sie ein höheres (soziales) Funktionsniveau und eine höhere Lebensqualität zu Therapiebeginn aufwiesen und diagnostisch eher die Kriterien einer rezidivierenden depressiven Störung mit unvollständiger Remission sowie mindestens einer Achse-II-Störung erfüllten (Serbanescu et al., 2020). In einer weiteren Sekundäranalyse der RCT-Studie zum Vergleich von CBASP und MBCT (Michalak et al., 2015) wurde auch der Einfluss von interpersonellem Verhalten zu Behandlungsbeginn auf die Symptomreduktion untersucht. Dabei ließ sich zeigen, dass insbesondere Patienten mit verschlossenem/submissivem Interaktionsstil durch eine Gruppentherapie mit CBASP profitieren, während Patienten mit dominantem Interaktionsstil bessere Ergebnisse in der MBCT-Bedingung erzielten (Probst et al., 2020). Gerade solche Patienten, denen es schwerfällt, anderen Menschen gegenüber eigene Bedürfnisse zu formulieren, scheinen demnach vom Gruppensetting und dem expliziten Einüben von zwischenmenschlichen Fertigkeiten zu profitieren.

Zum gegenwärtigen Zeitpunkt sind solche post-hoc Analysen durch eine geringe Power limitiert, sodass ihr prädiktiver Wert erst noch in unabhängigen Stichproben validiert werden muss. Der berühmten Frage nach einer personalisierten Psychotherapie von Gordon Paul (1967) »What treatment, by whom, is most effective for this individual with that specific problem, and under which set of circumstances?« scheinen wir uns jedoch schrittweise zu nähern.

Fazit

CBASP scheint im Vergleich mit anderen Psychotherapien besser zu wirken bei Patienten, die ...

- über eine frühe Traumatisierung berichten,
- an komorbiden sozialen Ängsten leiden,
- einen verschlossenen/submissiven interpersonellen Stil zu Behandlungsbeginn aufweisen.

CBASP scheint auch wirksam zu sein bei Patienten, ...

- die nicht auf eine Medikation angesprochen haben,
- die eine schwere depressive Symptomatik zeigen,
- die komorbide Störungen aufweisen wie Persönlichkeitsstörungen.

(3) Unter welchen Bedingungen scheint CBASP besonders gut bzw. besser als andere Therapien zu wirken (Prozessforschung und Mediatoren eines Ansprechens)?

Die Kombinationsbehandlung aus Pharmakotherapie und CBASP ist wie oben bereits adressiert der Monotherapie überlegen (vgl. Frage 1). Darüber hinaus gibt es jedoch weitere Faktoren, mit denen der Behandlungserfolg von CBASP verbessert werden kann. Hier kann Prozessforschung helfen. Bisher existieren zwar nur wenige (und zumeist zu gering gepowerte) Studien, diese geben jedoch wertvolle erste Hinweise auf Wirkmechanismen und Mediatoren für das Ansprechen von CBASP.

Prozedurales Lernen (Acquisition Learning). In der BMS-Studie wurde beispielsweise untersucht, wie der Therapieablauf einer ambulanten CBASP-Behandlung hinsichtlich des Lerngewinns der Patienten am besten gestaltet werden sollte. McCullough ist überzeugt, dass Lernprozesse im Sinne von prozeduralem Lernen (engl.: acquisition learning) entscheidend zum Therapieerfolg beitragen. Er stellte daher früh die Hypothese auf, dass Patienten, welche die Mechanismen der Situationsanalyse und der Interpersonellen Diskrimination wirklich verstanden und gelernt haben, am besten und nachhaltigsten von CBASP profitieren. Dementsprechend wurde in der BMS-Studie untersucht, wie gut die Patienten die Situationsanalyse gelernt haben und ob ein Zusammenhang zwischen dieser Lernleistung und dem Ansprechen sowie dem Vorliegen von Persönlichkeitsstörungen besteht (Manber et al., 2003). Die Patienten, die gute Fertigkeiten in der Anwendung der Situationsanalyse erworben hatten (operationalisiert durch die Patient Performance Rating Form, PPRF, McCullough, 1995), zeigten eine bessere Prognose als die Patienten, die weniger gut die Situationsanalyse anwenden konnten. Responder erlernten das kriteriengerechte Erstellen von Situationsanalysen besser als Non-Responder. Jedoch bleibt unklar, ob sich die situative Fertigkeit aufgrund des Rückgangs der depressiven Symptomatik verbessert oder ob sich die depressive Symptomatik zurückbildet, weil die Patienten ihre situative Fertigkeit verbessern können. Patienten, welche die Kriterien für eine depressive Persönlichkeitsstörung erfüllten, wiesen eine geringere Leistung im kriteriengerechten Erstellen der Situationsanalyse auf, obgleich kein Unterschied in der Symptomreduktion ausgemacht werden konnte. Manber et al. (2003) vermuten, dass bei diesen Patienten andere therapeutische Elemente – wie z. B. die Interpersonelle Diskriminationsübung – zur gleichsamen Reduktion der Depression geführt haben könnten. Jedoch liegt hierfür bislang keine wissenschaftliche Evidenz vor. Die Leistung von Patienten mit und ohne Persönlichkeitsstörungen unterschied sich jedoch nicht hinsichtlich der Durchführung der Situationsanalyse. Entgegen den Erwartungen erlernten Patienten, die in Kombination mit Nefazodon behandelt wurden, das Erstellen von Situationsanalysen nicht besser als Patienten, die nur mit CBASP behandelt wurden, obgleich die Patienten, welche die Kombinationstherapie erhalten hatten, zu Therapieende signifikant geringere Depressionswerte aufwiesen.

Situativen Kontext mit einbeziehen. Die Befunde dieser Studie stützen die Hypothese, dass das Erlernen der Situationsanalyse eine große Bedeutung für das Ansprechen auf CBASP hat. Besonders wichtig erscheint bei der Situationsanalyse, Kognitionen bei chronisch depressiven Patienten stets in ihrem konkreten situativen Kontext zu betrachten, was durch die Revision der Interpretationen im Schritt 2 der Lösungsphase geschieht (vgl. Abschn. 4.2.4). Eine abstrakte Disputation der Richtigkeit bestimmter Einstellungen hat sich für diese Zielgruppe nicht als nützlich erwiesen.

Interpersonelle und situative Fertigkeiten. Interpersonelle und situative Fertigkeiten spielen in CBASP eine zentrale Rolle. Dies wird unter anderem durch eine Metaanalyse von Bird und Kollegen (2018) bestätigt, die bei Patienten mit chronischer Depression unterwürfiges und feindselig-unterwürfiges Verhalten ermitteln konnten, das nicht nur gegenüber einer gesunden Kontrollgruppe, sondern auch gegenüber Patienten mit einer nicht-chronischen Depression deutlich ausgeprägter war. Sofern interpersonelle Probleme als depressionsaufrechterhaltende Faktoren einzuschätzen sind, müsste eine spezifische, auf diese Probleme abzielende therapeutische Intervention wie CBASP daher auch mit einer Verbesserung der interpersonellen Fertigkeiten einhergehen.

Genau dieser Fragestellung widmeten sich Constantino und Kollegen (2008) in einer weiteren Reanalyse der BMS-Studie. Darin untersuchten sie die Veränderung interpersoneller Verhaltensweisen der Patienten durch CBASP auf Basis der Einschätzungen ihrer jeweiligen Therapeuten. Über die 12-wöchige Behandlung konnte eine signifikante Zunahme von freundlichem Verhalten und eine Abnahme von feindseligem Verhalten gezeigt werden, auch wenn insbesondere freundlich-dominantes Verhalten weiterhin weniger ausgeprägt war als bei einer gesunden Vergleichsstichprobe (Constantino et al., 2008). In einer weiteren Untersuchung derselben Arbeitsgruppe und an derselben klinischen Stichprobe konnte festgestellt werden, dass insbesondere die Abnahme feindselig-unterwürfiger Verhaltensweisen signifikant mit einer Abnahme der depressiven Symptomatik und damit einem besseren Therapieansprechen assoziiert war (Constantino et al., 2012). Diese Ergebnisse konnten mittlerweile in zwei stationären, allerdings unkontrollierten CBASP-Studien (vgl. Abschnitt 2.2) repliziert werden (Brakemeier et al., 2015; Guhn et al., 2019b). Auch hier waren Verbesserungen der depressiven Symptomatik mit Veränderungen der Profile aus dem Impact Message Inventory (IMI, Caspar et al., 2016; Brakemeier et al., 2015) bzw. der selbst eingeschätzten Veränderung interpersoneller Probleme mithilfe des Inventars für Interpersonelle Probleme (IIP, Horowitz et al., 2000; Guhn et al., 2019b) assoziiert.

Die REVAMP-Studie ermittelte darüber hinaus, dass CBASP in der Vermittlung sozialer Problemlösefertigkeiten anderen Behandlungen überlegen zu sein scheint (Klein et al., 2011). So führte die Augmentation mit CBASP zu einer signifikant stärkeren Verbesserung der sozialen Problemlösefertigkeiten (gemessen anhand des Social Problem Solving Inventory-Revised; SPSI-R; D'Zurilla et al., 2002) als die Augmentation mit SP. Zudem ergab sich im Vergleich zur Monotherapie mit Antidepressiva ein Trend für eine stärkere Verbesserung sozialer Problemlösefertigkeiten. Eine solche differentielle Wirksamkeit von CBASP ergab sich auch in zwei weiteren Studien: So zeigten die Patienten der CBASP-Bedingung in der Gruppentherapie-Studie von Locke und Kollegen (2016) eine deutlichere Verbesserung ihrer interpersonellen Fertigkeiten und der wahrgenommenen Selbstwirksamkeit als die Patienten in der BA-Gruppe. Und auch Patienten mit komorbider sozialer Angststörung profitierten von einem deutlicheren Rückgang ihrer interpersonellen Probleme, wenn sie mit CBASP anstatt mit SP behandelt wurden (Assmann et al., 2018). Diese Befunde weisen in dieselbe Richtung wie die zitierten Befunde zum Acquisition Learning (vgl. Frage 3: Prozedurales Lernen).

Da McCullough gerade dem Aspekt des Acquisition Learnings besondere Aufmerksamkeit widmete, sollen an dieser Stelle zwei Fallbeispiele referiert werden, anhand derer der Zusammenhang zwischen Acquisition Learning und Rückgang der Depressionswerte untersucht wurde (z. B. McCullough et al., 2010). Im Fallbeispiel Sarah (57 Jahre, Double Depression seit 45 Jahren) konnte McCullough zeigen, dass sich die in CBASP zu erlernenden interpersonellen (gemessen anhand der Interpersonal Discrimination Exercise Rating-Form, IDE-RF, McCullough, 2008) und situativen Fertigkeiten (gemessen anhand des PPRF, s. oben) durch die 26 Stunden umfassende Einzeltherapie verbesserten und dass diese Verbesserung in einem Zusammenhang mit dem Therapieerfolg zu stehen scheint (vgl. Abb. 2.2). Beide Lern-Fertigkeiten verbesserten sich im Verlauf der Therapie: Sarah erreichte das Lernziel für die Situationsanalyse in der 25. Sitzung, was bedeutet, dass sie in der Lage war, die interpersonellen Konsequenzen ihres Verhaltens zu erkennen und funktional mit ihrer Umwelt in Verbindung zu treten (»Zustand der wahrgenommenen Funktionalität«, vgl. Abschn. 1.3). Das Kriterium der selbstständig durchgeführten Interpersonellen Diskriminationsübung erreichte sie in der 26. Sitzung, was bedeutet, dass sie auch das

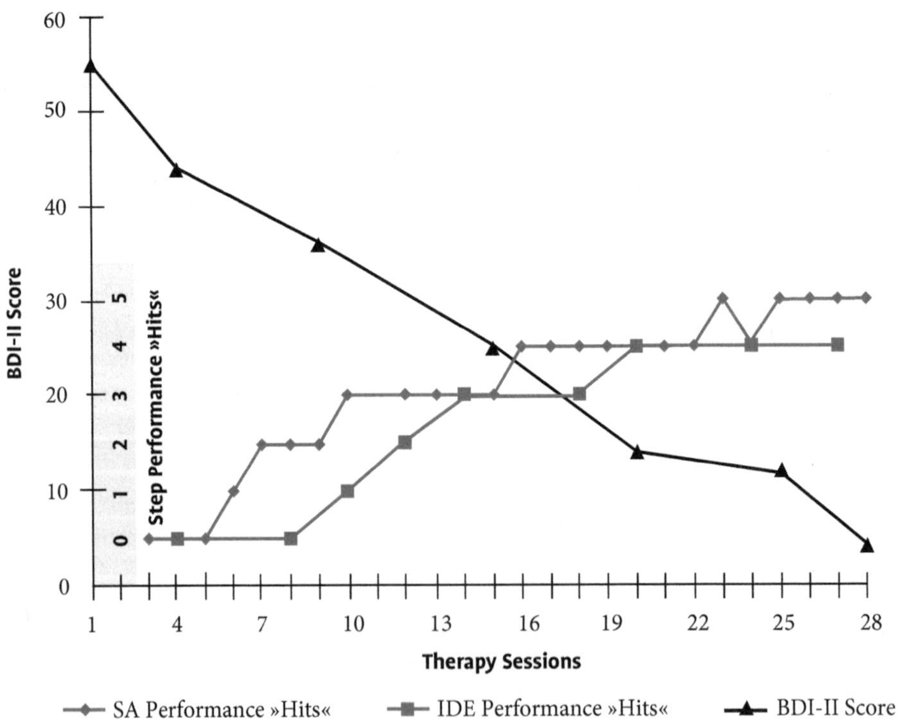

Abbildung 2.2 Darstellung des Erwerbs der CBASP-Fertigkeiten am Fallbeispiel Sarah (McCullough et al., 2010, S. 31)

Lernziel »den Therapeuten von bedeutsamen Bezugspersonen zu unterscheiden«, erreicht hatte. Zusätzlich ergab sich, dass Sarah vor der durch die Fremdbeurteilung erreichten Diskriminationsfertigkeit (gemessen anhand der PPRF) im Selbsturteil (gemessen anhand des Personal Questionnaire, PQ) zwischen dem Therapeuten und bedeutsamen Bezugspersonen diskriminieren konnte. McCullough und Kollegen vermuten, dass Sarah zuerst in der Lage war, auf kognitiver Ebene den Unterschied zwischen dem Therapeuten und den Bezugspersonen zu erkennen, bevor sie ihr Verhalten verändern konnte. Abbildung 2.2 stellt Sarahs Erwerb der zu erlernenden Fertigkeiten sowie die Reduktion der depressiven Symptomatik graphisch dar.

Ähnliche Ergebnisse konnten in der Fallbeschreibung Sandra (McCullough, 2010), Sally (DiSalvo & McCullough, 2002) und Brian (McCullough, 2000) festgestellt werden. Diese Ergebnisse unterstreichen einerseits die Bedeutung interpersoneller Veränderungen für den Behandlungserfolg und geben andererseits wichtige Hinweise für den CBASP-Prozess. So scheinen der explizite Erwerb und die Anwendung von CBASP-Strategien, wie der Situationsanalyse und der Interpersonellen Diskriminationsübung, notwendige Bestandteile für die Veränderung interpersonellen Verhaltens zu sein, die in der Therapie entsprechend eingeübt und trainiert werden müssen.

Einfluss der persönlichen therapeutischen Beziehungsgestaltung. Im Störungsmodell der chronischen Depression kommt der therapeutischen Beziehungsgestaltung eine enorme Bedeutung zu. Wissenschaftlich betrachtet liegen hierzu bislang fünf Sekundäranalysen vor, die sich mit dem Einfluss der therapeutischen Allianz beschäftigen. Unter therapeutischer Allianz versteht man die wahrgenommene Übereinstimmung zwischen Patient und Therapeut über a) die angestrebten Therapieziele, b) die hierzu notwendigen Therapiestrategien und c) den Aufbau eines positiven Arbeitsbündnisses (vgl. Bodin, 1979). Betrachtet man die therapeutische Allianz aus Perspektive der Patienten, so konnte festgestellt werden, dass bereits die frühe therapeutische Allianz gemessen anhand des Working Alliance Inventory (WAI, Horvath & Greenberg, 1989) die Verbesserung der depressiven Symptomatik im Therapieverlauf prädiziert (Klein et al., 2003; Arnow et al., 2013). Verglichen mit der SP erwies sich die therapeutische Allianz innerhalb der CBASP-Gruppe als signifikant höherer Prädiktor für den Symptomverlauf (Arnow et al., 2013). Die wahrgenommene Beziehung hatte wiederum keinen positiven Einfluss auf die Leistung bei Durchführung der Situationsanalyse. Beide Komponenten scheinen demnach einen additiven Effekt auf die Reduktion der Depression zu haben (Santiago et al., 2005). Die von Patienten wahrgenommene Beziehung am Anfang der Therapie prädizierte jedoch die Abnahme feindselig-unterwürfiger Verhaltensweisen im Therapieverlauf, welche wiederum mit einem besseren Behandlungserfolg assoziiert war (Constantino et al., 2016). Dieses Ergebnis deckt sich mit einer Sekundäranalyse der deutschen Multicenterstudie zum Vergleich von CBASP und SP. So konnten Klein und Kollegen (2020) jüngst zeigen, dass der überlegene Behandlungserfolg von CBASP gegenüber SP in dieser Studie über eine Verbesserung der therapeutischen Allianz vermittelt war. Die stärkere therapeutische Beziehung in der CBASP-Gruppe wirkte sich ebenfalls positiv auf das interpersonelle Funktionsniveau der Patienten aus, das wiederum mit einem Rückgang der depressiven Symptomatik assoziiert war (Klein et al., 2020).

Betrachtet man die therapeutische Allianz als Übereinstimmungsmaß zwischen Patienten und Therapeuten, so ließ sich in einer weiteren Analyse von Laws et al. (2017) aus 357 solcher Patient-Therapeut-Dyaden eine zunehmende Konvergenz der therapeutischen Allianz über den Therapieverlauf aufzeigen. Diese war ebenso mit einem niedrigeren Depressionswert am Ende der Therapie und einem schnelleren Rückgang depressiver Symptome assoziiert. Eine größere Allianz sagte zudem auch einen geringeren Depressionswert drei Monate nach Abschluss der Behandlung voraus. In dieser Sekundäranalyse machte es jedoch keinen Unterschied, ob die Patienten mit CBASP oder SP behandelt worden waren (Laws et al., 2017). Es gibt jedoch neben der bereits referierten Studie von Klein et al. (2020) Hinweise darauf, dass CBASP insbesondere im Umgang mit reaktiven Patienten geeignet(er) zu sein scheint, womöglich, weil submissive und feindselige Verhaltensweisen mit Hilfe der Haltung des disziplinierten persönlichen Einlassens (DPE) direkt in der Therapiesitzung thematisiert und bearbeitet werden können (Arnow et al., 2003). Sogenannte »Dismantling-Studien«, bei denen CBASP beispielsweise mit und ohne DPE untersucht wird, sind daher notwendig, um zu ergründen, ob die besondere persönliche Beziehungsgestaltung den wesentlichen Wirkfaktor von CBASP ausmacht. Solche Studien liegen derzeit leider noch nicht vor, dürfen aber mit Spannung erwartet werden.

Dauer der Akuttherapie. Bezüglich der Dauer der CBASP-Akuttherapie existieren bisher keine vergleichenden Studien. Da CBASP in der sogenannten REVAMP-Studie jedoch mit nur durchschnittlich 12,6 Sitzungen vergleichsweise schlechte Responseraten hervorbrachte und die anderen erfolgreichen Studien alle längere Therapien vorweisen (Keller et al., 2000; Schramm et al., 2011, 2015, 2017; Wiersma et al., 2014, 2011b), kann man davon ausgehen, dass CBASP umso besser wirkt, je länger die Therapie dauert. Die bisher einzige Metaanalyse, welche die Wirksamkeit von Psychotherapien bei chronischen Depressionen untersucht, unterstreicht diese Hypothese. Hier wird geschlussfolgert, dass Psychotherapien bei chronischer Depression erst ab einer Dauer von mindestens 18 Sitzungen wirksam sind (Cuijpers et al., 2010). Zudem geben Langzeitdaten, nach denen die Remission der depressiven Symptomatik den langfristigen Erfolg der Behandlung prädiziert (Emmelkamp et al., 2019), Grund zu der Annahme, die Behandlungsdauer neben der Sitzungsanzahl auch an der Symptomverbesserung zu orientieren.

Erhaltungstherapie. Patienten der BMS-Studie, die auf eine ambulante CABSP-Behandlung ansprachen und nach Abschluss der zwölfwöchigen Behandlung monatlich für ein Jahr weiter mit CBASP behandelt wurden, waren besser vor Rückfällen geschützt als die Patienten, die nur kurze supportive Gespräche wahrnahmen (32% vs. 10,7%; Klein et al., 2004). Somit scheint eine Erhaltungstherapie sehr sinnvoll. In diesem Zusammenhang kann beispielhaft auf die Studien von Wiersma et al. (2014, insgesamt 23 Sitzungen) und Schramm et al. (2017, 32 Sitzungen) verwiesen werden. Hier wurden in den ersten 4 Wochen zwei Therapiesitzungen pro Woche durchgeführt, die dann in wöchentlicher Frequenz und schließlich in zweiwöchentlichen bis monatlichen Sitzungen ausgeschlichen wurden. Ein solches Fading der Therapie scheint gerade im CBASP sinnvoll, um den Patienten nach anfänglich intensiver Vermittlung der therapeutischen Strategien (Erarbeitung von Prägungen und Übertragungshypothesen, Situationsanalyse) Raum zur Anwendung derselben zu ermöglichen. Wie bereits oben berichtet, wird diese Annahme auch dadurch gestützt, dass es teilweise erst nach einem Jahr zu einem signifikant besseren Abschneiden der CBASP-Gruppe kommt (Wiersma et al., 2014), wenngleich aktuelle Studienergebnisse nahelegen, dass zwei Jahre nach Beendigung der Erhaltungstherapie die mit CBASP erzielte Überlegenheit gegenüber anderen Therapieverfahren wie Supportiver Therapie nicht mehr nachweisbar ist (Schramm et al., 2019). Über die Frequenz und die Art der Erhaltungstherapie (z. B. medikamentöse Augmentation, Fortsetzung von CBASP oder Wechsel zu einer anderen Psychotherapiemethode wie z. B. der Well-Being Therapie, vgl. 6.7) sowie eine gezielte Indikation müssen zukünftige Forschungsergebnisse Aufschluss geben. Auch internetbasierte Methoden als kostengünstige Form der Erhaltungstherapie stellen eine potenzielle Möglichkeit dar, Patienten in der weiteren Anwendung der erlernten CBASP-Strategien zu unterstützen (vgl. Abschn. 6.6).

Negative Prädiktoren. Mit Hilfe einer sog. »Individual Participant Data Network Metaregression« konnte gezeigt werden, dass eine höhere Ausprägung von Angstsymptomen zu Baseline (gemessen mit dem IDS anxiety/arousal factor score) das Ansprechen auf CBASP (sei es als Monotherapie oder Kombinationstherapie), aber auch das Ansprechen auf eine alleinige Medikation negativ beeinflusst (Furukawa et al., 2018). Das Vorliegen von Therapieresistenz wirkt sich ebenfalls generell negativ auf das Ansprechen aus. Diese Einflüsse lassen sich anschaulich in der interactive web app (https://kokoro.med.kyoto-u.ac.jp/CBASP/prediction/) beobachten, welche die vorhergesagten Krankheitsverläufe für alle möglichen Kombinationen der Patienten Charakteristika vorhersagt.

Fazit

- Um eine optimale Wirkung zu erreichen, sollte die CBASP-Therapie so gestaltet werden, dass die Patienten tatsächlich lernen, die Situationsanalysen und Interpersonellen Diskriminationsübungen alleine durchzuführen.
- Die ambulante CBASP-Therapie sollte mindestens 18 Sitzungen umfassen. Besser ist vermutlich eine Behandlungsdauer von mindestens 25 Sitzungen.
- Eine erfolgreiche CBASP-Behandlung sollte als Erhaltungstherapie mit niedriger Frequenz fortgesetzt werden, um einen Rückfall zu verhindern.

2.2 Wirksamkeit der stationären CBASP-Therapie

Hinsichtlich der Evidenzprüfung eines störungsspezifischen, stationären Konzepts erscheinen vor allem zwei Fragestellungen wichtig:

(1) Wie werden chronisch depressive Patienten »üblicherweise« stationär behandelt und wie wirksam ist diese »übliche« Behandlung?

Daraus abgeleitet ergibt sich dann die zweite empirische Kernfrage:

(1) Kann ein störungsspezifisches stationäres CBASP-Konzept diese Wirksamkeit entscheidend verbessern?

(1) Wie werden chronisch depressive Patienten »üblicherweise« stationär behandelt, und wie wirksam ist diese Behandlung?

»Übliche« stationäre Behandlungen. Depressive Störungen stellen nach den Suchterkrankungen die am häufigsten stationär behandelte Patientengruppe dar. Gemessen an den Krankenhaustagen 2017 sind »Depressive Störungen« die am häufigsten vergebene ICD-10 Kodierung (Augurzky et al., 2018). Im Jahr 2012 wurden etwa 200.000 Patienten mit Depressionen stationär aufgenommen (Quelle: BPtK-Studie zur stationären Versorgung psychisch kranker Menschen, 2014). Diese Zahl muss jedoch insofern relativiert werden, als dass Schätzungen zufolge nur 12% der Patienten mit einem chronischen Depressionsverlauf im Beobachtungszeitraum 2010 bis 2012 eine leitlinienorientierte kombinierte Pharmako- und Psychotherapie erhalten haben. Nur 3% nahmen eine stationäre Behandlung in Anspruch; fast ein Drittel erhielt gar keine Behandlung (Melchior et al., 2014). In einer Studie von Keller et al. (2001), durchgeführt in 24 deutschen Kliniken, zeigten chronisch depressive Patienten (allerdings entgegen der gültigen Diagnosesysteme nicht als 2 Jahre andauernde Symptomatik definiert, sondern nur »mindestens 1 Jahr Fortdauer eines bestehenden Zustandes« oder »Verschlechterung eines chronischen Zustandes«) im Vergleich mit Ersterkrankten eine längere Verweildauer, schlechtere Behandlungsergebnisse und eine geringere Zufriedenheit mit der Behandlung. Daher stellt sich die Frage, ob und mit welcher Psychotherapie chronisch depressive Patienten effektiver, kürzer und zufriedenstellender behandelt werden können.

(2) Kann ein störungsspezifisches stationäres CBASP-Konzept die Wirksamkeit »üblicher« Behandlungen verbessern?

Evaluation stationärer CBASP-Konzepte. Auf der Schwerpunktstation für Affektive Störungen des Universitätsklinikums Freiburg, Abteilung für Psychiatrie und Psychotherapie, wurde 2007 das erste umfangreiche stationäre CBASP-Konzept entwickelt (vgl. Kapitel 5). Dieses Konzept verfolgte den Anspruch, für die schwerst chronisch depressiven Patienten entwickelt zu sein, die auf andere ambulante und stationäre Behandlungen nicht ansprechen. Entsprechend gering waren die Ausschlusskriterien definiert, nach denen nur Patienten mit Bipolar-I-Störung, komorbider Suchterkrankung bei weniger als 3 Monaten Abstinenz, antisozialer Persönlichkeitsstörung, schwerer Form von Autismus und organisch bedingter psychischer Störung von einer CBASP-Behandlung ausgeschlossen waren.

Das Freiburger Konzept wurde mittlerweile in zahlreichen Kliniken im deutschsprachigen Raum erfolgreich übernommen und in bislang zwei Studien mit relativ großen Fallzahlen evaluiert (Brakemeier et al., 2015: N = 70, Guhn et al., 2019b: N = 60). Nach dem Freiburger Vorbild und mit Unterstützung der Kollegen hat so auch die Charité – Universitätsmedizin Berlin in der Klinik für Psychiatrie und Psychotherapie seit 2013 ein 12-wöchiges CBASP-Konzept auf einer Akutstation implementiert und evaluiert. Beiden stationären Studienpopulationen ist gemeinsam, dass die behandelten Patienten besonders schwer und therapieresistent erkrankt sind: Etwa 80 Prozent weisen einen frühen Beginn der Erkrankung sowie Kindesmisshandlungen auf, über 90 Prozent zeigten in der Vergangenheit keine ausreichende Response auf medikamentöse und/oder psychotherapeutische Therapieversuche, ein genauso hoher Anteil an Patienten wurde bereits mindestens einmal stationär psychiatrisch (allerdings nicht mit CBASP) vorbehandelt. Erfreulicherweise konnten in beiden Studien hohe Response- und Remissionsraten erzielt werden. So erreichten 75,7% der in Freiburg behandelten Patienten die Responsekriterien (ES = 2,52); 40% der Patienten remittierten am Ende der 12-wöchigen Behandlung (Brakemeier et al., 2015). Bei der in Berlin untersuchten Patientengruppe wurde die 12-wöchige Behandlungsphase zweigeteilt. Die erste Hälfte der Behandlung wurde vollstationär durchgeführt, die zweite – sofern realisierbar – tagesklinisch auf derselben Station. Auch hier lag die Responserate mit 72,7% erfreulich hoch (ES = 1,8); 47% der Patienten remittierten (Guhn et al., 2019b). Limitierend muss erwähnt werden, dass die HDRS-Ratings in beiden Studien unverblindet erhoben wurden und damit verglichen mit der selbstberichteten Depressivität möglicherweise überschätzt sind (vgl. Guhn et al., 2019b: BDI-Responserate = 31,7%, BDI-Remissionsrate = 18,7%). Für beide Untersuchungen liegen jedoch zufriedenstellende Katamnese-Erhebungen vor. In Freiburg konnten 75% der Patienten 6 Monate nach Abschluss der Behandlung ihren Therapieerfolg halten; nach 12 Monaten waren es immerhin noch 48%. In Berlin lag die Responserate nach 6 Monaten bei 53,7%. Die Abbruchraten einer stationären CBASP-Behandlung sind mit 7,1% (Freiburg) bis 16,7% (Berlin) akzeptabel und beispielsweise geringer als bei einer stationären DBT-Behandlung für Patienten mit Borderline Persönlichkeitsstörung (z. B. Bohus et al., 2004: 22%).

Selbst wenn diese Studienergebnisse bislang durch eine fehlende Vergleichsgruppe limitiert und im Vergleich mit kontrollierten stationären Psychotherapiestudien entsprechend überschätzt zu sein scheinen (vgl. Metaanalyse von Schefft et al., 2019: g = 0,31), lässt sich resümieren, dass das stationäre CBASP-Konzept eine sehr gut durchführbare und wirksame Therapieform für die schwer erkrankten, zuvor als therapieresistent eingestuften chronisch depressiven Patienten zu sein scheint. Über 90 Prozent der Patienten gaben an, dass sie die Behandlung als hilfreich oder sehr hilfreich empfanden (Brakemeier et al., 2015).

Evaluation der stationären CBASP-Gruppentherapie. Die stationäre CBASP-Behandlung bietet in den meisten Fällen einen wesentlichen Vorteil gegenüber der ambulanten Therapie, nämlich die Kombination aus Einzel- und Gruppenpsychotherapie. Eine große deutsche multizentrische Studie (Sabass et al., 2017) untersuchte unter naturalistischen Bedingungen daher die Durchführbarkeit und das Outcome der CBASP-Gruppenpsychotherapie DO! (N = 116). Neben der bestehenden Einzeltherapie wurden über 10 Wochen zusätzlich ein- bis zweimal wöchentlich (je nach Zentrum) Situationsanalysen und die Arbeit mit dem Kiesler-Kreis (vgl. Abschn. 5.6.4) in halboffenen Gruppen (max. 12 Teilnehmer) mit 90-120 Minuten Dauer trainiert. Dreiviertel der Teilnehmer gaben am Ende der Behandlung an, dass die Gruppenpsychotherapie DO! ihre Behandlung bereichert hätte und bewerteten die Gruppeninhalte durchschnittlich mit der Schulnote 2. Im Prä-Post-Vergleich ließ sich ein deutlicher Rückgang der Depressivität beobachten (ES = 1.48); zudem berichteten die Teilnehmer einen signifikanten Anstieg ihrer Lebensqualität. Diese Ergebnisse müssen selbstverständlich im Gesamtkontext der Behandlung, bestehend aus Einzel- und Gruppenpsychotherapie sowie komplementärtherapeutischen Angeboten, betrachtet werden. Bislang fehlen Studien zur alleinigen Wirksamkeit der DO!-Gruppe und auch zu einer optimalen Dauer und Sitzungsfrequenz. Jedoch konnten Knies, Brakemeier und Backenstrass (2015a) bei einer kleinen Gruppe aus 7 Suchtpatienten mit komorbider Depressionsdiagnose bereits nach 6 Sitzungen eines interpersonellen Trainings basierend auf dem Kiesler-Kreis einen signifikanten Rückgang der selbstberichteten depressiven Symptomatik (ES = 0,75) und einen Anstieg der Lebensqualität beobachten. Es lässt sich demnach bereits jetzt schlussfolgern, dass die Augmentation von CBASP Einzeltherapie mit Gruppentherapien in jedem Fall zu empfehlen ist, sowohl im stationären als auch im ambulanten Setting.

Erhaltungstherapie. Nicht nur bei den schwerst erkrankten, stationär behandelten Patienten, sondern auch auf Basis der unter 2.1 referierten Forschungsergebnisse aus dem ambulanten Setting erscheint eine Erhaltungstherapie sinnvoll bis notwendig, um die erreichten Erfolge zu stabilisieren. In dem Zusammenhang liegt eine interessante RCT-Studie von Brakemeier et al. (2014) vor, in der 63 therapieresistente depressive Patienten, die auf eine stationäre Elektrokonvulsionstherapie (EKT) respondiert hatten (dies entsprach 70% der eingeschlossenen N = 90 Patienten), in den folgenden 6 Monaten ambulant entweder mit einer Erhaltungs-EKT, einer KVT-Gruppe (in der CBASP-Elemente benutzt wurden) oder alleiniger Pharmakotherapie weiterbehandelt wurden. Nach 6 Monaten offenbarten sich signifikante Unterschiede zwischen den Behandlungsarmen: Während nicht mal die Hälfte der Patienten aus der Erhaltungs-EKT (40%) und der Pharmakotherapie (44%) den Behandlungserfolg der EKT aufrechterhalten konnte, betrug die Responserate in der KVT-Bedingung 77%. Auch nach 12 Monaten blieben die Gruppenunterschiede bestehen (28% und 33% vs. 65%). Die Erhaltungs-Psychotherapie trug demnach wesentlich dazu bei, den mit EKT erzielten Behandlungserfolg zu stabilisieren. In einer weiteren Einzelfallstudie konnten Köhler und Kollegen (2015a) demonstrieren, dass eine EKT-Behandlung im Falle eines schwerst betroffenen stationären Patienten mit therapieresistenter chronischer Depression eine CBASP-Behandlung erst ermöglichen kann. Dieser Patient respondierte zunächst auf 16 EKT-Sitzungen und remittierte anschließend auf eine 6-wöchige stationäre CBASP-Behandlung. Der Behandlungserfolg dieses sog. sequential approach konnte in einer 4-Monats-Katamnese aufrechterhalten werden.

Forschungsbedarf. RCT-Studien zur Wirksamkeit, zu Prädiktorfragen und gesundheitsökonomischen Fragestellungen sind derzeit notwendigerweise in Planung. Insbesondere scheinen gesundheitsökonomische Untersuchungen wichtig, die Kosten-Nutzen-Abwägung einbeziehen. Bezüglich der Anzahl stationärer chronisch depressiver Patienten liegen keine genauen Angaben vor. Man weiß jedoch, dass etwa 213.000 depressive Patienten pro Jahr in psychiatrischen Kliniken behandelt werden und die Kosten der Krankenhausbehandlung für die affektiven Diagnosen (F32-34) im Jahr 2015 über 3,5 Millionen Euro betrug (http://www.gbe-bund.de). Bei einer Chronifizierung von einem Drittel dieser Patienten (vgl. Abschn. 1.2) kann geschätzt werden, dass mindestens 70.000 chronisch depressive Patienten jährlich eine stationäre Behandlung erhalten. Zukünftige Studien sollten Antworten geben auf die Frage, ob die stationäre CBASP-Behandlung eine höhere Wirksamkeit bei langfristig niedrigeren Kosten als die »übliche« Behandlung bzw. die von vielen Wissenschaftlern als Goldstandard bezeichnete Kognitive Verhaltenstherapie erzielen kann. Daher werden mit Spannung die Ergebnisse einer von der Deutschen Forschungsgemeinschaft (DFG) im Programm »Klinische Studien« geförderten Studie erwartet mit dem Titel: »Cognitive Behavioral Analysis System of Psychotherapy (CBASP) vs. Behavioral Activation (BA) in persistently depressed treatment-resistant inpatients: Efficacy, moderators and mediators of change« (Akronym: ChangePDD; Brakemeier et al., in prep.). In Kooperation mit insgesamt sechs klinischen Studienzentren (Unikliniken in Berlin, Hannover, Lübeck, Marburg, München und Tübingen), dem KKS Greifswald und dem Statistiker Prof. Dr. Johannes Zimmermann (Universität Kassel) soll durch diese prospektive, randomisiert-kontrollierte Studie mit 400 therapieresistenten, chronisch depressiven Patienten untersucht werden, ob die stationäre CBASP-Behandlung wirksamer ist als ein BA-Programm (jeweils bestehend aus 5-wöchiger stationärer, 5-wöchiger tagesklinischer Behandlung sowie einer 6-wöchigen ambulanten Gruppentherapie). Zeitgleich wird durch Moderator- und Mediatoranalysen die wichtige Frage der individualisierten Psychotherapie adressiert: What works for whom and why?

2.3 Mögliche Nebenwirkungen von CBASP

Verglichen mit Pharmakotherapiestudien wurde die Untersuchung von Nebenwirkungen in der Psychotherapie lange Zeit stiefmütterlich behandelt. Erst allmählich beginnen sich Wissenschaftler mit der Frage auseinanderzusetzen, ob und wenn ja, welche negativen Effekte im Rahmen einer Psychotherapie auftreten können. Linden (2013) sowie Herzog und Koautoren (2019) schlagen vor, Nebenwirkungen als unerwünschte Ereignisse bezüglich der unmittelbaren Krankheitssymptomatik, des Therapieprozesses, des weiteren Lebensumfelds sowie der Krankheitsverarbeitung des Patienten zu definieren, die durch eine korrekt durchgeführte Behandlung, also therapiebezogen, verursacht worden sind. In einer retrospektiven Erhebung sechs Monate nach Entlassung aus einer stationären CBASP-Therapie berichteten 94% der Patienten über mindestens eine Nebenwirkung (Brakemeier et al., 2018b). Am häufigsten wurde dabei eine zeitweise Verschlechterung der Symptomatik genannt. Diese zunächst hoch anmutende Patientenzahl lässt jedoch die Frage offen, ob CBASP mitsamt den spezifischen Techniken und der Besonderheit der Patient-Therapeut-Beziehung mehr Nebenwirkungen induziert als andere Psychotherapieverfahren? Hierzu wurden unlängst Ergebnisse aus der RCT-Studie zum Vergleich von CBASP und SP (Schramm et al., 2017) veröffentlicht. Demnach berichteten Patienten der CBASP-Bedingung über mehr Nebenwirkungen im interpersonellen Bereich als die Patienten der SP-Bedingung (Meister et al., 2020). Berücksichtigt man jedoch die Ergebnisse dieser Studie in Hinblick auf die Reduktion der depressiven Symptomatik, so war CBASP am Behandlungsende und auch ein Jahr danach der SP überlegen (Schramm et al., 2017, 2019). Demzufolge scheinen Nebenwirkungen bezogen auf das Lebensumfeld des Patienten eine notwendige und temporäre Begleiterscheinung von CBASP zu sein (Meister et al., 2020). Es gibt Grund zu der Annahme, dass sich diese interpersonellen Lebensveränderungen sogar günstig auf den Therapieerfolg auswirken. So konnten Brakemeier und Kollegen (2018b) zeigen, dass das Fehlen von Lebensveränderungen im Bereich interpersoneller Beziehungen sechs Monate nach Entlassung das Risiko für einen depressiven Rückfall erhöhte.

2.4 Verbreitung und Ausbildung

Auf dem Kongress der Deutschen Gesellschaft für Psychiatrie, Psychotherapie und Nervenheilkunde (DGPPN) 2006 in Berlin stellte James McCullough persönlich und erstmals sein Therapiekonzept einer breiten Fach- und Laienöffentlichkeit vor. Seitdem sind unter Federführung der Universitätskliniken Freiburg und Lübeck in rascher Folge das Behandlungsmanual (McCullough, 2006), das Trainingsmanual (McCullough, 2007), das Patientenhandbuch und das Buch zur persönlichen Gestaltung der therapeutischen Beziehung (disciplined personal involvement, DPI: McCullough, 2011) in die deutsche Sprache übersetzt worden. Zudem wurden auf dieser Basis weitere wichtige Manuale entwickelt, wie ein Selbsthilfe- bzw. Therapiebegleitbuch für Betroffene und Angehörige (Brakemeier & Buchholz, 2013), CBASP Therapie-Tools (Klein et al., 2018a) und das Kiesler-Kreis-Training (Guhn et al., 2019a). Als besonders wertvoll zum Einsatz in der Lehre, Aus- und Weiterbildung bzw. zum Selbststudium erweisen sich CBASP-Therapievideos, welche deutschsprachig in zunehmender Anzahl als DVDs (video learning; Lernen durch Beobachten) oder integriert in Bücher erscheinen (Brakemeier & Jacobi, 2017b; Brakemeier, 2019; Guhn et al., 2019a).

Auf Initiative von Elisabeth Schramm vom Universitätsklinikum in Freiburg wurde im Sommer 2008 der Verein »CBASP-Netzwerk e. V.« gegründet, der hauptsächlich auf den deutschsprachigen Raum (Deutschland, Österreich und die Schweiz) fokussiert ist. Der Verein beschäftigt sich seitdem in Arbeitsgruppen unter anderem mit der Qualitätssicherung in der CBASP-Ausbildung, der Etablierung von CBASP im stationären Setting, der Förderung von Forschungsprojekten zum CBASP, dem Einsatz von CBASP bei komorbiden psychischen Erkrankungen und anderen Themen und ist darüber hinaus auch mit der International CBASP Society vernetzt. Das übergeordnete

Ziel besteht darin, CBASP weiter zu verbreiten, zu evaluieren und weiterzuentwickeln. Das CBASP-Netzwerk veranstaltet zu diesem Zweck regelmäßige Treffen. Dazu werden neben James McCullough auch andere internationale Kollegen, wie Kim Penberthy und Todd Favorite aus den USA, Liliane Sayegh aus Kanada, Jenneke Wiersma aus den Niederlanden sowie Marianne Liebig Wilson, Bob MacVicar, John Swan und Massimo Tarsia aus Schottland, eingeladen. Auf diese Weise dienen die Netzwerktreffen dem Austausch über aktuelle Forschungsergebnisse und Weiterentwicklungen im CBASP. Zudem bestehen Weiterbildungsangebote in Form von verschiedenen Workshops und Supervision. Schließlich wird auch vermehrt versucht, bereits Studierende der Psychotherapie mit CBASP vertraut zu machen und ihnen durch den Einsatz von Simulationspatienten und Lehrvideos erste psychotherapeutische Techniken zu vermitteln (Brakemeier et al., 2020). Durch das neue Psychotherapeutengesetz, welches am 15.11.2019 vom deutschen Bundestag verabschiedet wurde, wird es zukünftig auch gesetzlich verankert notwendig, bereits Studierende der zur Approbation führenden Masterstudiengänge mit wissenschaftlich fundierte Neuentwicklungen der Psychotherapie (wie CBASP) sowohl wissenschaftlich als auch praktisch vertraut zu machen (vgl. z. B. Paragraph 10 der am 04.03.2020 veröffentlichten neuen Approbationsordnung, Bundesgesetzblatt, 2020).

Auf der Homepage des CBASP Netzwerks sind die zertifizierten Therapeuten, Supervisoren und Trainer aufgelistet. Zudem finden sich dort auch die Kliniken, die stationäre CBASP-Konzepte anbieten. Mittlerweile gibt es in diversen Städten auch CBASP-Selbsthilfegruppen (vgl. Abschn. 5.6.9).

Zertifizierungskriterien. Zur Qualitätssicherung der CBASP-Behandlung entwickelte das CBASP-Netzwerk in Abstimmung mit James McCullough Zertifizierungskriterien. Derzeit sind folgende Zertifizierungen möglich:

- CBASP-Therapeut für psychologische und ärztliche Psychotherapeuten
- CBASP Co-Therapeut für Sozial- und Pflegeberufe
- CBASP-Trainer
- CBASP-Supervisor

Außerdem ist in Planung, Kliniken, in denen ein stationäres CBASP-Programm angeboten wird, zu zertifizieren, sofern diese durch Maßnahmen der Qualitätssicherung eine Adhärenz zum CBASP-Konzept gewährleisten können. Die genauen Rahmenbedingungen einer solchen Zertifizierung werden derzeit im CBASP-Netzwerk in der AG stationär unter Leitung von Eva-Lotta Brakemeier erarbeitet und diskutiert. Aktuelle Entwicklungen hierzu sowie die Bedingungen der CBASP-Zertifizierung und Ausbildungscurricula finden sich im Internet unter folgenden Adressen:

- www.cbasp-network.de (nationales CBASP-Netzwerk)
- www.cbaspsociety.org (internationales CBASP-Netzwerk)
- www.psychologische-hochschule.de/studium-ausbildung/curriculare-fortbildungen/cbasp/ (regelmäßig stattfindendes CBASP-Curriculum)

3 Medikamentöse Behandlung von CBASP-Patientinnen

Schwer zu überschauende Polypharmazie. Die medikamentöse Behandlung von CBASP-Patientinnen stellt Ärztinnen vor große Herausforderungen. Beispielsweise sind von den in Freiburg stationär behandelten CBASP-Patientinnen etwa 90 Prozent in der aktuellen Episode medikamentös therapierefraktär, d. h., sie haben zwei oder mehr erfolglose Therapieversuche mit Antidepressiva verschiedener Klassen in ausreichender Dauer und Dosierung hinter sich (vgl. Abschn. 1.2 und Brakemeier et al., 2015). Viele der Patientinnen kommen mit einer schwer überschaubaren Polypharmazie in Behandlung. In den Jahren der Depression werden häufig viele Medikamente von Haus- und Fachärztinnen ausprobiert; die Medikamentenanamnese ist oft kaum noch zu erheben. Sprechen Patientinnen initial auf ein Medikament an und kommt es zu einer Teilresponse, werden im weiteren Verlauf andere Medikamente häufig addiert, ohne die Vormedikation abzusetzen, sodass sich im Lauf der Jahre oftmals eine Kombination aus verschiedensten Substanzen entwickelt. Wirksamkeit und Nebenwirkung einzelner Medikamente sind bei solchen Kombinationstherapien kaum noch beurteilbar.

Auf der anderen Seite findet sich jedoch auch ein kleiner Anteil an unbehandelten Patientinnen, die entweder noch nie medikamentös behandelt wurden, eine Medikamenteneinnahme grundsätzlich ablehnen oder die sich nach vielen erfolglosen Versuchen frustriert weiteren medikamentösen Ansätzen verweigern.

Skepsis auf Seite des Behandelnden. In manchen Fällen stehen auch die behandelnden Ärztinnen der Einleitung einer medikamentösen Therapie ablehnend gegenüber. Chronisch depressive Patientinnen werden oftmals immer noch als reine Persönlichkeitsstörungen eingeschätzt, bei denen kein Erfolg bei einer Medikamentengabe erwartet wird. Rein psychotherapeutisch orientierte Behandelnde befürchten gelegentlich, Patientinnen könnten bei einem kombinierten psychotherapeutischen und medikamentösen Ansatz einen Therapieerfolg auf ein Medikament attribuieren und die Psychotherapie nicht ernst genug nehmen. Schließlich kann die Frustration über gescheiterte Therapieversuche auch auf die Behandelnde übergreifen und intensivierte medikamentöse Behandlungsversuche verhindern. Die Behandlung chronisch depressiver Patientinnen birgt somit nicht nur die Gefahr, Psychotherapeutinnen hilflos zu machen (vgl. Abschn. 1.3), sondern auch medikamentös behandelnde Psychiaterinnen.

3.1 Warum sollen chronisch depressive Patientinnen psychopharmakologisch behandelt werden?

Chronische Depressionen sind nicht per se medikamentös unbehandelbar. Insbesondere bei solchen Patientinnen, die in der aktuellen Episode – wie lange sie auch schon andauern mag – noch nicht vorbehandelt sind, kann das Ansetzen eines Antidepressivums zu einer raschen und anhaltenden Remission führen. Bei Patientinnen, die schon mehrere erfolglose oder unzureichend wirksame Behandlungsversuche hinter sich haben, kann es unter Optimierung oder Intensivierung der medikamentösen Therapie zu einer deutlichen Besserung oder einer Remission der Symptomatik kommen. In den letzten Jahren konnte in mehreren klinischen Studien gezeigt werden, dass auch eine Dysthymia auf antidepressive Medikation ansprechen kann, Metaanalysen bestätigen das jedoch nur zum Teil (Cuijpers et al., 2008; Barbui et al., 2011; Hegerl et al., 2012). In einer eigenen Studie mit chronisch depressiven ambulanten Patientinnen, die im Vergleich zu vielen stationären CBASP-Patientinnen relativ wenig intensiv medikamentös vorbehandelt waren, konnten wir zeigen, dass sich die Behandlungsergebnisse von zwei Gruppen, die entweder alleine mit CBASP (2x/Woche) oder nur mit dem SSRI Escitalopram behandelt wurden, in den ersten 8 Wochen der Therapie nicht unterschieden. Bei ca. zwei Dritteln der Patientinnen kam es in beiden Gruppen zu einer deutlichen Besserung der Depression. Wenn die Teilnehmerinnen von der jeweiligen Monotherapie nicht profitierten, wurde eine medikamentös/psychotherapeutische Kombinationstherapie durchgeführt; darunter kam es bei vielen der Teilnehmerinnen noch zu einer weiteren Besserung (Schramm et al., 2015).

Kombinationsbehandlung. Es liegen aktuell drei randomisiert-kontrollierte Studien zur Kombinationsbehandlung vor, welche ausführlich in Abschnitt 2.1 beschrieben sind. Einer Netzwerkanalyse über diese Studien folgend, lassen sich für die Akutbehandlung keine Unterschiede zwischen den Monotherapien Pharmakotherapie und CBASP ausmachen. Dagegen erweist sich die Kombinationsbehandlung hinsichtlich der Reduktion depressiver Symptome und der Abbruchrate den Monotherapien überlegen (Furukawa et al., 2018). Dieser Effekt einer synergistischen Wirkung von Psychotherapie und Pharmakotherapie findet sich in vielen vergleichbaren Depressionsstudien. In zwei Metaanalysen konnten Oestergaard (Oestergaard & Moldrup, 2011) und Cujipers (Cuijpers et al., 2020) für unterschiedliche psychotherapeutische und pharmakologische Behandlungsverfahren belegen, dass eine Kombinationstherapie in der Phasenprophylaxe und bei der Akutbehandlung depressiver Episoden der alleinigen Anwendung von Psychotherapie oder medikamentöser Behandlung überlegen ist. Dementsprechend empfiehlt die Europäische Gesellschaft für Psychiatrie auch für die Behandlung der chronischen Depression die Kombinationsbehandlung mit dem Evidenzgrad 1A als Behandlung der ersten Wahl (Jobst et al., 2016). Eine Ausnahme bildet die Dysthymia, bei der kein Überlegenheitsnachweis der Kombinationsbehandlung über die Monotherapien vorliegt.

! Aus diesen Befunden sollte folgender Schluss gezogen werden:

Eine medikamentöse Begleitbehandlung ist während einer CBASP-Therapie anzustreben.

Medikamentöse Förderung des Lernens. Auch grundlagenwissenschaftliche Befunde sprechen für ein solches Vorgehen. CBASP ist eine Lerntherapie. So kommen beispielsweise bei der Interpersonellen Diskriminationsübung (IDÜ, vgl. Abschn. 4.2.5) diskriminative Lernprozesse zum Einsatz. Zudem lernen Patientinnen durch die Haltung des disziplinierten persönlichen Einlassens (DPE, vgl. Abschn. 4.2.5) am Modell der Therapeutin Empathie. Die selbstständige Beherrschung der Situationsanalyse (vgl. Abschn. 4.2.4) erfordert ein hohes Maß an implizitem und explizitem Lernen. Bei depressiven Patientinnen sind Lernvorgänge jedoch häufig krankheitsbedingt gestört . Dies geht mit einer dysfunktionalen neuronalen Plastizität einher (Nissen et al., 2010, Normann et al., 2007). Unter Plastizität versteht man die funktionelle Anpassung der synaptischen Übertragungsstärke und der Funktion neuronaler Netzwerke. Long-term potentiation (LTP), die anhaltende Verstärkung der Übertragungsstärke einer synaptischen Verbindung nach deren Stimulation, ist eine funktionelle Form der neuronalen Plastizität und die molekulare Grundlage von Lernen und Gedächtnis. In einem Tiermodell der Depression konnte gezeigt werden, dass es zu einer Verminderung der LTP im Hippocampus kommt, die durch ein Antidepressivum normalisiert werden kann. Eine Reihe von tierexperimentellen und humanen Studien unterstützen die Hypothese, dass Antidepressiva die synaptische Plastizität und damit auch Lernprozesse normalisieren können (Holderbach et al., 2007; Karpova et al., 2011; Normann et al., 2007). Dies könnte die in klinischen Studien regelmäßig gezeigte synergistische Wirkung von Antidepressiva und Psychotherapie neurobiologisch erklären.

In neueren Studien wird ebenfalls untersucht, ob auch Stimulationsverfahren wie die transkranielle Gleichstromstimulation (tDCS) zur Unterstützung des Lernens als Augmentation einer Psychotherapie bei depressiven Patientinnen erfolgreich eingesetzt werden können (Bajbouj et al., 2017). Sollten Studien hier erfolgreich sein, sehen wir Potenzial, CBASP-Therapien auch durch nicht-invasive Stimulationsmethoden zu unterstützen.

3.2 Motivierung zu einer medikamentösen Behandlung

Eine chronische Depression erfordert eine langfristige, in vielen Fällen nebenwirkungsträchtige Pharmakotherapie. Es ist deshalb notwendig, die Patientinnen ausführlich zu beraten und in die Entscheidungsprozesse intensiv einzubeziehen. Bedenken der Patientinnen sollten ernst genommen und deren Wünsche, Zweifel und Grenzen respektiert werden. Auch diese ärztliche Haltung stellt bei vielen CBASP-Patientinnen schon eine heilsame Beziehungserfahrung dar (vgl. Abschn. 4.2.5).

Es ist zunächst ratsam, die Erwartungen der Patientinnen an eine Pharmakotherapie herunterzuschrauben. In der überwiegenden Zahl der Fälle wird sich zumindest der akute Zustand einer chronisch depressiven Patientin alleine durch die medikamentöse Therapie nicht oder nur bedingt bessern. CBASP erfordert eine intensive Mitarbeit der Patientinnen; insbesondere bei einer stationären Behandlung muss den Patientinnen von Beginn an vermittelt werden, dass der Schwerpunkt des Aufenthaltes zwar nicht auf einer medikamentösen Behandlung liegen wird, dass diese jedoch dennoch notwendig ist. Hilfreich erscheint, immer wieder auf die beiden Ziele der medikamentösen Therapie hinzuweisen, welche für viele Patientinnen gelten:

- eine Psychotherapie überhaupt erst zu ermöglichen,
- eine Psychotherapie (v. a. das Lernen, s. oben) zu unterstützen und
- Rückfälle zu verhindern.

Viele der CBASP-Patientinnen stehen der Aufnahme oder der Intensivierung einer medikamentösen Behandlung skeptisch gegenüber. Es empfiehlt sich, Patientinnen nicht in einer Kurzvisite mit medikamentösen Ideen zu »überfallen«, sondern geplante Medikamentenänderungen ausführlich zu besprechen. Dabei sollten die Gründe der Änderungen detailliert erläutert, die Zielsymptome der neuen Medikation benannt und mögliche Nebenwirkungen offen angesprochen werden.

Nutzung von CBASP-Strategien (vgl. Kap. 4 und 5)

Auch hier können allgemeine CBASP-Strategien eingesetzt werden:

- **Offenheit** (»Dieses Medikament wird nicht schlagartig Ihre gesamte Lebenssituation verändern; Sie werden wahrscheinlich Nebenwirkungen haben. Dennoch kann es sinnvoll sein, sich dafür zu entscheiden.«)
- **Diszipliniertes persönliches Einlassen** (»Sie haben schon wirklich schlechte Erfahrungen mit Medikamenten und Psychiaterinnen gemacht. Wenn ich an Ihrer Stelle wäre, würde ich auch Bedenken haben; ich kann das völlig nachvollziehen …«)
- **Bezugnahme auf Prägungen** (»Kann es sein, dass Sie keine Medikamente nehmen wollen, weil Sie denken, dass Ihnen sowieso nichts und niemand helfen wird? So wie ja auch die Prägung Ihrer Mutter lautet ...«)
- **Nutzung von Elementen der Situationsanalyse** (»Was ist Ihr erwünschtes Ergebnis bezüglich der Medikamente? Wie können Sie Ihr Ziel am besten erreichen?«)
- **Anwenden der interpersonellen Diskrimination** (»Sie haben mir gesagt, dass Sie keine Medikamente nehmen wollen. Wie hätten Ihre Eltern auf solchen Widerstand reagiert? Wie habe ich reagiert?«)

Lehnen Patientinnen eine medikamentöse Behandlung dennoch ab, sollte dies zunächst so akzeptiert und in der Patientinnenakte dokumentiert werden. Oftmals ändert sich diese Haltung zu einem späteren Zeitpunkt, wenn ein größeres Vertrauen zum Behandlungsteam aufgebaut werden konnte.

Im Behandlungsverlauf empfiehlt es sich, eine Besserung gegenüber der Patientin auf die Psychotherapie zu attribuieren und auch im Behandlungsteam sowohl bei Verbesserungen als auch bei Verschlechterungen der Symptomatik auf die Psychotherapie zu fokussieren. Dies gelingt in der Regel deutlich besser, wenn Psychotherapie und Pharmakotherapie von unterschiedlichen Personen durchgeführt werden, was wir empfehlen. Dadurch wird verhindert, dass ein Übermaß an Therapiezeit für die Besprechung pharmakologischer Maßnahmen verwendet werden muss, und es ermöglicht sowohl der Patientin als auch der CBASP-Therapeutin eine Konzentration auf die Psychotherapie. Bei gleichzeitiger Durchführung einer Pharmakotherapie durch eine CBASP-Therapeutin gerät diese fast zwangsläufig in eine dominantere Position gegenüber der Patientin. Zudem können Prägungen und Übertragungshypothesen aktiviert werden (»Meine Therapeutin wird mich verlassen, wenn ich nicht funktioniere«).

3.3 Praktisches Vorgehen bei der medikamentösen Behandlung

3.3.1 Medikamentenanamnese

Zunächst wird eine umfassende Medikamentenanamnese erhoben. Aufgrund der oftmals ausgedehnten Vorbehandlung kann dies schwierig und zeitaufwendig sein. Es ist in der Regel erforderlich, dazu frühere Behandelnde zu kontaktieren und Entlassberichte anzufordern. Optimalerweise sollte die medikamentöse Vorbehandlung in den Lifechart (vgl. Abschn. 4.1) eingetragen werden. Für jedes Medikament sollten soweit möglich Dosierung, Behandlungsdauer, Nebenwirkungen und Gründe des Absetzens erfasst werden.

3.3.2 Absetzen von Medikamenten

Viele Patientinnen kommen mit einer umfassenden Polypharmazie in die Behandlung. Diese sollte – wenn möglich – reduziert werden. Generell sollten Medikamente bei affektiven Störungen langsam ausgeschlichen und überlappend umgestellt werden. Um nicht den Überblick über Wirkungen und Nebenwirkungen zu verlieren, sollten nicht mehrere Medikamente gleichzeitig abgesetzt oder umgestellt werden:

- **Antidepressiva**: Der gleichzeitige Einsatz mehrerer Antidepressiva mit ähnlichem Wirkmechanismus ist nicht sinnvoll (z. B. zwei SSRIs, Trizyklikum und SSNRI). Ebenso sollte die gleichzeitige Gabe von zwei oder mehr Antidepressiva in jeweils subtherapeutischer Dosierung vermieden werden.
- **Sedierende Medikation**: Die meisten chronisch depressiven Patientinnen leiden unter Antriebsmangel und Tagesmüdigkeit, sodass sedierende Medikamente insbesondere tagsüber nur mit größter Zurückhaltung eingesetzt werden sollten.
- **Benzodiazepine**: Der stationäre Aufenthalt sollte dazu genutzt werden, Benzodiazepine und Benzodiazepin-ähnliche Hypnotika (Z-Substanzen) abzusetzen. Bei schwersten Anspannungszuständen oder akuter Suizidalität kann die kurzfristige Gabe von Benzodiazepinen unausweichlich sein; Patientinnen sollten jedoch nicht damit entlassen werden. Im Allgemeinen ist die sinnvolle Durchführung einer Psychotherapie unter fortgesetzter Benzodiazepin-Einnahme nicht möglich.
- **Neuroleptika**: Antipsychotika sollten bei chronisch depressiven Patientinnen in der Regel nicht dauerhaft verordnet werden. Zwar weisen viele chronisch Depressive paranoide Persönlichkeitszüge auf, welche jedoch oft im Rahmen einer prägungsbedingten Fehlwahrnehmung sozialer Bezüge entstanden sind. Diese sind von wahnhaften Störungen abzugrenzen und respondieren in der Regel nicht auf eine

pharmakologische Intervention. Erstaunlich viele chronisch Depressive berichten auch von Halluzinationen, die oft in Stresssituationen auftreten und meist in inhaltlichem Zusammenhang mit früheren Traumatisierungen oder Prägungen stehen. Fast immer handelt es sich um Pseudohalluzinationen und der Realitätsbezug bleibt vorhanden. Solche Phänomene erfüllen nicht die Diagnosekriterien der Schizophrenie und bessern sich oft parallel zur Schwere der Depression. Viele Atypika verschlimmern die Tagesmüdigkeit, verursachen kognitive Störungen und führen zu ausgeprägter Gewichtszunahme. Diese Medikamentengruppe ist eher als Notfallmedikament bei Anspannung oder Suizidalität und damit als Alternative zu Benzodiazepinen zu sehen. Gelegentlich kommen sie niedrig dosiert als Augmentation von Antidepressiva oder als Schlafmittel zum Einsatz. Klassische Neuroleptika sind aufgrund ihrer depressiogenen Wirkung und ihres Nebenwirkungsspektrums nicht indiziert und sollten abgesetzt werden.

3.3.3 Wahl des Antidepressivums

Ein auf Algorithmen basiertes Vorgehen ist zwar auch bei chronisch depressiven Patientinnen anzustreben, jedoch nur selten zu verwirklichen. In der Regel hält die behandelnde Psychiaterin in der Medikamentenanamnese Ausschau nach (relativ) erfolgreichen Vorbehandlungen oder medikamentösen Lücken. In erster Linie sollten dabei Antidepressiva eingesetzt werden, die sich hinsichtlich ihres Wirkmechanismus von bisher angewendeten nicht erfolgreichen Medikamenten unterscheiden. So ist beispielsweise eine Umstellung von einem SSRI auf einen SSNRI sinnvoll oder der Wechsel von einem SSNRI auf Bupropion.

3.3.4 Augmentation

Bei vielen chronisch depressiven Patientinnen werden Augmentationsstrategien zum Einsatz kommen.

Lithium. Aufgrund der relativ guten Datenlage, der überlegenen Wirksamkeit und der antisuizidalen Wirkung ist in vielen Fällen eine Einstellung auf Lithium indiziert. Letztlich kann eine medikamentöse Therapieresistenz ohne einen Behandlungsversuch mit Lithium nicht konstatiert werden. Weitere sinnvolle Augmentationsstrategien können Kombinationen von Antidepressiva (z. B. serotonerges Antidepressivum und Mirtazapin) oder die niedrigdosierte Gabe eines atypischen Antipsychotikums, insbesondere Quetiapin, sein.

3.3.5 Plasmaspiegel-Bestimmung

Bei den meisten neueren Antidepressiva ist eine regelmäßige Kontrolle des Plasmaspiegels nicht erforderlich, da eine Plasmaspiegel-Wirkungs-Beziehung oft nicht evidenzbasiert etabliert ist. Bei exzessiven Nebenwirkungen oder dem Verdacht auf Non-Compliance kann eine einmalige Spiegelbestimmung dennoch sinnvoll sein. Eine Spiegel-orientierte Dosisfindung ist für Trizyklika und für Venlafaxin sinnvoll.

3.3.6 Behandlungsdauer

Bevor ein Antidepressivum wegen Unwirksamkeit wieder abgesetzt wird, sollte der Verlauf über vier bis sechs Wochen in ausreichender Dosierung beurteilt werden. Dann sollte jedoch auch bei chronisch Depressiven eine Umstellung durchgeführt werden.

3.3.7 Nebenwirkungsmanagement

Patientinnen sollten vor Beginn einer medikamentösen Therapie ausführlich und realistisch über zu erwartende Nebenwirkungen informiert werden (vgl. Abschn. 2.3 zu den Nebenwirkungen der CBASP-Therapie). Diese Aufklärung sollte so gestaltet werden, dass wahrscheinliche Nebenwirkungen (wie eine anfängliche Übelkeit bei SSRI-Therapie; sexuelle Dysfunktion bei Männern) auf jeden Fall erwähnt werden. Geschieht dies nicht, verlieren Patientinnen oftmals das Vertrauen in die Kompetenz der Ärztin. Insgesamt sollten Aufklärung und Beratung über aufgetretene Nebenwirkungen als realistische Nutzen-Risiko-Abwägung gestaltet werden. Dabei sollte die Patientin jedoch nicht durch die Aufklärung über sehr seltene Nebenwirkungen verunsichert werden. Bei der Aufklärung über die Nebenwirkungen ist die Anwendung der CBASP-Strategien (vgl. Abschn. 3.2) sehr wichtig und hilfreich.

Viele Patientinnen suchen Informationen im Internet und werden durch antipsychiatrische Websites oder Foren oder auch durch persönliche negative Erfahrungen von anderen Betroffenen verunsichert. Solche Befürchtungen sollten offen angesprochen und ernstgenommen werden. Es kann hilfreich sein, auf die eigene Behandlungserfahrung zu verweisen (»Ich stelle seit vielen Jahren sehr häufig Patientinnen auf das Medikament X ein; in den allermeisten Fällen wird das gut vertragen. Wir sehen uns regelmäßig und wenn die von Ihnen befürchtete Nebenwirkung eintritt, werden wir uns zusammen eine Alternative überlegen. Wenn ich selbst eine Depression hätte, würde ich dieses Medikament auch nehmen.« Grundsätzlich kann es in den Überlegungen zur medikamentösen Therapie sehr hilfreich sein, diesen letzten Satz guten Gewissens aussprechen zu können.

Die wichtigsten Nebenwirkungen und der Umgang mit ihnen sind im Folgenden angeführt:

- **Sedierung**: wann immer möglich, sollte auf sedierende Medikation, insbesondere tagsüber, verzichtet werden.
- **Gewichtszunahme**: atypische Neuroleptika, Mirtazapin und andere Antidepressiva sowie Lithium verursachen häufig eine erhebliche Gewichtszunahme. Wenn auf keine andere Substanz ausgewichen werden kann, sollten Patientinnen regelmäßig

gewogen werden. Jede Form von körperlicher Aktivität wirkt sich positiv aus. Weiterhin sollten die Patientinnen angehalten werden, Heißhungerattacken nicht nachzugeben und Obst oder Wasser statt hochkalorischer Speisen zu sich zu nehmen. Von medikamentöser Seite kommt eine Begleittherapie mit dem Antidiabetikum Metformin oder dem Antiepileptikum Topiramat in geringer Dosierung in Frage. Dadurch kann in manchen Fällen die medikamentös induzierte Gewichtszunahme begrenzt werden (McIntyre et al., 2012). Eine relevante Gewichtsabnahme durch Metformin oder Topiramat alleine ohne weitere Maßnahmen wie Sport oder reduzierte Kalorienzufuhr ist jedoch nicht zu erwarten.

- **Sexuelle Dysfunktion:** Viele serotonerge Medikamente verursachen Libido- und Orgasmusstörungen. Vermutlich sind davon eher Männer betroffen. Solche Sexualstörungen sind ein häufiger Grund für Non-Compliance. Sie sollten offen angesprochen und erfragt werden. Unserer Erfahrung nach lassen sexuelle Dysfunktionen im Behandlungsverlauf nicht nach und sind in vielen Fällen nur durch ein Absetzen der auslösenden Medikation zu beenden. Als medikamentöse Alternative kommt hier vor allem Bupropion in Frage, das keine sexuellen Nebenwirkungen verursacht.

Monitoring. Unter medikamentöser Therapie sind regelmäßige Laborkontrollen, EEG und EKG, Blutdruckkontrollen und Gewichtsmonitoring notwendig, die in der jeweiligen Fachinformation näher beschrieben sind.

3.4 Zielsymptome und medikamentöses Vorgehen

Der dieses Kapitel abschließende Abschnitt beschreibt häufige Zielsymptome der medikamentösen Behandlung und fasst stichpunktartig unsere Erfahrungen der Pharmakotherapie chronischer Depressionen zusammen. Dabei ist zu beachten, dass nicht alle der hier aufgeführten Medikamente in der genannten Indikation zugelassen sind. In jedem Fall ist es erforderlich, sich vor der Verordnung selbst über die jeweilige Substanz und deren (Neben-) Wirkungsspektrum zu informieren.

3.4.1 Depressivität

Wie oben beschrieben orientiert sich die Wahl des Antidepressivums bzw. eines Medikamentes oder einer anderer biologischen Therapieform vor allem an der Vorbehandlung und dem voraussichtlichen Nebenwirkungsspektrum.

- **SSRIs**: Medikament der Wahl bei bislang unbehandelten Patientinnen. Übelkeit zu Beginn der Behandlung bei mindestens 30 Prozent der Patientinnen, sollte nach maximal sieben Tagen spontan sistieren. Sexuelle Dysfunktion v. a. bei männlichen Patienten sehr wahrscheinlich (Ejakulationsstörung, aber auch Erektions- und Libidostörungen möglich). Gelegentlich tritt »Jitterness« auf, d. h. ausgeprägte Unruhe, Patientinnen fühlen sich »wie elektrisiert«. Ebenfalls beschrieben ist ein

»emotional blunting«, ein Gefühl der emotionalen Abgestumpftheit, das oft als unangenehm erlebt wird und sowohl negative als auch positive Affekte umfasst (»Gefühle kommen nicht mehr richtig an mich heran.«). Deutlich geringer ausgeprägte Wechselwirkungen mit anderen Medikamenten machen den Einsatz von neueren Präparaten aus dieser Gruppe sinnvoll (z. B. Sertralin, Citalopram, Escitalopram). Die Umstellung bei Therapieversagen auf ein anderes Medikament der SSRI-Gruppe ist nicht sinnvoll.

- **Trizyklika**: Bessere Wirkung bei stationären Patientinnen im Vergleich zu SSRIs evidenzbasiert wahrscheinlich, jedoch bedeutend mehr Nebenwirkungen. Anticholinerge Nebenwirkungen (Mundtrockenheit, Sehstörungen, kardiale Überleitungsstörungen, Obstipation) bessern sich im Verlauf nur selten. Häufig Gewichtszunahme und erhebliche Sedierung. Aufdosierung über sieben bis zehn Tage auf eine Zieldosis von 150 mg (Amitriptylin), Plasmaspiegelbestimmung sinnvoll. Letale Intoxikation möglich. Vorsicht ist bei suizidalen Patientinnen geboten.
- **SSNRIs, Venlafaxin**: Sinnvolle Alternative zu SSRIs und Trizyklika. Häufig Schlafstörungen mit nächtlichem Schwitzen und Albträumen. Sexuelle Dysfunktion sehr wahrscheinlich. Zieldosis 300 mg (Venlafaxin). Plasmaspiegelbestimmungen sind hier sinnvoll.
- **Bupropion**: Häufig verwendetes Medikament der zweiten oder dritten Wahl; aufgrund des dopaminergen Wirkmechanismus gut geeignet bei Nichtansprechen auf serotonerge Medikamente. Verursacht gelegentlich Hypertonie, Tachykardie oder Kopfschmerzen; EEG- und EKG-Kontrolle erforderlich. Nicht geeignet für psychosenahe oder anfallsgefährdete Patientinnen. Verursacht keine sexuelle Dysfunktion und in der Regel keine Gewichtszunahme. Zieldosis 300 mg; Spiegelbestimmungen nicht sinnvoll.
- **Mirtazapin**: Häufig verwendet in Kombination mit nicht-sedierendem Antidepressivum (SSRI, SSNRI), gute schlafanstoßende Wirkung; Hinweise auf augmentierende Wirkkomponente. Ausgeprägte Gewichtszunahme sehr häufig.
- **MAO-Hemmer, Tranylcypromin**: Medikamentöse Alternative der letzten Wahl bei Nicht-Ansprechen auf andere Substanzklassen. Erfordert ein komplettes Absetzen aller anderen Antidepressiva und das Einhalten einer Tyramin-armen Diät. Ausführliche Aufklärung inklusive Ernährungsberatung erforderlich.
- **Quetiapin**: Wird häufig zur Augmentation von Antidepressiva verwendet, als Monotherapie bei unipolaren Depressionen nicht erfolgversprechend. Eine Dosierung von 200-300 mg sollte zur Vermeidung einer starken Sedierung nicht überschritten werden. Der sedierende Effekt der Substanz kann durch Einsatz eines Retard-Präparates verringert werden.
- **Lithium**: Medikament der Wahl zu Augmentation bei teilremittierten / therapierefraktären Patientinnen in Kombination mit Antidepressivum. Wirkeintritt gelegentlich schneller als bei Antidepressivum. Langfristige Therapie anzustreben, deshalb intensive Aufklärung notwendig. Häufig Tremor (dosisabhängig) und Gewichtszunahme. Plasmaspiegel von 0,5-0,7 mmol/l im Regelfall ausreichend und besser verträglich als Hochdosis-Therapie. Regelmäßige Einnahme sowie Laborkontrollen (Nierenwerte, Schilddrüsenparameter) unbedingt erforderlich.

- **Elektrokonvulsionstherapie, EKT:** Bei chronisch depressiven Patientinnen kann auch eine Elektrokonvulsionstherapie indiziert sein. Sie kann jedoch aufgrund häufiger Störungen des Kurzzeitgedächtnisses nicht gleichzeitig mit einer CBASP-Therapie durchgeführt werden. Sollte es auch unter CBASP nicht zu einer Besserung der depressiven Symptomatik kommen, kann eine EKT erwogen werden. Auch scheint es sinnvoll zu sein, in der Akutphase eine EKT anzuwenden und nach Response in der Erhaltungsphase CBASP bzw. KVT mit Fokus auf Situationsanalysen zur Rückfallprophylaxe durchzuführen (Brakemeier et al., 2014, Köhler et al., 2015a).
- **Transkranielle Magnetstimulation, rTMS:** Tägliche Behandlung für 4–6 Wochen notwendig. Im Gegensatz zur EKT keine kognitiven Einschränkungen zu erwarten, jedoch auch deutlich weniger wirksam. Kann parallel zu einer medikamentösen Behandlung durchgeführt werden.
- **Schlafentzug:** Eine Nacht kompletter Schlafentzug führt bei ca. einem Drittel der depressiven Patientinnen zu einer deutlichen Stimmungsaufhellung am nächsten Tag, die jedoch nach dem nächsten Nachtschlaf wieder verschwindet. Kann zur Hoffnungsvermittlung sinnvoll sein (»In Ihrem Kopf ist nichts kaputt, die Depression kann weggehen«). Sinnvoll eher im stationären Setting; verlängerte Protokolle wie die Schlafphasenvorverlagerung sind aufwendig, belastend und wenig erfolgversprechend.
- **Ketamin:** Eine geringe Dosis des Narkosemedikamentes Ketamin führt bei vielen Patientinnen zu einer oft sehr deutlichen Stimmungsverbesserung innerhalb von wenigen Stunden, die bis zu einer Woche anhält (Andrade, 2017). In der Praxis wird eine Ketamin-Behandlung ähnlich wie eine EKT zweimal pro Woche durchgeführt. Die Substanz kann intranasal oder intravenös angewendet werden. Bei den meisten Patientinnen kommt es direkt während der Applikation zu einem Rausch, der meist positiv erlebt wird. Ketamin zur Depressionsbehandlung ist off-label, der Heilversuch erfordert eine schriftliche Aufklärung. Von einer Durchführung im ambulanten Rahmen raten wir gegenwärtig ab. Zu kognitiven Einschränkungen kommt es nicht, eine Suchtentwicklung bei Anwendung im psychiatrischen Rahmen ist unwahrscheinlich. Durch viele Veröffentlichungen in der Laienpresse wird diese Behandlungsoption häufig nachgefragt. Aufgrund der Vielzahl positiver Studien erscheint eine generelle Ablehnung der Ketamin-Therapie nicht gerechtfertigt, allerdings auch keine Euphorie. Zum gegenwärtigen Zeitpunkt raten wir dringend dazu, vor Beginn der Anwendung von Ketamin mit einer erfahrenen Kollegin zu sprechen.

3.4.2 Schlafstörungen

Schlafstörungen belasten die Patientinnen oft erheblich und sollten intensiv angegangen werden. Dabei sollten zunächst allgemeine Regeln der Schlafhygiene vermittelt werden. Bei sehr ausgeprägter Insomnie oder Therapieresistenz kann eine Untersuchung in einem Schlaflabor sinnvoll sein, um spezifisch behandelbare Erkrankungen wie Schlaf-Apnoe-Syndrom, Restless-Legs-Syndrom oder Parasomnien auszuschließen.

- **Benzodiazepine**: Sollten aufgrund des erheblichen Suchtpotentials zur Behandlung von Schlafstörungen nicht eingesetzt werden. Auch unter Benzodiazepin-ähnlichen Substanzen wie Zolpidem oder Zopiclon sehr schnell erhebliche Toleranzentwicklung und Abhängigkeit möglich.
- **Antidepressiva**: Mittel der ersten Wahl zur Behandlung von Schlafstörungen. Wird kein sedierendes Medikament als primäres Antidepressivum eingesetzt, haben sich hier vor allem Trimipramin in Tropfenform (5-50 mg), Mirtazapin, Trazodon oder moderate Dosen von Amitriptylin bewährt.
- **Neuroleptika**: Mögliche Alternativen sind insbesondere geringe Dosen von Quetiapin (25-100 mg) oder niederpotente Neuroleptika wie Promethazin, Pipamperon oder Melperon.
- **Doxazosin**: Bei ausgeprägten Albträumen, z. B. im Rahmen einer komorbiden posttraumatischen Belastungsstörung, kann ein Therapieversuch mit Doxazosin erfolgversprechend sein; Beginn mit 0,5 mg zur Nacht unter Blutdruckkontrolle. Alternativ kommt auch eine geringe Dosis Venlafaxin (37,5 mg) zur Nacht in Frage.

3.4.3 Müdigkeit / Antriebsstörung

Wichtigstes medikamentöses Therapieprinzip bei ausgeprägter Müdigkeit oder Antriebsstörung ist der weitgehende Verzicht auf sedierende Medikamente. Nicht-sedierenden Antidepressiva (SSRI, SSNRIs, Bupropion) sollte der Vorzug gegeben werden. Häufig wird versucht, den Antrieb mit Aripiprazol zu verbessern; wir sehen hier die Nutzen-Risiko-Abwägung eher negativ.

- **Modafinil**: Bei anhaltender Tagesmüdigkeit, die als persistierendes Restsymptom einer depressiven Episode auftritt, kann ein Therapieversuch mit Modafinil sinnvoll sein. Nach unseren Erfahrungen profitieren davon ca. 30 bis 50 Prozent der Patientinnen, diese jedoch teilweise sehr ausgeprägt. Dabei handelt es sich allerdings um eine off-label-Indikation. Eine individuelle Begründung der Verordnung sowie die Aufklärung der Patientin sollten sorgfältig dokumentiert werden. Therapiebeginn mit 100 mg morgens, kann bis 200 mg in ein oder zwei Dosen (morgens und mittags) gesteigert werden. In Einzelfällen ist es unter Modafinil zum Auftreten von Suizidalität gekommen; die Patientinnen sollten daher insbesondere bei Therapiebeginn sorgfältig überwacht werden, von einer ambulanten Eindosierung raten wir ab. Zwei Rote-Hand-Briefe warnen vor Suizidgefahr sowie vor einer erhöhten Rate von Missbildungen bei Neugeborenen unter Modafinil.

3.4.4 Suizidalität

Bei suizidalen Krisen kann eine kurzzeitige Gabe von Benzodiazepinen sinnvoll sein. Lithium ist das einzige Medikament, für das eine Reduktion von Suiziden evidenzbasiert nachgewiesen ist. Einige Studien beschreiben inzwischen einen akuten antisuizidalen Effekt von Ketamin (z. B. Canuso et al., 2018).

3.4.5 Konzentrationsstörungen

Kognitive Störungen sind bei chronischen Depressionen häufig und können medikamentös nicht behandelt werden. Wichtig ist jedoch, Medikamente, die die kognitive Leistungsfähigkeit verschlechtern, zu vermeiden oder abzusetzen. Dazu zählen insbesondere Neuroleptika und Benzodiazepine. Bei sehr ausgeprägten Konzentrations- und Aufmerksamkeitsstörungen sollte eine ADHS-Diagnostik erfolgen; eine Bildgebung des Gehirns kann ebenfalls sinnvoll sein. Bei unseren stationären Patientinnen ist eine, auch erstmals diagnostizierte, ADHS auffällig häufig. Dieses Störungsbild könnte unseres Erachtens nach insofern zur Entwicklung einer chronischen Depression beitragen, als es zu interaktionellen Schwierigkeiten in Kindheit und Jugend, aber auch im Erwachsenenalter führt, das Erreichen von Zielen der Betroffenen erschwert und die Wirksamkeit von Psychotherapien verhindert. Besteht der Verdacht auf das Vorliegen einer ADS/ADHS, sollten die üblichen diagnostischen Interviews eingesetzt werden; bei einer bestätigten Diagnose raten wir den Patientinnen zu einer Stimulantien-Therapie. Ohne Vorliegen einer ADHS-Diagnose ist der Einsatz von Methylphenidat als Antidepressivum oder zur Augmentation nicht erfolgversprechend und wir raten davon ab.

3.4.6 Schmerzen

Viele chronisch Depressive leiden an chronischen Schmerzsyndromen, die ausreichend behandelt werden sollten. Hochdosierte Opioide sollten dabei eher vermieden werden, da sie die kognitive Leistungsfähigkeit verringern und zu einer Abhängigkeit führen können. Ein Therapieversuch mit niedrig dosiertem Amitriptylin oder Pregabalin kann sinnvoll sein, ebenso die Vorstellung in einer Schmerzambulanz.

Fazit

Insgesamt haben wir mit einer individualisierten und intensiven Pharmakotherapie von CBASP-Patientinnen sehr gute Erfahrungen gemacht. Während einer stationären Behandlung steht die Pharmakotherapie in der Wahrnehmung von Patientinnen und Behandlungsteams deutlich hinter der Psychotherapie zurück; sie sollte jedoch dennoch stringent und kompetent betrieben werden. Eine chronische Depression muss chronisch therapiert werden; Ziel ist eine langfristige Besserung chronisch depressiver Patientinnen.

4 CBASP im ambulanten Setting

4.1 Fallbeispiel

Herr Stubenrausch ist ein 43-jähriger Mann, der sich auf Anraten seines behandelnden Psychiaters in die ambulante CBASP-Psychotherapie begeben hat. Im Folgenden wird zunächst seine Anamnese kurz vorgestellt, um anschließend den Ablauf einer ambulanten CBASP-Therapie daran exemplarisch zu veranschaulichen, wobei die wichtigsten Therapieausschnitte in den Videos ET_1.1–1.6 festgehalten wurden. Wir empfehlen, sich während der Lektüre dieses Kapitels die angegebenen Videoclips an entsprechender Stelle anzuschauen.

Diagnose
Herr Stubenrausch erfüllt bei Behandlungsbeginn die Kriterien einer schweren depressiven Episode bei rezidivierender Störung (nach ICD 10: F33.2) bzw. die Kriterien einer »persistierend depressiven Störung« (nach DSM-5; vgl. Abschn. 1.1). In der Abbildung 4.1 ist die Lifechart dargestellt, die er gemeinsam mit seiner Therapeutin in der ersten CBASP-Stunde erstellt hat.

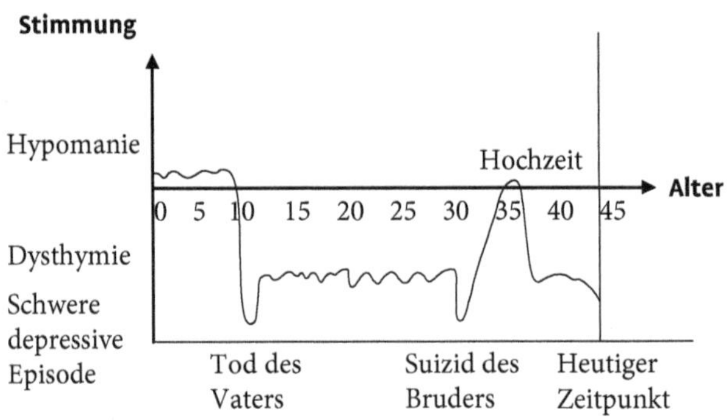

Abbildung 4.1 Lifechart von Herrn Stubenrausch

Deutlich wird, dass Herr Stubenrausch eine chronische Depression bzw. persistierend depressive Störung mit Frühbeginn (vgl. Abschn. 1.2.1) hat, da die chronische Depression bereits im Alter von zehn Jahren begann.

Auslöser. Ursache für die erste schwere depressive Episode war der Tod des Vaters. Herr Stubenrausch berichtet, dass er sich in Folge nie wieder »normal«, fröhlich, glücklich oder leicht gefühlt habe. Er sei seitdem ein melancholischer, introvertierter und zweifelnder Mensch. Als er 30 Jahre alt war, suizidierte sich sein Bruder, was Auslöser für die zweite schwere depressive Episode war. Drei Monate nach dem Suizid vollzog auch Herr Stubenrausch einen Suizidversuch durch Sprung von einer Brücke, den er jedoch überlebte. Die Zeit um die Heirat seiner jetzigen Frau im Alter von 36 Jahren stellte den bisherigen Höhepunkt in seinem Leben dar, jedoch fühlte er sich auch während dieser Monate immer wieder melancholisch und niedergeschlagen. Sechs Monate vor Beginn der ambulanten Therapie sei er erneut tiefer abgerutscht, wofür er vor allem Stress und Überforderung durch seine Arbeit und das Gefühl, trotz der Partnerschaft einsam zu sein, verantwortlich machte (vgl. Abb. 4.1).

Seine Auskünfte über seine Kindheit sowie der CTQ (vgl. Abschn. 1.2.1) weisen deutlich darauf hin, dass er frühe traumatisierende Beziehungserfahrungen erlebt hat. Dabei erzielt er im CTQ sehr hohe Werte in den Bereichen »emotionale Vernachlässigung« und »emotionaler Missbrauch« sowie einen hohen Wert im Bereich »körperliche Vernachlässigung«. In Abbildung 4.2 sind seine durchschnittlichen Werte der fünf CTQ-Bereiche wiedergegeben.

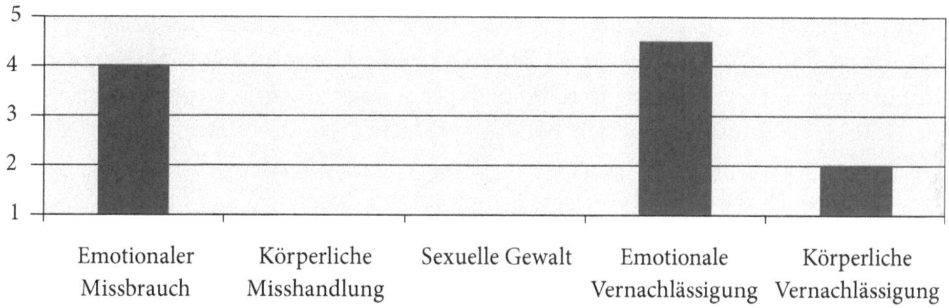

Abbildung 4.2 Durchschnittliche CTQ Werte von Herrn Stubenrausch

Therapieresistenz. Die Depression von Herrn Stubenrausch lässt sich als therapieresistent bezeichnen, da weit mehr als zwei Behandlungsversuche mit Antidepressiva in ausreichender Dosis und Dauer (Definition der medikamentösen Therapieresistenz, vgl. Abschn. 1.3) erfolglos unternommen wurden: Er hat über zehn verschiedene Antidepressiva in seinem Leben ohne durchschlagende Besserungen eingenommen. Zudem hat er auch an mindestens zwei Psychotherapien – in adäquater Länge und von approbierten Psychotherapeuten durchgeführt – ohne langfristige Erfolge teilgenommen (Definition der psychotherapeutischen Therapieresistenz, vgl. Abschn. 1.2.1). Genauer gesagt hat er eine Psychoanalyse über 300 Stunden und zwei Verhaltenstherapien (45 bzw. 80 Stunden) absolviert. Zusätzlich war er bereits viermal in stationärer Depressionsbehandlung.

Depressionsskalen. Bei Behandlungsbeginn hatte Herr Stubenrausch hohe Werte in der Fremdbeurteilung: Auf der Hamilton Rating Scale for Depression (HDRS; Hamilton, 1967) wurde er mit 25, auf der Montgomery and Asperg Depression Rating Scale (MADRS; Montgomery et al., 1979) mit 27 Punkten geratet. Die Selbstbeurteilung ergab ebenfalls hohe Werte: Im Beck-Depressions-Inventar (BDI II; Hautzinger et al., 2007) erzielte er 29, in der Selbstbeurteilungsskala depressiver Symptome (Inventory of Depressive Symptomatology, IDS; Rush et al., 1986) 31 Punkte. Die Werte untermauern die Diagnose einer derzeitig schweren depressiven Episode. Laut SKID-II erfüllte er zudem die Kriterien einer selbstunsicheren und depressiven Persönlichkeitsstörung. Zudem zeigte er eine zwanghafte Persönlichkeitsakzentuierung.

Familienanamnese. Bezüglich der Familienanamnese lässt sich angeben, dass seine Mutter vermutlich selbst immer wieder depressive Episoden hatte und sein Bruder unter schweren Depressionen litt, die zum Suizid führten. Bei seiner jüngsten Schwester wurde ebenfalls eine Depression diagnostiziert. Ein Onkel mütterlicherseits hat eine bipolare Störung. Auch beim Großvater mütterlicherseits wurde eine Depression vermutet.

Kurze Darstellung der Biographie

Familie. Herr Stubenrausch wurde als zweites von vier Kindern (drei Jahre älterer Bruder, eineinhalb und vier Jahre jüngere Schwestern) eines Architekten und einer Hausfrau geboren. Als einschneidendes Erlebnis seiner Kindheit beschreibt er den plötzlichen Tod seines Vaters durch Herzinfarkt im Alter von zehn Jahren. Er habe Grundschule und Gymnasium als mittelmäßiger Schüler absolviert und das Abitur mit der Note 2,8 bestanden. Danach habe er versucht, wie der Vater Architektur zu studieren, sei aber zunächst gescheitert, da er sich selbst zu viel Stress und Druck gemacht habe. Daraufhin habe er eine Schreinerlehre absolviert und in verschiedenen Schreinereien gearbeitet. Im Alter von 35 Jahren habe er sich durch Unterstützung seiner Frau entschließen können, das Architekturstudium wieder aufzugreifen und infolge auch den Abschluss geschafft. Heute arbeite er als Angestellter in einem Architekturbüro.

Partnerschaft. Nach zwei kürzeren Beziehungen mit 23 und 27 Jahren habe er im Alter von 34 Jahren seine jetzige, fünf Jahre jüngere Frau kennengelernt, die inzwischen als erfolgreiche promovierte Physikerin in einem Institut arbeite. Sie stehe kurz vor der Habilitation und verfolge eine universitäre Karriere. Kinder hat das Paar nicht, wobei beide derzeit nicht über die Frage der Familienplanung sprechen würden.

Weitere Informationen über Herrn Stubenrausch sind in den nachfolgenden Abschnitten eingearbeitet. Zudem sind Ausschnitte der CBASP-Einzeltherapie mit Herrn Stubenrausch und seiner Therapeutin auf Video aufgenommen worden.

4.2 Ambulante CBASP-Einzeltherapie

Wie in Abschnitt 1.3 beschrieben ist CBASP die erste Psychotherapie, welche spezifisch zur Behandlung der chronischen Depression entwickelt und evaluiert wurde. Die Idee hierzu kam McCullough durch die Erfahrung, dass er mit bisherigen »traditionellen« Psychotherapiestrategien seinen zwischenmenschlich isolierten, chronisch depressiven Patienten nicht wirklich helfen konnte. Er stellte daraufhin Hypothesen zur Psychopathologie auf (vgl. Abschn. 1.3), die besagen, dass bei chronisch Depressiven durch vielfältige traumatische Lebenserfahrungen die Entwicklung vom präoperationalen zum operationalen Denken blockiert sei und dies im interpersonellen Bereich die größten Auswirkungen zeigen würde. Daher ist seine neue Therapie entsprechend dieser Prämissen auf soziales und interpersonelles Lernen fokussiert, sodass die therapeutische Beziehung als Quelle für neue, positive und heilsame Beziehungserfahrungen zu einem der wichtigsten therapeutischen Elemente wird.

Folgende Ziele werden im therapeutischen Prozess angestrebt (McCullough, 2000; vgl. Brakemeier et al., 2012): Die Patienten sollen ...

(1) erkennen, dass ihr Verhalten – entgegen ihrer Erwartungen bzw. früheren Lernerfahrungen – Konsequenzen hat (»wahrgenommene Funktionalität«), wodurch sie aus der erlernten chronischen Hilf- und Hoffnungslosigkeit herauskommen. Im Englischen heißt es so passend: »What you do matters!«
(2) lernen, sich in ihre Mitmenschen hineinzuversetzen (authentische Empathie) sowie ihren sogenannten Stimuluscharakter, den sie auf andere haben, sowie den Stimuluscharakter, den andere auf sie haben, im Kiesler-Kreis einzuschätzen und gezielt zu variieren (vgl. Abschn. 4.2.3).
(3) soziale Problemlösefertigkeiten und positive Bewältigungsstrategien erlernen und in Situationen anwenden können, in denen diese gefordert sind, um ihre individuellen Ziele zu erreichen.
(4) interpersonelle Heilungsprozesse bzgl. früherer Kindesmisshandlung erfahren.

Bei der Erarbeitung dieser Ziele hat sich McCullough auf verschiedene Forscher und ihre Theorien berufen und somit verschiedene psychologische Ansätze in seine CBASP-Strategien integriert. In Tabelle 4.1 sind diese Wissenschaftler einschließlich der relevanten Theorien zusammenfassend dargestellt (für weitere Ausführungen s. McCullough, 2000; McCullough, 2012; Schoepf et al., 2007).

Tabelle 4.1 Wissenschaftler und deren Theorien, auf denen CBASP basiert (Je Wissenschaftler ist eine Hauptpublikation angeführt, s. Literaturverzeichnis, alphabetisch sortiert)

Wissenschaftler	Theorie
H.S. Akiskal (1995)	Biopsychosoziales Modell der Depression
A. Bandura (1986)	Revidierte Theorie des sozialen Modell- und Beobachtungslernens
M.E. Bouton (2007)	»Synthetischer Ansatz« zum instrumentellen Verhalten
S. Freud (1960)	Psychoanalyse, Übertragung
D.J. Kiesler (1996)	Interpersonelle Psychotherapie einschl. »therapeutische Metakommunikation« und Kiesler-Kreis
O.H. Mowrer (1947)	Zwei-Prozess-Theorie der Generalisierung und Hemmung von Angst
I. Pavlow (1941)	Klassische Konditionierung

Tabelle 4.1 (Fortsetzung)

Wissenschaftler	Theorie
J. Piaget (1981)	Theorie der kognitiv-emotionalen Entwicklung (insb. präoperatives Stadium) Technik der »nicht übereinstimmenden Übung«
M.E.P. Seligmann (1978, Peterson & Seligman, 1984)	Revidierte Theorie der gelernten Hilflosigkeit mit Betonung der Rolle des Attributionsstils
B.F. Skinner (1953)	Operante Konditionierung, Kontingenzlernen, v. a. negative Verstärkung
D.W. Winnicott (1949)	Konzept der objektiven Gegenübertragung

CBASP liegt ein ›Person x Umwelt‹-Modell zugrunde. McCullough versteht CBASP in erster Linie als Lerntherapie, in der es um das Erlernen neuer Verhaltens- und Denkstrategien, darüber hinaus jedoch auch um das transparente Erlernen bzw. Erleben neuer korrigierender Beziehungserfahrungen zur Heilung der traumatisierenden Beziehungserfahrungen aus der Kindheit geht.

Aus den genannten verschiedenen Theorien hat McCullough folgende spezifische CBASP- Therapiestrategien entwickelt:

- Kindheits- und Lebenserfahrungen werden durch die Liste prägender Bezugspersonen (LpB) in einen Zusammenhang zu den heutigen interpersonellen Problemen, u. a. auch denen mit Therapeuten gestellt. Daher werden Übertragungshypothesen (ÜH) bereits in der ersten Phase der Therapie proaktiv und für den Patienten transparent eingeführt.
- Als innovative Art der therapeutischen Beziehungsgestaltung lässt sich die Haltung des disziplinierten persönlichen Einlassens (DPE) bezeichnen, welche durch das Preisgeben eigener Gefühle und Reaktionen (kontingente persönliche Reaktion) eine auf die Bedürfnisse chronisch Depressiver adaptierte Rolle des Therapeuten und eine »menschliche« therapeutische Beziehung ermöglicht.
- In Verbindung damit stehen Interpersonelle Diskriminationsübungen (IDÜ), durch welche den Patienten transparent gemacht wird, dass die Therapeuten anders – häufig entgegengesetzt – als die missbrauchenden, vernachlässigenden, negativ prägenden Bezugspersonen aus ihrem bisherigen Leben reagieren, woraus heilsame Beziehungserfahrungen resultieren können.
- Als zentrale Elemente gelten außerdem die Situationsanalyse (SA) mit Verhaltenstrainings durch Rollenspiele, kognitive Umstrukturierung und Transferübungen, durch welche die Patienten – entgegen der erlebten Hilflosigkeit – lernen, dass sie aktiv Einfluss nehmen können auf die Erreichung ihrer Ziele.

- Zudem fließen weitere interpersonelle Strategien durch die Nutzung des Kiesler-Kreises (KK) u. a. zur Unterstützung der Rollenspiele, zum Erwerb der authentischen Empathie und Gestaltung der therapeutischen Beziehung ein.

In Abbildung 4.3 sind die Ansatzpunkte von CBASP und die daran ansetzenden CBASP-Strategien schematisch dargestellt (vgl. auch Brakemeier et al., 2012; McCullough, 2000; Schramm et al., 2006).

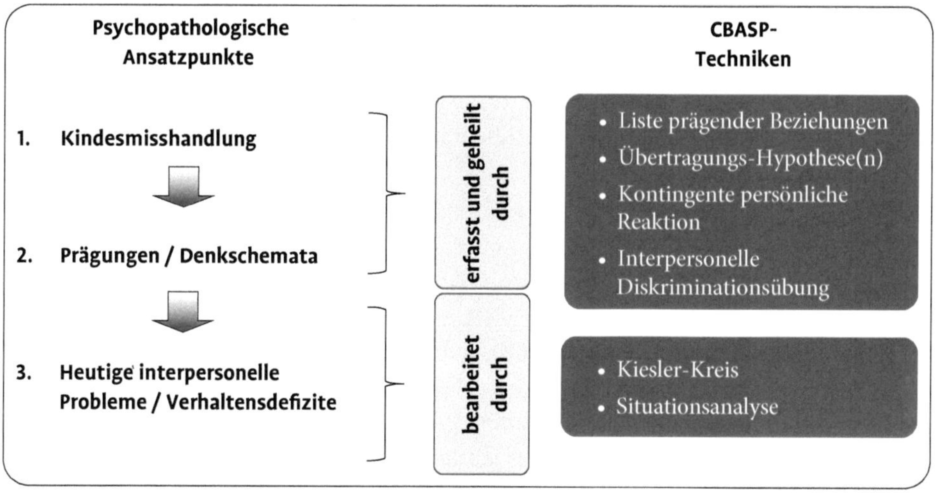

Abbildung 4.3 Ansatzpunkte von CBASP und die daran ansetzenden CBASP-Strategien

4.2.1 Typischer Behandlungsaufbau und -ablauf

Bei den ersten Kontakten wird eine ausführliche Anamnese des Patienten mit dem Ziel erhoben, die chronische Depression möglichst genau zu definieren. Hierbei sollten die Entstehung (Frühbeginn vs. Spätbeginn; Kriterium: Beginn vor oder nach dem 21. Lebensjahr), der Verlauf und der Schweregrad diagnostiziert werden, um zwischen den Formen der chronischen Depression unterscheiden zu können (s. Abschn. 1.1 und 1.2). Um dem häufigen Misstrauen und der mangelnden Motivation für eine weitere Therapie zu begegnen, hat es sich als hilfreich erwiesen, dem Patienten zu verdeutlichen, dass diese Therapie »genau für Sie« entwickelt wurde – also für chronisch depressive Menschen, die schwierige Startbedingungen erlebt haben und schon viele andere Therapieversuche mehr oder weniger erfolglos vorher durchlaufen haben (vgl. erstes Videoclip 1.1).

Zudem wird der Patient in die CBASP-Therapie eingeführt, wobei er insbesondere auf die neue Haltung der therapeutischen Beziehungsgestaltung – das DPE – vorbereitet wird. Eine Einführung in DPE kann wie folgt aussehen:

»Sie werden in unseren Sitzungen wahrscheinlich bemerken, dass ich mich anders verhalte als bisherige Therapeuten, oder als Sie es vielleicht von einer Therapeutin erwarten würden. So werde ich Ihnen häufig mitteilen, was Sie in mir auslösen, welche Gefühle und Verhaltensimpulse bei mir entstehen und was ich über Sie denke. Zudem werde ich auch – wenn es Sie interessiert und es in unseren therapeutischen Prozess passt – über mich persönlich berichten. Ich werde mich hier also als Mensch zeigen, indem ich von mir etwas preisgebe, und nicht als ein distanzierter Therapeut, der über sich selbst nie etwas berichtet. Dabei werde ich mich sehr bemühen, immer ehrlich und authentisch zu sein. Ich hoffe, dass Sie sich dadurch auch leichter öffnen und sich mir anvertrauen können.«

Der erste Videoclip 1.1 zeigt, wie die Therapeutin Herrn Stubenrausch in die CBASP-Therapie einführt und Herr Stubenrausch darauf reagiert.

Einführung in CBASP mit Vorbereitung auf das DPE
Die Therapeutin führt Herrn Stubenrausch in die Psychotherapie CBASP ein und bereitet ihn auf die besondere Gestaltung der therapeutischen Beziehung vor. Da Herr Stubenrausch schon viele Psychotherapien zuvor durchgeführt hat, zeigt er sich überrascht, dass seine Therapeutin etwas von sich erzählen wird (Video 1.1, 2:42-3:30). Zudem bringt er seine Skepsis und sein Misstrauen zum Ausdruck: »Na ja gut, dann machen Sie mal, bin ich mal gespannt. Das haben schon ganz andere probiert, aber vielleicht kriegen Sie es ja hin ...«

Die therapeutische Beziehung als Sicherheitszone für den Patienten. Skepsis, Misstrauen bis hin zu Feindseligkeit sind zu Behandlungsbeginn häufige Gefühle und Verhaltensweisen, welche die Patienten dem Therapeuten entgegenbringen. Vor dem Hintergrund der traumatischen Beziehungserfahrungen, welche die Patienten häufig erlebt haben, sind diese jedoch nachvollziehbar. Patienten verhalten sich so, wie sie es gelernt haben. Daher sollte der Therapeut an dieser Stelle offen und zugewandt bleiben und diese Gefühle zunächst hinnehmen oder sogar validieren. Der Therapeut kreiert damit eine Sicherheitszone, die es dem Patienten erst ermöglicht, sich auf eine Beziehung einzulassen. Diese Beziehung wird als Basis dafür verstanden, dass der Patient die Strategien annehmen und erlernen kann, die der CBASP-Therapeut vermitteln will. Die Hauptaufgabe des Therapeuten besteht daher darin, für den Patienten eine Atmosphäre von Sicherheit zu kreieren. Dies gelingt durch ein authentisches und aufrichtiges Interesse am Patienten, das sich auf Verhaltensebene für die meisten Patienten eher in einem neutralen als in einem überschwänglich-freundlichen Verhalten des Therapeuten zeigt. Letzteres kann die Gefahr bergen, vom Patienten als fremd und damit unauthentisch wahrgenommen zu werden, sodass sich der Patient nicht sicher genug fühlt, sich auf die Beziehung mit dem Therapeuten einzulassen. Letztlich erscheint es für die Herstellung der Sicherheitszone wichtig, die therapeutische Beziehung an der Art der frühen Traumatisierung und den heutigen interpersonellen Problemen auszurichten (vgl. Bollmann et al., in press).

Aufklärung über Risiken und Nebenwirkungen. Zudem sollte der Patient über Risiken und Nebenwirkungen der Psychotherapie allgemein und spezifisch von CBASP aufgeklärt werden (s. auch Kap. 2.3 und die darin zitierten Studien, v. a. Brakemeier et al., 2018b, Meister et al., 2020). Insbesondere erscheint es bei CBASP-Therapien wichtig, den Patienten darauf vorzubereiten, dass der Beginn der Therapie für ihn sehr emotional und aufwühlend erlebt werden kann. Der Patient wird gebeten, Verschlechterungen der Symptomatik sofort dem Therapeuten mitzuteilen und ihm wird in Aussicht gestellt, dass insbesondere in der ersten Zeit die Sitzungsfrequenz bzw. Kontaktmöglichkeiten erhöht werden können. Auch sollte der Patient darauf hingewiesen werden, dass es in Therapien, in denen explizit die therapeutische Beziehung immer wieder thematisiert und bearbeitet wird, eine Nähe entstehen kann, die ggf. sich wie Abhängigkeit anfühlt. Um dem vorzubeugen, sollte auf das Ziel der Therapie als Hilfe zur Selbsthilfe verwiesen werden. Dadurch wird der Patient von Beginn an motiviert, selbstständig an seinen Themen auch zwischen den Sitzungen zu arbeiten. Schließlich sollte er darauf vorbereitet werden, dass die Therapie sich auch auf Beziehungen in seinem Alltag möglicherweise negativ auswirken mag (z. B. es vermehrt zu Konflikten mit Angehörigen kommt; interpersonelle Nebenwirkungen), was jedoch langfristig durchaus positive Folgen haben kann (z. B. Klärung wichtiger Konflikte).

Weiteres Vorgehen. Ab der zweiten Sitzung kann bereits unter Nutzung der Liste prägender Bezugspersonen mit der Erarbeitung von kausal-theoretischen Schlussfolgerungen (Prägungen) begonnen werden, woran sich die Formulierung von Übertragungshypothesen anschließt. Dieser Prozess erstreckt sich meist über ein bis vier Sitzungen (je nach Schweregrad der Depression, Ausprägung des präoperationalen Denkens und Anzahl der Bezugspersonen). Der Kiesler-Kreis (KK) und die Situationsanalyse (SA) werden anschließend eingeführt. Die Situationsanalyse wird danach in nahezu jeder Sitzung anhand neuer problematischer sozialer Situationen mit dem Ziel erarbeitet, dass Patienten mit der Zeit diese Übung zunehmend eigenständig durchführen können. Meist wird die Situationsanalyse mit der Arbeit im Kiesler-Kreis verknüpft. Zudem sollten immer Verhaltensübungen (Rollenspiele) und kognitive Umstrukturierungen (Training hilfreicher, konstruktiver Kognitionen) bei der Lösungsphase der Situationsanalyse genutzt werden. Schließlich wird in geeigneten Situationen das Disziplinierte Persönliche Einlassen – möglichst immer mit anschließender Interpersoneller Diskriminationsübung – eingesetzt, wobei die IDÜ auch im Anschluss an eine Situationsanalyse genutzt werden kann. Im Folgenden werden die einzelnen Strategien praxisnah vorgestellt, indem die CBASP-Therapie von Herrn Stubenrausch zur Illustration herangezogen wird.

In der Abbildung 4.4. ist der zeitliche Ablauf einer CBASP-Therapie schematisch dargestellt.

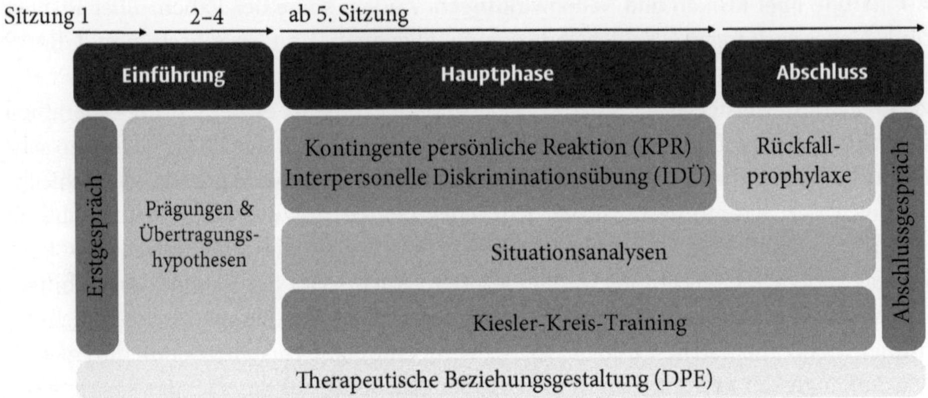

Abbildung 4.4 Zeitlicher Ablauf einer CBASP-Therapie

4.2.2 Prägende Bezugspersonen und Übertragungshypothesen

Die Erarbeitung der Liste prägender Bezugspersonen mit anschließendem Formulieren von ein bis zwei Übertragungshypothesen sollte, wie bereits erwähnt, möglichst früh, also in der ersten oder zweiten Therapiestunde, beginnen. Diese Strategien stammen aus dem psychoanalytischen bzw. tiefenpsychologisch fundiertem Denken. Es erscheint für den Weg aus der chronischen Depression bei dieser Patientengruppe extrem wichtig und notwendig, die in der Regel schwierigen bis hin zu traumatisierenden Beziehungserfahrungen aus der Kindheit und Jugend direkt in die Therapie einzubeziehen. In CBASP wird dabei jedoch nicht stundenlang über die Kindheit »nur« geredet, sondern es wird von Beginn an der Bezug zur Gegenwart und zu den heutigen Problemen des Patienten hergestellt (s. unten: Prägungen). Orientiert an Freud sieht auch McCullough, dass das Phänomen der Übertragung in Beziehungen generell und besonders in therapeutischen Beziehungen eine wichtige Rolle spielt. Er nimmt an, dass chronisch Depressive – wie alle Menschen – ihre bisherigen Beziehungserfahrungen auf neue Personen, mit denen sie in Kontakt treten, übertragen. Da sie jedoch bisher überwiegend negative Beziehungserfahrungen gemacht haben, neigen sie dazu, neue Personen – wie auch den Therapeuten – mit den wichtigen, doch häufig verletzenden Bezugspersonen aus ihrer Vergangenheit gleichzusetzen. Dadurch können Vertrauen, Veränderungsmotivation und Verhaltensänderungen behindert werden, da Patienten implizit erwarten, dass auch ihr Therapeut negativ auf sie reagiert, sie beispielsweise zurückweist, bestraft, missbraucht, vernachlässigt oder verlässt. Therapeuten sollten daher möglichst frühzeitig Informationen über die Beziehungsgeschichte der Patienten gewinnen, um ihre misstrauischen, teilweise feindseligen Verhaltensweisen (z. B. nur auf den Boden schauen; Äußerungen, dass »das alles nichts bringt«) besser einordnen und verstehen zu können, was durch die Liste prägender Bezugspersonen ermöglicht wird. Hierdurch sollen »Fallen« oder »Stolpersteine« (im

Englischen: Hot Spots) der therapeutischen Beziehung früh erkannt werden, um diese so umgehen bzw. bearbeiten zu können.

Um Patienten für die Durchführung dieser Strategie zu motivieren, kann die Liste prägender Bezugspersonen wie folgt begründet werden:

»Wir beginnen mit dieser Liste prägender Bezugspersonen aus drei Gründen:

- Zum einen möchte ich Sie möglichst schnell gut kennenlernen. Ich möchte verstehen, warum Sie heute so sind, wie Sie sind, und woher Ihre Probleme kommen.
- Zum Zweiten können auch Sie vielleicht Ihre Probleme aus einer anderen Sicht sehen, Zusammenhänge zwischen Lebenserfahrungen und Ihren heutigen Problemen herstellen und dadurch möglicherweise auch besser verstehen, warum Sie so sind, wie Sie sind.
- Schließlich ist es für unsere Therapie wichtig, möglichst früh zu schauen, ob auch zwischen uns Probleme auftauchen könnten, die Sie von früheren Beziehungen kennen. Wir werden herausfinden, ob Sie Befürchtungen bezüglich unserer therapeutischen Beziehung haben, welche die Therapie negativ beeinflussen könnten.«

Durch den letzten Punkt wird bereits die Übertragungshypothese angedeutet. Der Patient wird danach angeleitet, zu überlegen, wer die wichtigsten Bezugspersonen in seinem Leben sind. Dies kann wie folgt geschehen (modifiziert nach McCullough, 2000; Schramm et al., 2006; Brakemeier et al., 2017):

»Ich möchte Sie einladen, auf Ihr Leben zurückzublicken und die Menschen zu nennen, die Ihrer Meinung nach den größten Einfluss auf die Gestaltung Ihres Lebensweges bzw. Ihrer Persönlichkeit hatten. Diese Menschen nennen wir prägende Bezugspersonen –im Englischen sagt man passend: die »Big Player« unseres Lebens. Diese prägenden Bezugspersonen sind also mehr als »nur« Freunde und Bekannte. Es sind Menschen, die bei Ihnen sozusagen eine Prägung oder einen Stempel hinterlassen haben und deren Einfluss Ihr Leben und Ihre Persönlichkeit bis heute geformt hat. Diese Einflüsse können positiv oder negativ, gut oder schlecht, schmerzhaft oder hilfreich oder insgesamt ambivalent gewesen sein. Zu den prägenden Bezugspersonen gehören immer unsere Eltern (oder Adoptiv- bzw. Stiefeltern), darüber hinaus können es aber auch andere Personen aus unserer Familie sein, etwa Großeltern oder Geschwister bzw. andere wichtige Menschen, mit denen wir aufgewachsen sind. Es können zudem auch Menschen aus der Jugend oder dem frühen Erwachsenenleben sein – wie zum Beispiel ein erster bester Freund, ein wichtiger Lehrer oder der erste Partner. Schließlich können die Bezugspersonen auch aus dem jetzigen Leben kommen wie Ihr derzeitiger Partner, Ihre Kinder, Ihr Chef, derzeitige Arbeitskollegen oder wichtige aktuelle Freunde. Bitte nennen Sie jetzt diese Personen, wobei es möglichst nicht mehr als sechs sein sollten."

Im Videobeispiel 1.2 führt die Therapeutin Herrn Stubenrausch ähnlich zu seinen prägenden Bezugspersonen hin (Video 1.2: 00:00-01:40).

Übung

Selbsterfahrung

Diese Übung kann auch für (angehende CBASP-)Therapeuten bzw. jegliche an Selbsterfahrung interessierte Leser sehr wertvoll und hilfreich sein: »Wer sind Ihre prägenden Bezugspersonen, Ihre ›Big Player‹? Welche Prägungen haben diese bei Ihnen hinterlassen?« Insbesondere CBASP-Therapeuten sollten unterscheiden können, ob bestimmte Emotionen und Reaktionen durch Patienten ausgelöst werden oder aus dem Berühren eigener Anteile oder Prägungen resultieren. Dies spielt beim disziplinierten persönlichen Einlassen eine wichtige Rolle (s. Abschn. 4.2.5). Daher wird empfohlen, das Erstellen einer eigenen Liste prägender Bezugspersonen im Rahmen des CBASP-Curriculums durchzuführen.

Nach dieser Hinführung benennt der Patient die Bezugspersonen, welche der Therapeut auf einem Arbeitsblatt oder einer Flip-Chart untereinander notiert. Wenn der Patient direkt beginnt, über eine Bezugsperson ausführlich zu berichten, sollte der Therapeut den Patienten behutsam auf die Nennung der Namen fokussieren.

Therapeutische Haltung. Insgesamt ist die Haltung der Therapeuten bei diesen beiden Strategien aktiv-zugewandt, offen und empathisch, dabei gleichzeitig sehr strukturierend und fokussierend (im Kiesler-Kreis: freundlich-dominant, vgl. Abschn. 4.2.4). Wenn ein Patient beginnt, in freier Assoziation Lebensereignisse zu beschreiben, sollte er durch den Therapeuten gestoppt und freundlich aufgefordert werden, konkrete Beispiele zu nennen. Diese aktiv-unterstützende aber gleichzeitig auch fokussierende Haltung ist wichtig, da zum einen diese Strategie nicht mehr als vier Stunden in Anspruch nehmen sollte. Zum anderen sollen am Ende jeweils Kausalzusammenhänge zwischen heutigen Problemen und den (damaligen) Bezugspersonen hergestellt werden. Dies stellt oft hohe Anforderungen an die Patienten, da dies eine erste Übung im formal operationalen Denken darstellt und Patienten meist noch im präoperationalen Denken verhaftet sind (vgl. Abschn. 1.3). Daher dürfen Therapeuten die Patienten freundlich-dominant darin unterstützen, eine eigene Formulierung zu finden, möglichst jedoch ohne ihnen die Arbeit abzunehmen. Auch sollten Suggestionen und Interpretationen von den Therapeuten vermieden werden.

Passende Nennung der Bezugspersonen. Im Videobeispiel 1.2 (01:40-03:00) zählt Herr Stubenrausch als prägende Bezugspersonen seine Mutter, seinen Vater, seinen älteren Bruder und seine Ehefrau auf.

Wie auch Herr Stubenrausch, so fragen viele Patienten an dieser Stelle, ob auch verstorbene Personen auf diese Liste gehören, was selbstverständlich bejaht wird: Gerade verstorbene Angehörige oder Freunde hinterlassen Spuren in uns, die sich oft sehr schmerzhaft und negativ prägend ausbilden können – insbesondere, wenn die Person durch Suizid verstorben ist (wie der Bruder von Herrn Stubenrausch). Auch kann es geschehen, dass die Patienten nicht-menschliche Wesen wie zum Beispiel einen Hund, Gott, die SED etc. auf die Liste setzen wollen. Wenn die entsprechenden Beziehungserfahrungen auch an einem Menschen festgemacht werden kann (z. B. ein

Pfarrer, ein Mitglied aus der Partei) sollte diese Person gewählt werden. In Ausnahmefällen können wichtige Haustiere auf die Liste kommen, möglichst jedoch gemeinsam mit anderen Menschen. Dass vor allem konkrete Personen auf der Liste stehen sollten, liegt daran, dass diese Liste auch später in der Therapie für die Interpersonelle Diskrimination (vgl. Abschn. 4.2.5) genutzt wird. Bei der Diskrimination lautet eine Frage: Wie hätte Person A (eine prägende Bezugsperson) in einer ähnlichen Situation auf Sie reagiert? Dadurch wird deutlich, dass es schwer wäre zu beantworten, wie Gott oder die Partei an sich auf den Patienten reagiert hätte.

Entlastend für den Patienten, aber auch den Therapeuten, ist an dieser Stelle der Hinweis, dass die Liste sowie die Prägungen »nicht in Stein gemeißelt« sind (Video 2.1: 3:01-3:20). So können weitere Bezugspersonen im Verlauf der Therapie auf der Liste hinzugefügt werden bzw. genannte auch gelöscht sowie Prägungen umformuliert werden. Die therapeutische CBASP-Erfahrung zeigt jedoch, dass in den meisten Fällen direkt zu Beginn die entscheidenden Bezugspersonen genannt und auch die wichtigsten Prägungen formuliert werden.

Beginn der Exploration. Nachdem die Namen also genannt und schriftlich festgehalten wurden, beginnt der Therapeut den Patienten bezüglich der erstgenannten Bezugsperson zu explorieren. Eine sehr gute Eröffnungsfrage für die Exploration von einem Elternteil lautet: »Wie war es für Sie, mit Ihrer Mutter aufzuwachsen?« (vgl. auch Video 1.2: 03:28)

Durch diese Frage wird der Fokus direkt auf die Beziehung bzw. die Beziehungserfahrungen gelegt, die der Patient mit seiner Mutter erlebt hat. Eine weniger hilfreiche Frage wäre: »Wie war Ihre Mutter?« Diese Frage verleitet dazu, dass die Patienten lange über Ihre Mutter reden und weniger über die Beziehung zwischen beiden, worum es an dieser Stelle jedoch gehen soll.

Im Videobeispiel 1.2 gibt Herr Stubenrausch auf diese Eröffnungsfrage auch spontan die relevanten Informationen: »Es war anstrengend und schwierig.« Daraufhin beginnt er zu erzählen, wie seine Mutter zu ihm war. Wie im Videobeispiel erkenntlich, bestehen die Aufgaben der Therapeuten im Folgenden darin, wichtige Aspekte des Gesagten zusammenzufassen, zu wiederholen (paraphrasieren) sowie bei Unverständnis zu klären (z. B. »Was heißt, dass sie nicht wirklich reagiert hat?«; Video 1.2: 03:27).

Hilfreich bei der Exploration sind auch einige Berichte über ganz konkrete, markante Erlebnisse. Herr Stubenrausch erzählt beispielsweise von seinem Wunsch, in den Fußballverein des Ortes zu gehen und der abweisenden Reaktion der Mutter (Video 1.2: ab 05:04). Zudem berichtet er sehr anschaulich über die Ereignisse nach dem Tod des Vaters (ab 06:33): »Besonders deutlich ist das dann geworden, als mein Vater gestorben ist, da war ich zehn. (...) Speziell da hat sie gar nicht reagiert. (...) Abends habe ich mal im Bett geweint und richtig geschluchzt, da kam sie rein und sagte, ich soll endlich mal still sein, mich zusammenreißen und jetzt schlafen, denn morgen müsste ich ja schließlich in die Schule gehen. Jetzt sei es mal gut.«

Das Schlimmste für Herrn Stubenrausch war die fehlende Gesprächsbereitschaft: »Als mein Vater gestorben war, war das so, als ob eigentlich nichts passiert ist, (...) da hat meine Mutter versucht, dass das Leben einfach so weitergeht wie bisher auch. (...) Es ist nie darüber gesprochen worden.«

Hier erlaubt sich die Therapeutin eine Schlussfolgerung einzubringen: »Es gab also gar keine Form von Trauer ...«, was Herr Stubenrausch bejaht.

Durch diese anschaulichen Erzählungen von Herrn Stubenrausch wird immer deutlicher, dass er durch die Mutter zwar keine körperlichen Misshandlungen und auch keinen sexuellen Missbrauch erfahren hat, jedoch erhebliche emotionale Vernachlässigungen und emotionale Misshandlungen sowie teilweise auch körperliche Vernachlässigung (vgl. Abb. 4.1). Er musste immer funktionieren und durfte nie seine Gefühle zeigen. Beim Versuch, sie als Jugendlicher zu provozieren, habe sie sich einfach umgedreht und sei gegangen (Video 1.2: ab 08:59). Wenn derart viel Negatives über eine Bezugsperson berichtet wird, empfiehlt sich die Frage, welche auch die Therapeutin im Video stellt: »Können Sie sich denn an irgendeine Situation erinnern, in der doch mal (mehr) Wärme oder Nähe entstanden ist?« (Video 1.2: 09:35)

Herr Stubenrausch antwortet daraufhin, dass dies vielleicht der Fall gewesen war, als der Vater noch gelebt habe, wobei da der Vater dominiert habe. Wenn, wie in diesem Fall, der Patient zur nächsten Bezugsperson »abzudriften« droht, sollte ihn der Therapeut wieder behutsam auf die gerade explorierte Person fokussieren (Therapeutin: »Zu Ihrem Vater kommen wir gleich.«; Video 1.2: 9:51).

Generell soll noch betont werden, dass der Therapeut bei der Exploration einer Bezugsperson Informationen bezüglich vier bedeutsamer »Beziehungs-Kategorien« gewinnen sollte, die McCullough in diesem Zusammenhang für wichtig erachtet (s. Tab. 4.2):

(1) Nähe / Intimität
(2) Emotionale Bedürftigkeit
(3) Fehler / Versagen
(4) Negativer Affekt

Wenn der Patient bei der Exploration nicht von selbst Informationen zu den vier Bereichen liefert, sollte der Therapeut aktiv nachfragen. In Tabelle 4.2 sind mögliche hilfreiche Explorationsfragen für die jeweiligen Bereiche aufgelistet, welche sich auch in den Online Materialien zur Unterstützung der Therapie befinden.

Tabelle 4.2 Die vier wichtigen Bereiche bei der Liste prägender Bezugspersonen und mögliche Explorationsfragen

Kategorie	Beispielfragen zur prägenden Bezugsperson Mutter
Nähe / Intimität	Haben Sie sich Ihrer Mutter auch körperlich nah gefühlt? Hat Ihre Mutter Sie in den Arm genommen? Haben Sie miteinander gekuschelt? Hat sie Sie gestreichelt? Wenn ja: Hat sich diese Nähe immer gut angefühlt für Sie? Hat Ihre Mutter Sie auch mal an Körperstellen berührt, die für Sie unangenehm waren?

Tabelle 4.2 (Fortsetzung)

Kategorie	Beispielfragen zur prägenden Bezugsperson Mutter
Emotionale Bedürftigkeit	Wie hat Ihre Mutter reagiert, wenn Sie einen Wunsch oder ein Bedürfnis geäußert haben? Hat Ihre Mutter Sie getröstet, wenn Sie traurig waren, Probleme hatten, weinen mussten? Hat sich Ihre Mutter für Sie / Ihre Interessen / Probleme / Hobbys / Freunde interessiert? Hat Ihre Mutter mitbekommen, wenn Sie schlecht gelaunt waren? Konnte sich Ihre Mutter mit Ihnen freuen?
Fehler / Versagen	Wie hat Ihre Mutter reagiert, wenn Sie einen Fehler gemacht haben? Wie hat Ihre Mutter reagiert, wenn Sie eine schlechte Note mit nach Hause gebracht haben? Wie hat Ihre Mutter reagiert, wenn Sie aus Versehen etwas kaputt gemacht haben? Hat Ihre Mutter Sie bestraft, wenn Sie in ihren Augen etwas falsch gemacht haben? Wie sahen die Strafen aus? Hat Ihre Mutter Sie gelobt, wenn Sie etwas (besonders) gut gemacht haben?
Negativer Affekt	Jedes Kind ist ja mal trotzig oder wütend. Wie ist Ihre Mutter damit umgegangen? Wie hat Ihre Mutter reagiert, wenn Sie traurig / wütend/ärgerlich / trotzig waren?

Wenn der Therapeut den Eindruck hat, über ausreichend Informationen bzgl. der Beziehung zwischen dem Patienten und der prägenden Bezugsperson zu verfügen, versucht er den Patienten dahin zu führen, sogenannte kausal-theoretische Schlussfolgerungen abzuleiten. Es hat sich im klinischen Alltag bewährt, die kausal-theoretischen Schlussfolgerungen auch als Prägungen, Stempel oder Spuren zu bezeichnen, je nach Vorlieben des Patienten. Bei der Formulierung sollte beachtet werden, dass pro prägende Bezugsperson möglichst ein oder zwei prägnante Sätze in Ich-Form und im Präsens formuliert werden. Die Bezugsperson selbst taucht nicht mehr auf, da sich die Beziehungserfahrung generalisiert hat.

Entscheidende Prägungsfrage. Da Herr Stubenrausch die Beziehungserfahrungen mit seiner Mutter sehr gut und präzise beschreiben konnte, hatte die Therapeutin schon nach zehn Minuten das Gefühl, ausreichend Informationen gesammelt zu haben und stellte folglich – verhältnismäßig früh – die entscheidende Prägungsfrage.

An dieser Stelle ist jedoch darauf hinzuweisen, dass diese Exploration durchaus länger dauern kann und der Therapeut bei weniger verbal eloquenten Patienten mehr Fragen stellen sollte (s. Tab. 4.2).

Im Videobeispiel führt die Therapeutin Herrn Stubenrausch durch folgende Fragen zu seinen Mutter-Prägungen:

- »Wie hat die Beziehungserfahrung mit Ihrer Mutter Ihren Lebensweg beeinflusst? Also, was hat sie bei Ihnen hinterlassen, das Sie bis heute kennen und das Sie bis heute begleitet?« (Video 1.2, ab 10:00)

Alternative Fragen an dieser Stelle wären:

- »Erzählen Sie mir, in welcher Weise Ihre Mutter Sie beeinflusst und dazu beigetragen hat, dass Sie so sind, wie Sie heute sind?«
- »Was für ein Mensch sind Sie aufgrund des Einflusses Ihrer Mutter geworden?«
- »In welcher Weise hat Ihre Mutter einen Stempel auf Ihnen hinterlassen?«
- »Welche Spur hat Ihre Mutter bei Ihnen hinterlassen?«

Auswirkung der Beziehungserfahrungen. An dieser Stelle soll also herausgefunden werden, wie sich die geschilderten Beziehungserfahrungen bis heute auf den Patienten – auf seine Gedanken, Gefühle und auf sein Verhalten – auswirken.

Herr Stubenrausch kann passend die Parallele zu seiner Frau ziehen (Video 1.2: ab 10:42). Heute würde er ihr nie etwas sagen, wenn er wütend sei – aus Angst vor Ablehnung. Auch der Analogschluss zu einer Restaurantsituation ist nachvollziehbar: Wenn er einem Kellner sagen würde, dass etwas nicht in Ordnung sei, hätte er Angst, dass dieser sich umdrehen und gehen würde – genauso wie seine Mutter sich früher immer umgedreht hätte und gegangen sei. Schließlich zieht die Therapeutin an dieser Stelle auch die Parallele zur Therapie (Video 1.2: 11:41): Während der bisherigen gemeinsamen Zeit sei ihr aufgefallen, dass Herr Stubenrausch emotionslos über sehr traurige Dinge berichtet habe. Um den Patienten nun zum Formulieren der Prägung zu bringen, stellt sie ihm konkret die Frage (Video 1.2: ab 11:59): »Welche Prägung ist durch Ihre Mutter entstanden?« Herr Stubenrausch kann nun formulieren: »Ich kann keine Emotionen zeigen.« Hilfreich ist es, wenn auch der Grund mit in der Prägung auftaucht, weshalb die Therapeutin nach seiner Befürchtung fragt. Die finale Prägung, die Herr Stubenrausch formuliert, lautet dementsprechend: »Ich kann keine Emotionen zeigen, weil ich dann abgelehnt werde.« Derartige Nachfragen müssen bei einfach strukturierten Patienten nicht erfolgen, sodass auch sehr einfache kurze Sätze Prägungen sein können (z. B.: »Heulen darf ich nicht.«). Jeder Mensch formuliert somit seine individuellen Prägungen, weshalb dies eine individualisierte Strategie ist.

Weitere Explorationen. Nachdem eine Person in dieser Weise exploriert und die Prägung formuliert wurde, werden dementsprechend auch die anderen Bezugspersonen der Liste nacheinander exploriert.

Im Video 1.2 ist noch die Exploration des Vaters zu sehen (Video 1.2: ab 13:33). Durch Herrn Stubenrauschs Bericht wird schnell deutlich, dass der Vater – insbesondere im Vergleich zur Mutter – eine positive Bezugsperson war: Er sei für ihn da gewesen, habe sich für ihn interessiert und ihm Sachen gezeigt. Bei ihm habe er emotionale und körperliche Nähe erleben können. Wenn solch eine positive Bezugsperson stirbt, ist dies besonders dramatisch und kann traumatisierende Spuren hinterlassen – wie es auch bei Herrn Stubenrausch der Fall ist. Daher fragt die

Therapeutin recht schnell: »Wie haben Sie dann seinen Tod erlebt?« (Video 1.2: 15:25). Herr Stubenrausch erzählt: »Er war plötzlich weg (...). Er hat mich allein gelassen, (...) ich musste dann alles selber machen. (...) Bis heute fühle ich mich allein. Im Prinzip bin ich allein.« Hier stellt er schon selbst den Bezug zur Gegenwart her: Das Gefühl »allein zu sein« kennt er bis heute. Da Herr Stubenrausch im weiteren Verlauf Schwierigkeiten zeigt, die Prägung selbst zu formulieren, hilft ihm die Therapeutin durch das Formulieren eines ersten Satzteils (Video 1.2: ab 17:52):

»Ich möchte Ihnen beim Finden der Prägung helfen, denn das ist wirklich schwer. Ich werde jetzt einen Satz?beginnen und Sie können versuchen, ihn zu vervollständigen: ›Weil ich diesen Vater hatte, der zuerst für mich da war und dann plötzlich verstorben ist, ist es so, dass ich bis heute ...‹«

Hier kann Herr Stubenrausch ergänzen: »... mich allein fühle, alles selbst regeln muss, immer kämpfen muss.«

Letztlich formuliert er folgende Vater-Prägung: »Beziehungen sind nicht von Bestand. Ich bin alleine und ich muss mich durchkämpfen.«

Die Exploration vom Bruder und der Ehefrau ist nicht auf dem Video. Zusammengefasst berichtet Herr Stubenrausch über seinen Bruder, dass es stets sein Wunsch gewesen sei, einen mutigen, beschützenden Bruder zu haben. Sein Bruder sei aber ebenfalls sehr schüchtern und ängstlich gewesen. Beide seien von anderen Kindern in der Straße und später auch in der Grundschule »gemobbt« worden. Abwechselnd sei entweder sein Bruder oder er verprügelt worden, wobei der eine dem anderen nicht habe helfen können. Er habe dadurch früh gelernt, dass er schutzlos sei und sich nicht wehren könne. Das »gemeinsame Leid« hätte sie jedoch auch verbunden. Jedoch habe sich sein Bruder im Verlauf immer mehr verschlossen. Gerade weil sie sich aber in ihrem Wesen sehr ähnlich gewesen seien, habe er trotzdem immer eine Nähe gespürt. Daher sei es für ihn auch besonders schlimm und tragisch gewesen, dass sich der Bruder im Alter von 33 Jahren suizidiert habe. Seitdem habe er allerdings noch intensiver das Gefühl, keinen Verbündeten mehr zu haben und alles allein aushalten zu müssen. Die Prägung sei daher einerseits das aus der Kindheit bis heute überdauernde Gefühl, sich nicht wehren zu können und anderseits die Verstärkung der anderen Prägung: alles allein aushalten zu müssen.

Seine Ehefrau habe er im Alter von 34 Jahren kennengelernt. Da beide sehr ähnliche Interessen – z. B. die Liebe zur Musik und zur Natur – hätten, würden sie sehr harmonisieren. Sie sei, abgesehen vom älteren verstorbenen Bruder, auch der einzige Mensch, zu dem er eine gewisse Nähe spüre. Sie sei mit ihm zwar durch viele Tiefen gegangen, doch habe er ihr auch nie seine Probleme wirklich anvertraut, geschweige denn vor ihr geweint. Zudem wäre sie sehr oft nicht da, weil sie extrem viel arbeite und auch oft Dienstreisen mache. Daher fühle er sich trotz Nähe oft allein, was er auch als Prägung festhalten möchte.

Die genannten Prägungen erfüllen die Voraussetzungen von CBASP, sind somit adhärent:

- Es werden vier prägende Bezugspersonen gelistet (von maximal 6).
- Es wurde jeweils nur eine Prägung pro Bezugsperson formuliert (von maximal 2).

- Die Prägung ist im Präsens formuliert.
- Die Bezugsperson selbst taucht in der Prägung nicht mehr auf.

Durch unsere eigene therapeutische und supervisorische Arbeit haben wir bemerkt, dass es sich bei den meisten CBASP-Patienten als hilfreich erweist, während oder nach der Formulierung der Prägungen nach den heutigen Konsequenzen zu fragen. Dadurch wird genau herausgearbeitet, wie sich die Prägungen auf das Erleben und Verhalten im Hier und Jetzt genau auswirken. Diese Konsequenz lässt sich anschaulich durch einen Nebensatz der Prägung anfügen, welcher mit »daher« beginnt. Diese ergänzten Prägungen von Herrn Stubenrausch sind in Tabelle 4.3. dargestellt.

Tabelle 4.3 Liste prägender Bezugspersonen mit Übertragungshypothesen von Herrn Stubenrausch (ergänzt durch die Konsequenzen, in kursiv)

Prägende Bezugsperson	Prägung (kausale Schlussfolgerung)
(1) Mutter	Ich kann keine Emotionen zeigen, weil ich dann abgelehnt werde, *daher zeige ich keine negativen Emotionen mehr.*
(2) Vater	Beziehungen sind nicht von Bestand: Ich bin alleine und muss mich durchkämpfen, *daher lasse ich mich auf keine Beziehungen mehr ein (Ausnahme: Frau).*
(3) Bruder	Ich kann mich nicht wehren und muss alles allein aushalten, *daher wehre ich mich nicht mehr.*
(4) Ehefrau	Es gibt zwar Nähe für mich, aber letztlich fühle ich mich allein, *daher ziehe ich mich zurück.*
Übertragungshypothesen Wenn ich mich auf Fr. Brakemeier / die Therapie einlasse, dann wird sie mir nicht helfen können und mich allein lassen, *daher mache ich Probleme mit mir allein aus.* Wenn ich in der Therapie negative Emotionen zeige, dann wird Fr. Brakemeier mich ablehnen, *daher nehme ich mich zurück und weine nicht mehr.*	

Herr Stubenrausch konnte so noch besser den Zusammenhang zwischen seinen Prägungen und den heutigen Problemen (z. B. negative Emotionen wie Trauer oder Wut zu unterdrücken, Rückzug und sich nicht wehren können) erkennen.

An dieser Stelle sei darauf hingewiesen, dass auch zwei Prägungen pro Bezugsperson formuliert werden können, wenn diese zwei unterschiedliche Bereiche betreffen, welche beide für den Patienten bis heute relevant sind. Beispielsweise berichtete ein Patient über seine Oma: Bei ihr bin ich groß geworden. Sie war ein liebevoller Mensch und hat alles für mich getan. Allerdings wurde sie immer seltsamer, was ich zuerst gar nicht einordnen konnte. Sie hatte nämlich eine Demenz, die sehr schnell fortschritt. Eines Tages kam sie ins Pflegeheim und ich ins Kinderheim. Seitdem habe ich große

Verlassenheitsängste. Ich habe jedoch auch immer wieder Wutanfälle – möglicherweise gibt es da auch einen Zusammenhang?

Im Verlauf der Exploration konnte der Patient folgende beide Prägungen resultierend aus der Beziehungserfahrung mit der Oma formulieren:

Ich habe Angst, verlassen zu werden, allein da zu stehen und niemanden zu haben, daher tue ich alles dafür, dass mein Partner mich nicht verlässt.

Ich bin wütend, weil ich mich nicht wehren kann (Opfer wider Willen), daher habe ich schnell Wutanfälle, wenn ich befürchte, dass etwas für mich ungerecht läuft.

Unter www.beltz.de sind die Arbeitsblätter für die Liste prägender Bezugspersonen einschließlich der Übertragungshypothesen sowie die hilfreichen Fragen zur Exploration der Prägungen (AB 1) zu finden. AB 1

Übertragungshypothesen. Schließlich leiten die Therapeuten aus den Prägungen Übertragungshypothesen ab (Videobeispiel 1.3). Gerade im Anfangsstadium des Erlernens von CBASP bietet es sich an, dass sich Therapeuten nach der Exploration der Prägungen im Rahmen einer Supervision zunächst folgende Fragen stellen:

- Was ist das Wichtigste, was ich meinem Patienten für sein Leben mitgeben möchte (durch unsere Beziehung), über was er zu Beginn der Behandlung nicht verfügte? *(Auf Englisch: What do you want to add to this personś life?)*
- Wie könnte der Patient seine bisherigen (destruktiven) interpersonellen Erwartungen und Verhaltensmuster auf die Therapie und auf mich übertragen?
- Welche Befürchtungen hat er, wie ich in für ihn schwierigen / emotionalen Situationen reagieren könnte?
- Welche emotionalen Brennpunkte (»Hot Spot«) können zwischen mir und dem Patienten entstehen?
- In welchem der vier Bereiche (Nähe / Intimität, Emotionale Bedürfnisse, Negative Affekte, Scheitern / Versagen) wird der Patient wohl am ehesten vermeiden? In welchem hat er die größten Defizite / Probleme, die sich auf die therapeutische Beziehung auswirken könnten.

Als Orientierung für die individuellen Übertragungshypothesen dienen folgende Formulierungen (Beispiele mit einer weiblichen Therapeutin):

- **Nähe und Intimität.** »Wenn ich meiner Therapeutin nahe komme, dann wird sie ...«
- **Emotionale Bedürfnisse.** »Wenn ich gegenüber meiner Therapeutin persönliche Bedürfnisse äußere, dann wird sie ...«
- **Negative Affekte.** »Wenn ich meiner Therapeutin gegenüber negative Gefühle zeige, dann wird sie ...«
- **Fehler machen / Scheitern.** »Wenn ich während unserer therapeutischen Arbeit einen Fehler mache, dann wird sie ...«

In dem ersten Satzteil, welcher immer mit ›wenn‹ beginnen sollte, wird also das für den Patienten schwierige bzw. emotionale Verhalten festgehalten (der sogenannte Hot Spot). In dem zweiten Satzteil, welcher mit ›dann‹ sich anschließt, wird die Befürchtung des Patienten, wie der Therapeut auf ihn reagiert, formuliert. Um die entscheidende Übertragungshypothese zu finden, ist es hilfreich, sich alle Prägungen in der

Zusammenschau anzuschauen. Übertragungsbereiche sind entweder die, welche ›ins Auge springen‹, da sie sich bereits während der ersten Therapiestunden reinszeniert haben (z. B., dass Herr Stubenrausch auch in der Therapie nicht weint beim Bericht über so traurige Ereignisse wie den Tod seines Vaters). Oder es ist der Bereich, welcher sich wie ein roter Faden durch die Prägungen zieht (z. B. bei Herrn Stubenrausch das Thema allein zu sein). Nachdem der Therapeut also zunächst im Rahmen einer Super- oder Intervision mögliche Übertragungshypothesen generiert hat, führt er den Patienten in diese Thematik ein. Die Grundidee der Übertragungshypothese kann Patienten wie folgt näher gebracht werden:

»Die Übertragungshypothese ist wie eine Befürchtung, die häufig unbewusst ist, aber mit der Sie aufgrund Ihrer bisherigen Beziehungserfahrungen durchs Leben gehen. Jeder Mensch funktioniert ja so, auch ich. Wir tragen unsere Beziehungserfahrungen in uns, die uns mehr oder weniger bewusst durchs Leben führen. Was haben Sie wohl für Befürchtungen bezogen auf unsere therapeutische Beziehung? Was könnte auch zwischen uns schwierig werden, wenn Sie Ihre Prägungen anschauen?«

Auch die Therapeutin von Herrn Stubenrausch führt die Übertragungshypothese ähnlich ein (Video 1.3, ab Beginn). Danach kann Herr Stubenrausch direkt seine Befürchtung benennen: »Ich glaube nicht, dass mir jemand helfen kann, weil ich allein bin und allein durch alles muss. Und im Grunde meines Herzens glaube ich, dass auch Sie mir nicht helfen können.« Hier steigt die Therapeutin ein, um dem Patienten aufzuzeigen, wie in CBASP Übertragungshypothesen formuliert werden (Video 1.3: 01:44):

»Wenn ich Ihnen helfen kann, beginne ich wieder einen ersten Satzteil zu formulieren: ›Wenn ich mich auf meine Therapeutin / die Therapie einlasse, dann ...‹«

Herr Stubenrausch kann ergänzen: »... wird sie mir nicht helfen können und mich allein lassen.« Zudem bringt er selbstständig aufgrund seiner bisherigen Therapieerfahrungen eine weitere Befürchtung ein (Video 1.3: 03:04): Er wisse, dass er Emotionen zeigen müsse – was er nicht könne. Der Zusammenhang zu der Prägung durch seine Mutter liegt hier auf der Hand und wird von der Therapeutin aufgezeigt. Daher können die Therapeutin und der Patient gemeinsam folgende zweite Übertragungshypothese formulieren: »Wenn ich negative Emotionen zeige, dann wird meine Therapeutin mich ablehnen (innerlich die Augen verdrehen).«

Die Therapeutin beendet diesen »Eröffnungsteil« der CBASP-Therapie (Video 1.3: ab 05:28-Ende), indem sie betont, dass diese Prägungen und Übertragungshypothesen die Basis für die Therapie seien, auf welche sie höchstwahrscheinlich zurückkommen werden.

Analog dem Vorgehen bei den Prägungen, empfehlen wir auch bei den Übertragungshypothesen, die Konsequenz für das konkrete Verhalten in der Therapie zu benennen. Im Fall von Herrn Stubenrausch liegt es auf der Hand:

- Wenn ich mich auf Fr. Brakemeier / die Therapie einlasse, dann wird sie mir nicht helfen können und mich allein lassen, *daher mache ich Probleme mit mir allein aus.*
- Wenn ich in der Therapie negative Emotionen zeige, dann wird Fr. Brakemeier mich ablehnen, *daher nehme ich mich zurück und weine nicht mehr.*

Sollten Patienten nicht von selbst auf die Übertragungsbereiche kommen, empfehlen wir, dass der Therapeut basierend auf der bisherigen Exploration dem Patienten Vorschläge unterbreitet, um zu vermeiden, dass dieser sich hilflos, dumm und überfordert fühlt. Wie das nachfolgende Beispiel zeigt, ist es hierbei wichtig, verschiedene Formulierungen vorzuschlagen, um Suggestionen zu vermeiden:

»Ich stelle mir gerade vor, wie es für Sie war, mit dieser Mutter aufzuwachsen. Könnte es da nicht sein, dass in etwa solch eine Prägung entstanden ist: Für mich ist niemand da. Oder: Meine Bedürfnisse sind nicht wichtig. Oder: Ich muss immer funktionieren. Oder: Ich darf nicht weinen, ich darf keine Gefühle zeigen ... Überprüfen Sie diese Sätze mit Ihren heutigen Gefühlen und Gedanken. Stimmt da was überein? Sagen Sie es bitte nochmal mit Ihren Worten ...«

Bei schwer traumatisierten Patienten können Therapeuten ihr Vorgehen und das Tempo auf die Bedürfnisse des Patienten anpassen: Hier erscheint ein empathisches, behutsames, langsames Vorgehen unter Nutzung von Validierungsstrategien und Selbstoffenbarungen (positives DPE, vgl. Kap. 4.2.5) oft angebracht: »Ich merke, dass mich Ihre Schilderungen sehr berühren, traurig machen, etc. Ich bemerke aber auch, dass ich froh bin, dass Sie mir all das anvertrauen. Ich kann Sie jetzt schon viel besser verstehen und spüre auch mehr Nähe und Vertrauen zwischen uns. Sie auch? ...« Wenn Patienten in dieser frühen Phase der Therapie noch nicht über ein Trauma sprechen möchten, ist es hilfreich, sehr fokussiert und vergleichsweise schnell die Prägung zu erarbeiten. Dabei muss nicht im Detail das Trauma beschrieben werden. Der Fokus liegt bei den Prägungen ja auf den Spuren, welches das Trauma im weiteren Leben bis heute hinterlassen hat. Dieses eher stabilisierende Vorgehen entlastet derart traumatisierte Patienten. Wie in CBASP mit Traumata im Sinne der Posttraumatischen Belastungsstörung (PTBS) umgegangen werden kann, wird im Kapitel 6 beschrieben.

Im Vergleich zur klassischen Psychoanalyse wird die Übertragungshypothese also früh in der Therapie proaktiv eingeführt (»Was könnte auch zwischen uns passieren? Was sind Ihre Beziehungserwartungen oder Befürchtungen an mich?«) und transparent formuliert.

Die Liste prägender Bezugspersonen einschließlich der Übertragungshypothesen dienen als Fallkonzept in CBASP. Basierend darauf versucht der Therapeut in Folge, heilsame korrigierende Beziehungserfahrungen bezüglich der negativen Prägungen und Übertragungen zu ermöglichen, was durch das Disziplinierte Persönliche Einlassen und die Interpersonellen Diskriminationsübungen erreicht wird.

4.2.3 Kiesler-Kreis

Einschätzung des Kiesler-Kreis-Profils. Nach Fertigstellung der Liste prägender Bezugspersonen und dem Aufstellen der Übertragungshypothesen wird der Kiesler-Kreis in die Therapie eingeführt. Dieses interpersonelle Kreismodell zur Einschätzung des sogenannten Stimuluscharakters eines Menschen bzw. der Stimuluscharaktere von zwei Partnern wurde vom amerikanischen Psychologen Donald J. Kiesler (1983) entwickelt. Statt des Terminus Stimuluscharakter sprechen wir gegenüber den Patienten vom Kiesler-Kreis-Profil, da dieser Begriff von Patienten besser verstanden und angenommen wird. Er bezeichnet die verdeckte emotionale, kognitive oder verhaltensbezogene Reaktion, die eine Person bei anderen Menschen »hervorruft«.

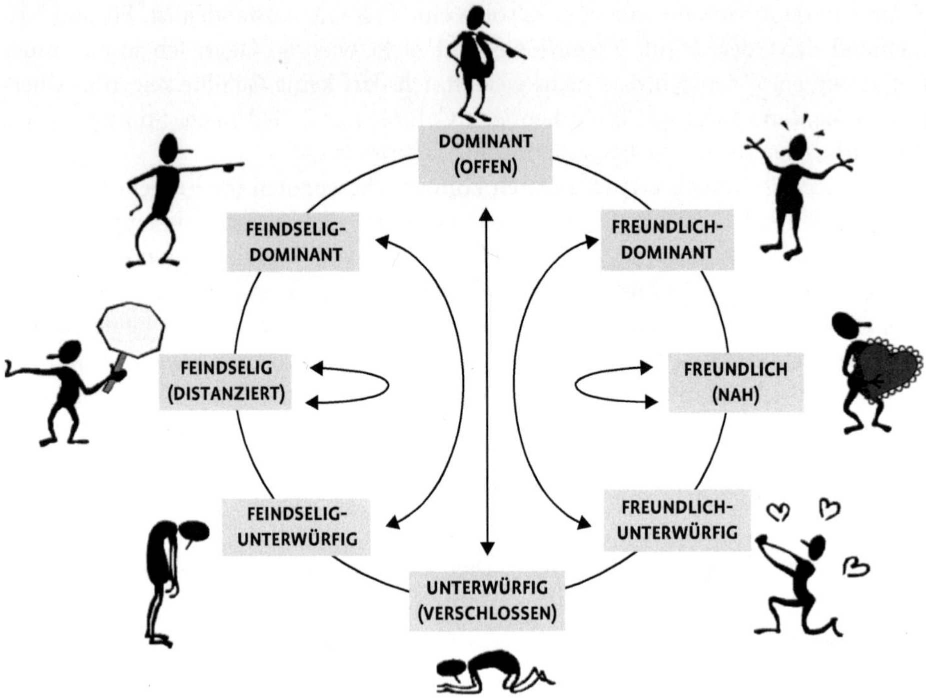

Abbildung 4.5 Der Kiesler-Kreis

Es ist sinnvoll, den Patienten den Kiesler-Kreis – wie in Abbildung 4.5 dargestellt – auf einer Flip-Chart oder einem Arbeitsblatt vorzustellen (nach Brakemeier et al., 2012):

»Ich möchte Ihnen nun ein Modell vorstellen, an dem wir uns gut verdeutlichen können, wie Sie auf andere Menschen wirken bzw. wie andere Menschen auf Sie wirken. Anstatt Wirkung kann man auch Stimuluscharakter oder Kiesler-Kreis-Profil sagen. Dies ist nämlich der sogenannte Kiesler-Kreis, der so heißt, weil der Psychologe Kiesler dieses Modell für zwischenmenschliche Beziehungen entwickelt hat. Beim Kreis gibt es zwei Hauptachsen. Auf der waagerechten Achse ist abgebildet, wie viel Nähe der betreffende Mensch ausstrahlt. Auf der rechten Seite der Pol Freundlichkeit, auf der linken Seite der Pol Feindseligkeit. Statt Feindseligkeit können wir auch von Distanz sprechen, statt Freundlichkeit auch von Nähe. Diese wird auch als die Achse der Zugehörigkeit bezeichnet. Die zweite senkrechte Hauptachse spiegelt wider, wie sehr die Beziehung kontrolliert wird bzw. wie offen man sich zeigt. Hier steht oben dominant, was im Sinne Kieslers viel mit Offenheit zu tun hat. Im unteren Fall finden

Sie das Wort submissiv, was auch als verschlossen bezeichnet werden kann. Neben diesen vier Hauptdimensionen sehen Sie vier weitere Dimensionen, welche jeweils Mischformen der vier Hauptdimensionen darstellen.«

Im Videobeispiel 1.4 stellt die Therapeutin Herrn Stubenrausch den Kiesler-Kreis ausführlicher anhand von Demonstrationen vor, wobei sie versucht, den Patienten interaktiv mit einzubeziehen.

Auf die Formulierungen achten. An dieser Stelle soll noch betont werden, dass wir die Erfahrung gemacht haben, dass Patienten den Kreis besser annehmen und damit arbeiten können, wenn die vier Oberbegriffe Nähe vs. Distanz (zusätzlich zu freundlich vs. feindselig) und Offenheit vs. Verschlossenheit (zusätzlich zu dominant vs. unterwürfig) verwendet werden. Vor allem der Begriff feindselig wird von Patienten schwer angenommen. Auch der Begriff dominant, der als neutral bewertet werden sollte, hat im deutschsprachigen Raum eine eher negative Konnotation.

Aktion erzeugt Reaktion. Zudem werden Patienten darauf aufmerksam gemacht, dass die Pfeile im Kreis einen Hinweis darauf geben, wie andere Menschen typischerweise auf ein bestimmtes Verhalten (eine Aktion) reagieren. Kiesler bezeichnet dies als komplementäre Reaktionstendenzen, d. h. wie wir uns in sozialen Situationen anderen gegenüber mit hoher Wahrscheinlichkeit verhalten, was auch durch den Begriff »Zugkraft« sehr anschaulich beschrieben werden kann. Im Video 1.4 demonstriert die Therapeutin beispielsweise direkt, dass Freundlichkeit Freundlichkeit auslöst, da sie durch ihr Lächeln auch ein Lächeln bei Herrn Stubenrasch bewirkt (Video 1.4: 01:00-01:34). Zudem erarbeiten beide gemeinsam, dass ein feindseliges Zuschlagen dazu führen kann, dass andere sich auch aktiv wehren – was die Verhaltenstendenz »Feindseligkeit löst Feindseligkeit aus« verdeutlicht (Video 1.4: 01:35-02:03). Im Anschluss führt sie die Begriffe Nähe und Distanz ein.

Therapeutin: »Wenn ich mich distanziere, muss ich mich auch nicht wundern, wenn andere mir auch distanziert begegnen« (Video 1.4: 02:26-02:36). Danach erläutert sie die senkrechte Achse (Video 1.4: ab 02:27; hier unterläuft der Therapeutin ein Fehler, da sie die senkrechte Achse als horizontale Achse bezeichnet). Herr Stubenrausch merkt zu Recht an, dass dominantes Verhalten eher negativ sei (03:02), woraufhin die Therapeutin gut den Begriff »offen« einführen kann. Schließlich veranschaulicht sie durch Demonstrationen in Interaktion mit Herrn Stubenrausch die oberen drei Dimensionen (Video 1.4: 03:25-04:28):

- Dominant (neutral): »Herr Stubenrausch, unsere Stunde ist jetzt vorbei.«
- Freundlich-Dominant: »Mensch, die Stunde ist wieder so schnell verflogen. Ich hab' es selbst gar nicht mitbekommen. Wir müssen jetzt leider aufhören, weil die Stunde vorbei ist. Tut mir auch echt leid, aber nächstes Mal fangen wir genau hier wieder an.«
- Feindselig-Dominant: »Klappe zu und raus.« »Stunde aus. Gehen Sie.«

Als die Therapeutin auf die Tendenz hinweist, dass Dominanz eher Submissivität und Submissivität eher Dominanz auslöst bzw. triggert, wirft Herr Stubenrausch sofort ein, dass ihm dies immer passiere (Video 1.4: 04:47). Da die Therapeutin direkt nachfragt, in welchen Situationen ihm das passiere, zieht er eine Restaurant-Situation heran (Video 1.4: 04:52-05:23): »Ich würde mich da nie beschweren und esse halt meine versalzene Suppe oder trinke meinen verkorkten Wein. Und natürlich lacht sich der Kellner ins Fäustchen, dass er endlich seinen schlechten Wein losgekriegt hat. Mit mir kann man es ja machen. (...) Und das passiert mir ständig, bei der Arbeit auch. Mit mir kann man es ja machen ...« (Die Situationsanalyse im Video 1.5 (s. a. Abschn. 4.2.4) untermauert diese Aussage, weil er sich in dieser Situation tatsächlich sehr submissiv-feindselig gegenüber seinem eher dominant-feindseligen Chef verhält.)

Nachdem der Kiesler-Kreis in dieser Art eingeführt wurde, kann der Therapeut seinen Patienten bitten, sich selbst einzuschätzen:

»Was meinen Sie, wo stehen Sie im Kreis? Sind Sie eher ein Mensch, der viel Nähe zu anderen zulassen kann, oder eher jemand, der auf Distanz zu anderen Menschen geht bzw. distanziert wirkt? Und sind Sie eher ein Mensch, dem es leichtfällt, offen über sich zu sprechen, oder sind Sie eher ein verschlossener Mensch?«

Die meisten chronisch depressiven Patienten ordnen sich als distanziert-verschlossen ein, also bei feindselig-submissiv. Einige räumen jedoch auch ein, dass sie manchmal Leute vor den Kopf stoßen oder Wutanfälle haben, was der feindselig-dominanten (distanziert-offenen) Dimension entspricht.

Auch die Therapeutin lässt Herrn Stubenrausch sich selbst im Kreis einordnen (Video 1.4: 05:37-06:15), woraufhin er entgegnet: »Ach, das wär' schön, wenn ich Nähe herstellen könnte. Aber das ist ja gerade das Problem.« Er ordnet sich passend bei feindselig-submissiv im Sinne von distanziert-verschlossen ein. Danach stellt die Therapeutin eine weitere wichtige Frage (ab 6:15 bis Ende): »Können Sie sagen, wo Sie vielleicht in der Therapie durch meine Unterstützung hinkommen möchten im Kreis?« Herr Stubenrausch: »Nähe will ja jeder. Und offen was zu sagen und durchzusetzen wird zwar eh nie klappen, aber wäre schön.« Daher hält die Therapeutin fest, dass er sich als Ziel vor allem in Richtung »freundlich-dominant« verändern möchte, und weist ihn darauf hin, dass dabei insbesondere die Situationsanalyse hilft, das Kiesler-Kreis-Profil zu verändern.

IMI Fragebogen. Das Impact Message Inventory (Kiesler & Schmidt, 1993; deutsche Übersetzung IMI-R; Caspar, 2002) erfasst genau das soeben beschriebene Kiesler-Kreis-Profil von Personen im interpersonellen Kontext. Der Fragebogen ist ein Fremdbeurteilungsinstrument, da eine Person (z. B. der Therapeut) diesen für eine zweite Person (z. B. den Patienten) ausfüllt. Wenn dies auch vice versa geschieht, lassen sich die Kiesler-Kreis-Profile beider Personen im Kreis einzeichnen. Basierend auf dem interpersonellen Kreis nach Kiesler (1983) erfasst der IMI-R Verhaltenstendenzen in acht Dimensionen auf einer vierstufigen Skala, welche nach Auswertung im Kreismodell abgebildet werden können. Sinnvoll erscheint es, den IMI zu Beginn der CBASP-Therapie, in der Mitte und am Ende einzusetzen.

Auch Herr Stubenrausch und seine Therapeutin haben den IMI füreinander nach der ersten Sitzung ausgefüllt. Die Abbildung 4.6 gibt das Resultat beider Auswertungen wieder. Entsprechend seiner Selbsteinschätzung, nimmt auch die Therapeutin Herrn Stubenrausch nach der ersten Sitzung vor allem verschlossen und distanziert wahr und noch wenig offen und nah. Komplementär hierzu wird die Therapeutin von Herrn Stubenrausch vor allem nah und offen wahrgenommen. Therapeuten sollten sich an dieser Stelle nicht wundern, wenn sie relativ hohe Werte bei der Dimension Dominanz bekommen, da sie in der ersten Sitzung die Therapie ja auch klar strukturieren und den Patienten immer wieder fokussieren sollen. Durch eine offene und möglichst freundliche Art »kontrolliert« der Therapeut in gewisser Hinsicht den Prozess, was sich meist im Patienten-IMI wiederspiegelt.

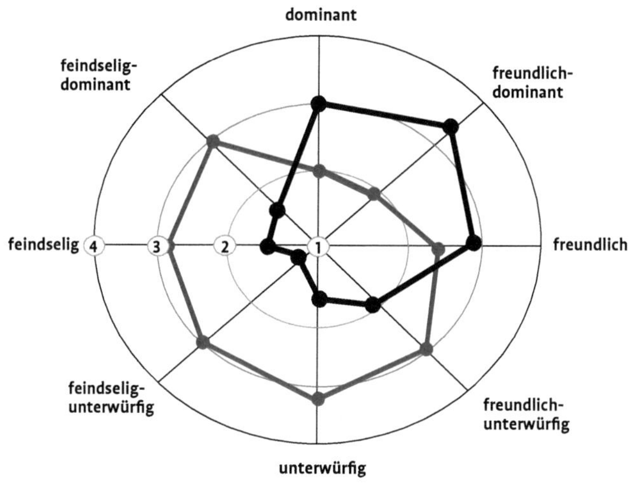

Abbildung 4.6 IMI Auswertung (Kiesler & Schmidt, 1993; deutsche Übersetzung IMI-R; Caspar, 2002): Ergebnisse der Einschätzung der Therapeutin von Herrn Stubenrausch (graue Linie) und von Herrn Stubenrausch über seine Therapeutin (schwarze Linie) bezogen auf die Dimensionen des Kiesler-Kreises

Übersicht

Zusammengefasst lassen sich der IMI Fragebogen und der Kiesler-Kreis für folgende Situationen und Strategien nutzen (nach Brakemeier et al., 2012):

IMI Fragebogen

- Durchführung in der Anfangsphase vom Therapeuten für Patienten und vice versa zur Beantwortung der Fragen: Wo stehen Sie / wir derzeit und wo wollen Sie / wir im Kreis hin?
- Hilfen für Therapeuten: Vermeiden der spontanen, automatischen, menschlichen Reaktion bei feindseligen und / oder unterwürfigen Verhaltensweisen des Patienten ebenfalls feindselig oder zu dominant zu reagieren (»Dominanzfalle«, vgl. McCullough, 2000).
- Reflexion des IMIs in der Mitte und am Ende der Therapie: Was ist passiert? Sind wir damit zufrieden? Was sollte sich ggf. noch ändern?

- Erstellung und Durchführung des Kiesler-Kreises bezüglich anderer wichtiger Bezugspersonen, insbesondere von einem Paar bei schwierigen Paarkonstellationen. Die Auswertung der IMI eines Paares kann ein Paargespräch hilfreich unterstützen.

Kiesler-Kreis

- Während der Durchführung von Situationsanalysen (im dritten Schritt der Explorationsphase und beim zweiten Schritt der Lösungsphase; s. Abschn. 4.2.5)
- In interaktionell schwierigen Situationen: Hier können Therapeuten die Patienten fragen: Was meinen Sie, wie wirken Sie gerade im Kiesler-Kreis auf mich? Das Reflektieren über das Kiesler-Kreis-Profil hilft den Patienten häufig, mit den Therapeuten gemeinsam herauszufinden, warum sie gerade z. B. feindselig-dominant wirken und warum andere Personen entsprechen reagieren, um anschließend diesen schwierigen Interaktionsstil zu verändern.
- In Situationen des disziplinierten persönlichen Einlassens (vgl. Abschn. 4.2.5): Therapeuten sollten sich beim kontrolliert-persönlichen Einlassen stets über den Stimuluscharakter bewusst sein, welchen Patienten für sie haben, um eine komplementäre Reaktionsweise zu vermeiden. Im Fallbeispiel reagiert die Therapeutin auf einen feindselig-dominanten Beziehungsstil des Patienten nicht feindselig-submissiv, sondern spiegelt ihm authentisch die ausgelösten Emotionen. Durch dieses authentische persönliche Einbringen der Therapeutin wird kontinuierlich maladaptives Verhalten, welches für Patienten im Alltag destruktive Konsequenzen hat, modifiziert.
- Zur Reflektion des eigenen Verhaltens: Therapeuten geraten in der Arbeit mit sehr verschlossenen und distanzierten Patienten mitunter in die sog. »Dominanzfalle«. Hierunter ist ein direktives Verhalten auf Seiten des Therapeuten gemeint, in der die Gestaltung der Sitzungen durch die Ideen des Therapeuten dominiert wird. Unter Berücksichtigung der komplementären Reaktionen des Kiesler-Kreises, nach denen dominantes Verhalten verschlossenes Verhalten bedingt und umgekehrt, verhindert der Therapeut hierdurch das Öffnen seines Patienten. Vielmehr verfestigen sich beide in ihren Kiesler-Kreis-Positionen. Es ist daher wichtig und notwendig, dass Therapeuten auch ihr eigenes Verhalten kontinuierlich reflektieren.
- In Gruppentherapien, welche speziell auf dem Kiesler-Kreis basieren. In Kapitel 6 wird diese Gruppentherapie, das Kiesler-Kreis-Training (KKT) näher beschrieben, wobei mittlerweile ein Buch einschließlich Manual für das KKT existiert (Guhn et al., 2019a).

AB 2

Das übergeordnete Ziel bei der Nutzung des Kiesler-Kreises besteht darin, dass der Patient eine interpersonelle Flexibilität erreicht und interpersonelle Rigidität bzw. Extremität überwindet.

Ein Arbeitsblatt zum Kiesler-Kreis (AB 2) ist unter www.beltz.de zu finden.

Selbsterfahrung

Da der Kiesler-Kreis und der IMI ursprünglich nicht explizit für den klinischen Kontext, sondern für interpersonelle Beziehungen im Allgemeinen entwickelt wurden, lassen sich beide Strategien auch gut im Rahmen von Selbsterfahrungen nutzen. Beispielsweise kann der interessierte Leser überlegen, welchen Stimuluscharakter (also welches Kiesler-Kreis-Profil) er in vielen Situationen hat und ob er mit seiner Wirkung zufrieden ist oder diese auch ändern möchte. Wenn Sie als CBASP-Therapeut arbeiten möchten, sollten Sie auf Patienten primär freundlich-dominant und freundlich wirken, jedoch bereit sein, die ganze Bandbreite ihrer Gefühle den Patienten in einer disziplinierten Weise zu zeigen (vgl. DPE, Abschn. 4.2.5).

Zudem lässt sich der IMI natürlich gut wechselseitig in privaten Beziehungen wie zum Beispiel einer Paarbeziehung füreinander ausfüllen. Wir empfehlen, die Auswertung in Ruhe gemeinsam zu erstellen und zu besprechen.

4.2.4 Situationsanalyse

Die zentrale Technik in CBASP ist die Situationsanalyse (SA), welche den kognitiv-verhaltenstherapeutischen Techniken zuzuordnen ist. Zentral ist diese Strategie, weil sie zwischen 60-80 Prozent der gesamten CBASP-Therapiezeit in Anspruch nehmen sollte. Die Patienten sollen diese Technik am Ende ohne therapeutische Hilfe »beherrschen« und so auch nach ihrer Therapie weiter für sich anwenden, da diese Anwendung einen großen Anteil am Behandlungserfolg hat und zusätzlich rückfallpräventiv wirkt (DiSalvo & McCullough, 2002; Manber et al., 2003; McCullough, 2010, McCullough et al., 2010; Santiago et al., 2005; Klein et al., 2011; vgl. Abschn. 2.1).

Die Situationsanalyse ist eine strukturierte, mehrstufige interpersonelle Problemlöseaufgabe bzw. eine funktionale Situation-Reaktion-Konsequenz-Technik, welche ihre Wurzeln in der Verhaltensanalyse von Kanfer und Saslow (1969) findet (Brakemeier et al., 2012; Schweiger & Sipos, 2009). Die Aufmerksamkeit der Patienten wird während der SA auf den Umgang mit konkreten, zeitlich klar umrissenen Situationen gelenkt, wodurch das ungenaue Beobachten verbunden mit dem globalen, transsituationalen, präoperationalen Denken (z. B. »Ich erreiche eh nie, was ich will«, »Alles in meinem Leben geht schief«) allmählich aufgelöst werden soll. Zudem bekommen die Patienten durch die SA die Chance zu lernen, dass ihr Verhalten tatsächlich Konsequenzen auf die Umwelt hat (wahrgenommenen Funktionalität), wodurch sie mit Hilfe einer zunehmend geschulten Wahrnehmung mit ihrer Umwelt wieder in Verbindung treten können (vgl. Hypothese 1 im Abschn. 1.3 und CBASP Ziel 1 im Abschnitt 4.1). Als Folge werden die bei chronisch depressiven Patienten so vorherrschenden Gefühle der Hilf- und Hoffnungslosigkeit allmählich aufgelöst.

Demensprechend werden durch die SA vier Ziele verfolgt (nach Brakemeier, 2017):

(1) **Genau hinschauen.** Patienten sollen in interpersonell schwierigen Situationen lernen, genau hinzuschauen, ihre Wahrnehmung zu verbessern und Wahrnehmungsverzerrungen aufzulösen.

(2) Ziele setzen. Patienten sollen lernen, sich in sozialen Situationen Ziele zu setzen, die realistisch (erreichbar) und in ihnen verankert (von ihnen allein abhängig, durch sie allein erreichbar) sind.

(3) Ziele erreichen. Patienten sollen erkennen, dass sie durch konstruktive, auf die Situation bezogene Interpretationen und angemessenes Verhalten diese Ziele auch tatsächlich erreichen können (wahrgenommene Funktionalität).

(4) In Verbindung treten mit der Umwelt. Patienten können so erleben, dass sie – häufig entgegen ihrer Erwartung – Einfluss auf die Umwelt haben und dieser nicht hilflos ausgeliefert sind.

Negative Verstärkung nutzen. In der Situationsanalyse werden verhaltensbezogene, kognitive, interpersonelle und übende Techniken kombiniert. Zudem wird vor allem der verhaltenstherapeutische Mechanismus der negativen Verstärkung genutzt. McCullough hat diesbezüglich beobachtet, dass chronisch depressive Patienten meist kaum oder gar nicht auf positive Verstärkung reagieren. Sprich: Sie als Therapeut können diese Patienten noch so viel loben. Meist scheint das Lob an den Patienten abzuprallen, oder Sie ernten allenfalls ein müdes Lächeln dafür. Es wird vermutet, dass dies durch das »Abgetrenntsein« von der Umwelt bedingt wird (vgl. Hypothese 1, Abschn. 1.3). Wenn jedoch chronisch depressive Patienten erleben, dass durch eigene Gedanken- und Verhaltensänderungen sehr negative Gefühle, die sie häufig über Jahrzehnte hinweg begleitet haben und enormen Leidensdruck erzeugten, plötzlich abnehmen (negative Verstärkung), entstehen sogenannte Erleichterungsmomente. Diese erscheinen als der »Schlüssel« für dauerhafte Verhaltensänderungen und somit zum Weg hinaus aus der chronischen Depression. Daher wird bei der Durchführung der SA die Erhöhung des Leidensdrucks (negative Konsequenz) durch Verschärfung der Problematik in der Sitzung bewusst eingesetzt, um dann im Laufe der SA eine spürbare Abnahme des Leidensdrucks durch angemessenes Problemlösen zu erzeugen (negative Verstärkung).

Die Situationsanalyse ist insgesamt ein sehr strukturiertes Verfahren, was durch den manualisierten Ablauf verdeutlicht wird. Sie besteht aus einer

- Explorationsphase und
- einer Lösungsphase.

Während der Explorationsphase werden die individuellen interpersonellen, kognitiven und verhaltensbezogenen Pathologien der Patienten deutlich herausgearbeitet, welche während der Lösungsphase bearbeitet und so lange verändert werden, bis neue adaptive Interpretationen und Verhaltensweisen zu einem neu bestimmten gewünschten Ergebnis führen.

Im Folgenden wird die SA praxisnah unter zu Hilfenahme des Videos 1.4 von Herrn Stubenrausch und seiner Therapeutin dargestellt.

Therapeutische Haltung. Die Haltung der Therapeuten bei der SA sollte vergleichbar mit der eines Lehrers sein: eine aktiv-zugewandte, offene und empathische Beziehungsgestaltung verfolgt dabei das Hauptziel, dem Patienten die Schritte der SA einschließlich der jeweiligen Kriterien beibringen zu wollen. Dem Patienten kann dies auch transparent mitgeteilt werden:

»Sie werden bemerken, dass ich während der SA wie eine Lehrerin wirke. Ich möchte Ihnen nämlich möglichst schnell die Schritte der SA beibringen, sodass Sie mich bald nicht mehr dafür benötigen. Studien und unsere klinische Erfahrung geben Hinweise, dass Sie schneller die chronische Depression überwinden, wenn Sie die SA erfolgreich alleine durchführen können, was vermutlich auch mit einem geringeren Rückfallrisiko einhergeht.«

Diese Aussage basiert auf Studien, welche die Patient Performance Rating Form (PPRF, vgl. McCullough et al., 2000) eingesetzt haben, eine Ratingskala zur Messung, in welchem Ausmaß der Patient das Vorgehen der SA gelernt hat. PPRF-Studien geben Hinweise, dass die Durchführung von SAs einen großen Anteil am Behandlungserfolg hat, da erfolgreich behandelte Patienten die SA besser gelernt haben, die Anzahl an SAs mit dem Ansprechen korreliert und die Anzahl an erfolgreichen SAs zu einer geringeren Rückfallrate führt (z. B. Manber et al., 2003; Brakemeier et al., 2013).

Sobald Patienten den Ablauf der SA verstanden haben und eigenständig SAs durchführen, kann das freundlich-dominante Verhalten des Therapeuten vom Beginn der Therapie in eine weniger aktive Rolle verändert werden (KK: freundlich-unterwürfig). So ermuntert der Therapeut durch Eingangsfragen wie »Woran wollen Sie heute mit mir arbeiten?« oder »Wobei kann ich Ihnen heute behilflich sein?« den Patienten, selbst in eine selbstbestimmte und aktive Rolle zu wechseln, also sich in freundich-dominantem Verhalten zu üben.

I. Explorationsphase

Die Explorationsphase ist ähnlich wie das SORKC-Modell von Kanfer und Saslow (1976) bzw. das »ABC-Schema« von Albert Ellis (1955, 1962) eine Mikroanalyse, in welcher ein Problemverhalten in Zusammenhang mit seinen antezedenten und konsequenten Bedingungen in einer exemplarischen spezifischen Situation durch sechs Schritte analysiert wird. Im Unterschied zum SORKC-Modell und dem ABC-Schema stehen hier jedoch weniger intrapsychische Prozesse als vielmehr interpersonelle Aspekte im Vordergrund. Als hilfreich hat es sich erwiesen, die im Folgenden erläuterte Filmmetapher zu verwenden, um in die Explorationsphase der Situationsanalyse zu starten.

1. Schritt: Situationsbeschreibung. In diesem ersten Schritt sollen die Patienten ein problematisches, interpersonelles Ereignis (meist aus der jüngsten Vergangenheit, in seltenen Fällen bietet sich auch ein Ereignis aus der Jugendzeit oder Kindheit an) mit einem klar definierten Anfangs- und Endpunkt beschreiben. Für Patienten ist es oft hilfreich, sich diesen konkret umschriebenen Zeitabschnitt als einen Filmausschnitt vorzustellen, wobei in dem ersten Schritt nur das beschrieben werden sollte, was ein Zuschauer sehen kann. Bezogen auf die Filmmetapher wird der Patient ermutigt, als Regisseur zunächst rein deskriptiv zu beschreiben, was Zuschauer auf der Leinwand beobachte können.

Das Video der SA (Video 1.5) von Herrn Stubenrausch ist eines aus der 12. CBASP Stunde. Herr Stubenrausch beherrscht hier die SA schon recht gut, weshalb er eine vorbereitete SA mit in die Stunde bringt.

Im Rahmen der CBASP-Behandlung besteht die entscheidende Hausaufgabe darin, dass die Patienten zwischen den Therapiesitzungen möglichst Situationen erkennen, welche für SAs geeignet sind, und diese mit Hilfe des SA-Arbeitsblattes (vgl. AB 3) bereits bearbeiten. Je nach Fortschritt in der Therapie kann dies lediglich das Ausfüllen des ersten Schrittes bis hin zur kompletten selbstständigen Bearbeitung umfassen.

Im Video berichtet Herr Stubenrausch, dass er eine Situation aus dem Bereich »Arbeit« vorbereitet habe, und schildert seiner Therapeutin zunächst kurz die Situation (sein Chef übergibt ihm nach Feierabend eine ganz dringende Aufgabe, er kann sich nicht abgrenzen) samt der wichtigen Hintergrundinformationen (Freunde sind zum Essen eingeladen, Frau hat gekocht) und Konsequenzen (er ist zu spät zum Essen gekommen, alle hatten schon gegessen, Essen war kalt). Die Therapeutin merkt an, dass dies eine sehr passende Situation sei, da sie ja weiß, dass Herr Stubenrausch aufgrund seiner Prägungen mit derartigen Situationen große Probleme hat (vgl. Prägungen). Patienten berichten häufig zunächst viel ausschweifender als Herr Stubenrausch von ihren Situationen. In diesen Fällen sollte der Therapeut versuchen, den Patienten möglichst schnell zu fokussieren. Er leitet ihn dann an, im ersten Schritt genau zu berichten, was passiert ist.

Auch die Therapeutin aus dem Video lenkt Herrn Stubenrausch schnell auf diesen ersten Schritt, indem sie ihn fragt, wie er diesen ausgefüllt hat, woraufhin er ihr vorliest, was er notiert hat (Video 1.5, 1:18-1:36; vgl. auch Kasten).

Beispiel

1. Situationsbeschreibung

18 Uhr Büro. Ich sitze am Schreibtisch, Chef kommt ins Büro, wirft Mappe hin: »Heute muss unbedingt noch dieser Auftrag fertig werden. Machen Sie das noch!« Ich schlucke und sage: »Jaja«, und arbeite weiter.

Die Therapeutin gibt daraufhin Feedback (Video 1.5: 1.36-1:49), indem sie ihn lobt (»super, sehr gut«), da er alle Kriterien für diesen Schritt beachtet hat: Er hat einen klaren Anfangs- und Endpunkt gesetzt sowie die Situation rein beschreibend ohne Interpretationen und Gefühle aufgeschrieben.

Häufig möchten Patienten zu Beginn einer CBASP-Therapie viel zu lange Situationen für die SA nutzen. Bei genauer Analyse wird dann deutlich, dass es sich um eine Aneinanderreihung mehrerer kurzer Situationen handelt. In diesen Fällen ist es hilfreich, den Patienten zu fragen, welcher Moment am allerschwierigsten für ihn war. Entsprechend beginnt die Situation der SA kurz vor diesem Moment und sollte bei dem schwierigen Verhalten des Patienten enden.

2. Schritt: Interpretationen. Im zweiten Schritt werden die Patienten aufgefordert, die wichtigsten drei Interpretationen bzw. ihre drei zentralen Gedanken bezüglich der Situation zu benennen. Hilfreiche Fragen hierbei sind:

- »Wie haben Sie die Situation interpretiert (oder gelesen oder bewertet)?«
- »Welche zentralen Gedanken schossen Ihnen durch den Kopf (Video 1.5: 1:50)?«

Die Interpretationen, um die es hier also geht, sind Gedanken in Form von Bewertungen, die den Patienten in der Situation möglichst wortwörtlich »durch den Kopf schießen«. Analog der Filmmetapher kann hier vom »inneren Film« gesprochen werden. Patienten bezeichnen diese Interpretationen auch gerne als »Kopfkino«. Hilfreich ist es auch, die Patienten darauf hinzuweisen, dass sie die Gedanken zeitlich einordnen können:

- »Was haben Sie jeweils ganz am Anfang, während der Situation und am Ende gedacht?«

Herr Stubenrausch hat seine drei zentralen Gedanken bereits zuhause notiert:

(1) Oh nein, heute haben wir Gäste.
(2) Meine Frau wird sauer sein.
(3) Ich kann mich eh nicht wehren, da muss ich durch.

Er kommentiert auch passenderweise, dass der letzte Gedanke »der Übliche« sei, der, der immer komme in solchen Situationen. Auch hier lobt ihn die Therapeutin für die selbstständige Durchführung und fasst zusammen, dass dies die drei zentralen Gedanken seien, die ihm durch den Kopf gingen.

3. Schritt: Verhalten. Im dritten Schritt wird der Fokus auf das konkrete Verhalten des Patienten gerichtet. Es soll festgehalten werden, wie sich der Patient hinsichtlich Mimik, Gestik, Blickkontakt, Stimme, etc. verhalten hat (nonverbale und paralinguistische Aspekte). Bezugnehmend auf die Filmmetapher kann dem Patienten nun gesagt werden, dass sich der Scheinwerfer auf ihn richtet und die Kamera ihn heranzoomt, sodass man ihn genau beobachten kann.

Im Video 1.5 (ab 2:39-3:40) gibt Herr Stubenrausch passend an: »Ich sitze am Schreibtisch, schlucke, sage ›jaja‹, wobei die Therapeutin fragt, ob er den Chef angeschaut habe. Dies verneint er (da er keinen Blickkontakt zu seinem Chef hatte).

Wir haben die Erfahrung gemacht, dass bei diesem Punkt der Kiesler-Kreis hilfreich herangezogen werden kann, also das gezeigte Verhalten im Kiesler-Kreis (vgl. 4.2.3) einzuordnen. Daher stellt die Therapeutin die Frage: Wo würden Sie sich im KK einordnen? (Video 1.5: ab 03:06) Herr Stubenrausch antwortet treffend: »Nicht bei ›offen‹, da ich nichts gesagt habe außer ›Jaja‹.« Daher kann sein Verhalten als verschlossen (hat nicht gesagt, was er dachte) und distanziert (»Da war keine Nähe, sondern es war maximal distanziert«) eingeordnet werden, im Kiesler-Kreis also als feindselig-unterwürfig (»unten links«).

Sofern Patienten Schwierigkeiten darin haben, sich selbst auf dem Kiesler-Kreis einzuschätzen, kann es hilfreich sein, die Position der anderen an der Situation beteiligten Person zu identifizieren. Unter Nutzung der Zugkräfte des Kiesler-Kreises können dann Rückschlüsse auf die eigene Position gezogen werden.

4. Schritt: Tatsächliches Ergebnis (TE). Im vierten Schritt wird das erreichte tatsächliche Ergebnis (TE) definiert, welches am Ende der Situation beobachtbar war. Das TE soll also auch in Verhaltensbegriffen festgehalten werden. Als Hilfestellung oder »Trick« sollte dem Patienten vermittelt werden, dass das TE meist dem letzten Satz in der Situationsbeschreibung entspricht, wodurch Zeit bei der Durchführung eingespart werden kann.

Herr Stubenrausch kann auch adäquat dieses TE angeben (Video 1.5: 3:41-3:54): »Ich sage ›Jaja‹ und arbeite weiter.« Dabei kommentiert er es noch, indem er sagt, dies sei sein übliches Verhalten, er habe sich geduckt und weitergearbeitet. Für manche Patienten erscheint es hilfreich, an dieser Stelle auch weitere Konsequenzen des TE auf der Gefühls- oder Verhaltensebene zu thematisieren, z. B. Niedergeschlagenheit, Selbstzweifel, Grübeln, Schlafstörungen, Vermeidungsverhalten etc. Auf diese Weise wird deutlich, dass das gezeigte Verhalten zur Aufrechterhaltung der depressiven Symptomatik führt. Diese weiteren Konsequenzen sollten jedoch das TE nur ergänzen, nie ersetzen.

5. Schritt: Erwünschtes Ergebnis (EE). Der fünfte Schritt ist therapeutisch der wichtigste, denn hier sollen die Patienten ihr erwünschtes Ergebnis (EE) bezogen auf die analysierte, konkrete Situation benennen, wobei dieses EE realistisch umsetzbar (wenn auch mit Hilfe von Rollenspiel-Übungen) und in den Patienten verankert (bedeutet: in seiner Macht, unter seiner Kontrolle) sein soll.

Dementsprechend leitet die Therapeutin diesen Schritt auch ein (Video 1.5, ab 3:55): »Jetzt kommt das Entscheidende, das erwünschte Ergebnis.« Wie viele Patienten wählt Herr Stubenrausch zuerst ein Ergebnis, welches nicht in ihm verankert ist. Er wünscht sich, dass sein Chef endlich einmal aufhören möge, ihn derart auszunutzen. Die Therapeutin (T) erarbeitet mit ihm (S) das Problem:

T: Ist das in Ihnen verankert? Können Sie das beeinflussen?

S: Woher sollte er wissen, dass ich nicht kann ...

T: Genau. Ihren Chef haben wir nicht hier. Den können wir nicht verändern. Aber wen haben wir hier?

S: Mich.

T: Genau, Ihr Verhalten können wir verändern.

Die Therapeutin versucht nun, mit dem Patienten ein Erwünschtes Ergebnis herauszuarbeiten, welches er selbst beeinflussen kann (Video 1.5: ab 5:16): »Was können sie für ein EE finden, was Sie beeinflussen können?« Herr Stubenrausch antwortet: »Ich könnte ihm sagen, dass es nicht geht. Aber es ist schwierig, es ging alles so schnell, er war so dominant. Ich bin in so einer Situation total überfordert.« Herr Stubenrausch formuliert letztendlich sein erwünschtes Ergebnis folgendermaßen: »Ich sage ihm, dass ich heute nicht kann.« Auf die Frage der Therapeutin, ob das realistisch sei, antwortet er theoretisch: »Ja, ich habe ja einen Mund. Schwierig ist es aber trotzdem.« Die Therapeutin bestätigt, dass dieses EE in ihm verankert sei. Da das EE vor dem Hintergrund seiner Prägungen nachvollziehbarer Weise von Herrn Stubenrausch als schwierig eingestuft wird, ist es entscheidend, dass noch ausreichend Zeit für Rollenspiele – also dem Training der neuen Verhaltensweisen – bleibt.

Vorsicht ist geboten bei Patienten mit sehr chronifizierten Verläufen, da hier ein geringer Schwierigkeitsgrad gewählt werden sollte, um Patienten nicht durch zu schwierige Ziele zu überfordern. Beispielsweise kann für einen Patienten bereits das Ziel »Ich hebe meinen Kopf und schaue ihn an« ein riesengroßer Schritt sein; sein Gegenüber zudem anzusprechen eine große Überforderung. Hier sei an das »Pacing«, also das Anpassen des therapeutischen Tempos, bezogen auf das präoperatorische Funktionieren, erinnert (vgl. Kap. 1.3).

Bei einer Gruppentherapie bietet es sich an, an dieser Stelle zunächst die anderen Gruppenmitglieder zu ermutigen, EEs zu benennen, um den Patienten aufzuzeigen, wie viele unterschiedliche Möglichkeiten des Handelns zur Verfügung stehen. Erst danach wird der Index-Patient aufgefordert, ein EE auszuwählen bzw. ein eigenes zu formulieren (vgl. Kap. 5).

6. Schritt: Vergleich Tatsächliches Ergebnis (TE) mit dem Erwünschtes Ergebnis (EE). Schließlich wird im sechsten Schritt das tatsächliche Ergebnis mit dem erwünschten Ergebnis verglichen (Frage: Haben Sie erreicht, was Sie wollten?), was gerade in der Anfangsphase von den Patienten meist verneint werden muss. Diese erlebte Diskrepanz zwischen dem tatsächlich erreichten und dem erwünschten Ergebnis führt bei Patienten zunächst zu Unbehagen und somit zur Voraussetzung negativer Verstärkung, woraus die Änderungsmotivation erwächst (Video 1.5: ab 6:31).

Auch im Videobeispiel fragt die Therapeutin: »Haben Sie erreicht, was Sie wollten?« Herr Stubenrausch verneint dies. Auf die Frage der Therapeutin, weshalb das so sei, antwortet der Patient: »Weil ich zu blöd bin, zu langsam bin, weil ich es einfach nicht kann, weil ich noch nie jemanden gestoppt habe, der mich ausnutzen wollte, das geht einfach nicht.« An dieser Stelle soll die subjektive Theorie der Patienten erfragt werden, warum sie ihrer Meinung nach das erwünschte Ergebnis nicht erreicht haben. Dies bleibt an dieser Stelle jedoch unkommentiert. Dadurch soll der subjektive Leidensdruck der Patienten noch einmal bewusst intensiviert werden, um ihn während der anschließenden Lösungsphase durch veränderte kognitive und verhaltensbezogene Strategien bis zum Erleichterungsmoment zu verringern (negative Verstärkung, s. oben).

Dementsprechend führt die Therapeutin folgendermaßen in die Lösungsphase über (Video 1.5: ab 6:53): »Okay, und darum gehen wir jetzt in die Lösungsphase und schauen, ob Sie es nicht durch andere Interpretationen und mit einem anderen Verhalten doch können.«

Es sei an dieser Stelle angemerkt, dass es einem »Kunstfehler« gleich käme, hier die Stunde zu beenden. Damit die Erleichterung eintreten und die negative Verstärkung erreicht werden kann, sollten nun noch mind. 20 Minuten für die Lösungsphase zur Verfügung stehen. Daher ist es oftmals wichtig, möglichst zügig die Explorationsphase zu durchlaufen, was eine freundlich-dominante Grundhaltung des Therapeuten erfordert.

II. Lösungsphase

1. Revision der Interpretationen. In diesem ersten Schritt der Lösungsphase kommen kognitive Techniken zur Anwendung, wobei diese Techniken vergleichsweise wenig Zeit in Anspruch nehmen sollten. Therapeuten erörtern mit den Patienten, inwieweit die Interpretationen aus Schritt 2 der Explorationsphase in der spezifischen Situation 1) verankert (heißt: entspricht der beobachtbaren Realität und 2) hilfreich (funktional) für das Erreichen des neuen erwünschten Ergebnisses sind.

Im Videobeispiel (Video 1.5: ab 7:04) leitet die Therapeutin diesen Schritt folgendermaßen ein: »Lassen Sie uns kurz die Interpretationen anschauen.«

Die Therapeutin verwendet hier ganz bewusst das Wort »kurz«, denn in der Praxis hat es sich als hilfreich erwiesen, nur kurze Zeit mit der Revision der Interpretationen zu verbringen, um anschließend ausreichend Zeit für Rollenspiele (s. unten) zu haben. An dieser Stelle sollte der Schwerpunkt auf das Formulieren neuer Interpretationen und vor allem auf kurze Handlungsinstruktionen gelegt werden.

Dementsprechend revidieren Herr Stubenrausch, der ja schon geübt ist in der Durchführung von SAs, und seine Therapeutin auch recht schnell die erste Interpretation (Video 1.5: 7:04-7:43): *Oh nein, heute haben wir Gäste.* Die Frage nach der Verankerung in der Situation: »War das wirklich so?«, kann Herr Stubenrausch nur bejahen: »Ja, das war so, wir hatten Gäste.« Zudem erkennen beide, dass dieser Gedanke hilfreich ist, denn er bringt Herrn Stubenrausch wirklich dazu, etwas zu sagen. Derartige verankerte und hilfreiche Interpretationen können in der SA mit einem roten Häkchen versehen werden (positive Verstärkung).

Auch die zweite Interpretation – *Meine Frau wird sauer sein* (Video 1.5: 7:44-8:46) – kann als in ihm verankert (»Meine Frau war auch sauer«) und hilfreich angesehen werden, weil sie motivierend wirkt. Allerdings bringt Herr Stubenrausch auch ein, dass es »anderseits nicht gerade den Mut, etwas zu machen, erhöht«. Daher fragt die Therapeutin ihn, ob er sich zusätzlich noch etwas sagen könne: »Ging es Ihnen nur um die Frau oder wollten Sie auch zu dem Essen?« Herr Stubenrausch erkennt daraufhin, dass er auch zu dem Essen wollte, weil seine Frau gut koche und er auch die Freunde mögen würde. Daher kann er noch folgenden Gedanken ergänzen: »Ich will zu diesem Essen!«

Bei der dritten Interpretation – *Ich kann mich eh nicht wehren, da muss ich durch* (Video 1.5: 8:47-10:09) – erkennt Herr Stubenrausch sofort, dass es nicht hilfreich ist, so zu denken. Dass dieser Gedanke auch nicht in der Situation verankert ist, erscheint Herrn Stubenrausch aufgrund seiner CBASP-Erfahrung so einleuchtend, dass er dies nicht mehr erwähnt. Die Therapeutin ermutigt ihn, diese Interpretation rot durchzustreichen.

Wenn der Therapeut erkennt, dass Parallelen zwischen den Interpretationen und den Prägungen der Patienten herzustellen sind, sollte er die Patienten immer darauf hinweisen (»Das finden wir in Ihren Prägungen wieder.«, Video 1.5: 9:03). Im Anfangsstadium einer CBASP-Therapie kann dies auch noch konkreter geschehen. Zum Beispiel kann der Therapeut fragen: »Schauen Sie mal Ihre Prägungen an: In welchen Prägungen taucht dieser Gedanken auch auf? Nach dem Durchstreichen einer Interpretation sollte diese revidiert werden.

Im Video fragt die Therapeutin Herrn Stubenrausch: »Was können Sie sich stattdessen sagen?« Er antwortet spontan: »Ich kann mich wehren.« Allerdings kann er sofort erkennen, dass dies nicht realistisch sei (»Stimmt zwar nicht«), weshalb die Therapeutin fragt, welcher Gedanke realistisch und authentisch sei. Daraufhin kann er formulieren: »Ich will mich wehren.«

Abgesehen von der Revision nicht-verankerter und nicht-hilfreicher Gedanken, kann der Patient auch ermutigt werden, zusätzlich hilfreiche Verhaltensinterpretationen bzw. Handlungsinstruktionen (englisch: action interpretation) zu generieren. Patienten einer ersten Gruppentherapie haben diese kurzen, prägnanten inneren Aufforderungen als »Schlachtrufe« bezeichnet. Wir haben die Erfahrungen gemacht, dass CBASP-Patienten den Begriff »Schlachtrufe« oder »Mutmachsätze« in diesem Kontext als sehr einprägsam und hilfreich empfinden. Diese Selbstinstruktionen helfen ihnen in vielen Situationen, nicht den üblichen passiven und verschlossenen (submissiv-feindseligen) Verhaltensweisen zu verfallen, und dafür aktiv zu werden, sich zu trauen, etwas zu sagen usw. So können »Schlachtrufe« je nach Situation lauten: Sag was! Wehr dich! Raus aus der Vermeidung! Lass dich nicht klein machen! Am Ball bleiben! Bleib oben im Kreis! (Anspielung auf den Kiesler-Kreis, sprich: dominant/offen zu bleiben, vgl. Abschn. 4.2.3).

Wir möchten an dieser Stelle ausdrücklich die Empfehlung abgeben, bei Zeitmangel nur die zweite Frage zu stellen (inwieweit der Gedanke hilfreich/funktional fürs Erreichen des EE ist), wozu auch McCullough übergegangen ist (McCullough et al., 2015). Ein supervisorischer Leitsatz für die Durchführung der Situationsanalyse von ihm lautet: »Keep it small and simple!« Der Fokus sollte auf dem Formulieren von hilfreichen Interpretationen und kurzen Handlungsinstruktionen liegen, damit zügig zu dem Kernstück der Lösungsphase, nämlich der Veränderung des Verhaltens und dem Rollenspiel, übergegangen werden kann.

2. Schritt: Revision des Verhaltens mit Rollenspielen. Im zweiten Schritt der Lösungsphase soll das wenig hilfreiche Verhalten modifiziert werden. In der SA von Herrn Stubenrausch ist ersichtlich, dass sein reales Verhalten (nur »Jaja« zu sagen und weiter zu arbeiten, was als submissiv-feindselig im Kiesler-Kreis einzuordnen ist, vgl. Schritt 3 in der Explorationsphase) nicht zum neuen Erwünschten Ergebnis führt. Daher fragt die Therapeutin im Video (Video 1.5: 10:10-11:28) Herrn Stubenrausch: »Mit welchem Verhalten wollen Sie da jetzt rein gehen? Wie wollen Sie das sagen?« Herr Stubenrausch entgegnet spontan: »Am liebsten würde ich ihn ja anschreien. Ich schlucke so viel runter. Am liebsten würde ich sagen: Bis hier hin und nicht weiter. Aber natürlich mache ich das nie. Ich will ja auch nicht meinen Job gefährden.« Die Therapeutin ordnet sein Verhalten im Kiesler-Kreis ein und validiert ihn: »Dann wären Sie also richtig dominant-feindselig. Das ist ein Wunsch von Ihnen, das kann ich nachvollziehen. Aber da merken Sie, das ist vielleicht noch schwieriger als überhaupt etwas zu sagen.« Das bestätigt Herr Stubenrausch: »Ja, das würde ich nie hinkriegen.« Danach fokussiert ihn die Therapeutin auf ein realistisches Verhalten: »Okay, und wie würden Sie es machen?« Beide können festhalten, dass er seinem Chef mit klarer, lauter Stimme sagen sollte, dass er nicht kann, und dass er ihn dabei auch anschauen sollte. Die Therapeutin steht bei diesen Überlegungen auf (Video 1.4: ab 11.09), um an der Flipchart dem Patienten zu zeigen, dass er durch eine lautere Stimme und Blickkontakt automatisch vom unteren Bereich im Kiesler-Kreis nach oben käme – in die Richtung offen bzw. dominant.

Nachdem analysiert wurde, mit welchen Verhaltensweisen ein Patient am wahrscheinlichsten zu dem erwünschten Ergebnis kommt bzw. mit welchem Verhalten er sich am ehesten identifizieren kann, folgen Rollenspiele (Training von Verhaltensfertigkeiten).

Im Video geht die Therapeutin ohne Ankündigung direkt ins Rollenspiel über (Video 1.5: 11:29-11:57), indem sie sich einfach die Requisiten besorgt und ankündigt, dass sie die Rolle des Chefs übernehme. Da viele Patienten zunächst erhebliche Ängste oder zumindest Bedenken vor der Durchführung von Rollenspielen haben, Rollenspiele jedoch an dieser Stelle besonders effektiv und hilfreich sind, erweist es sich als »psychologischer Trick«, diese Patienten nicht explizit zu fragen, ob sie ein Rollenspiel machen möchten, sondern möglichst im Fluss zu bleiben und wie selbstverständlich ohne Ankündigung ins Rollenspiel überzugehen. Entscheidend ist, dass Patienten an dieser Stelle ermutigt werden, das erwünschte Ergebnis tatsächlich auszuprobieren. Dies kann einerseits dadurch erreicht werden, dass der Therapeut dem Patienten aktiv vorschlägt, sein EE einmal laut auszusprechen (»Wie würden Sie das formulieren?«) und darauf aufbauend, Verbesserungen vornimmt (»Sagen Sie es noch einmal, aber versuchen Sie es jetzt mit festerer Stimme!«). Andererseits können Rollenspiele auch so inszeniert werden, dass die Ursprungssituation nachgestellt wird, mit dem Unterschied, dass der Patient sein erwünschtes Ergebnis anstelle des tatsächlichen Ergebnisses ausprobiert. Ein solches »Als-ob-Szenario« bietet den Vorteil, dass Patienten die aversiven Gedanken, Gefühle und Verhaltensimpulse aus der Ursprungssituation wiedererleben können und gleichzeitig lernen, sich bewusst für ein anderes Verhalten zu entscheiden. Auch die Therapeutin im Videobeispiel wählt die ausführlichere Rollenspiel Variante.

Bevor sie jedoch mit dem Rollenspiel beginnt, fasst sie noch mal kurz das neue erwünschte Ergebnis sowie die neuen Schlachtrufe zusammen.

In der ersten Variante (Video 1.5: 11:58-12:11) spielt die Therapeutin den Chef sehr feindselig-dominant. Herr Stubenrausch schafft es nicht, etwas zu sagen, er erreicht sein neues Erwünschtes Ergebnis noch nicht.

Dieses Misserfolgserlebnis kann therapeutisch jedoch positiv genutzt werden, um zu analysieren, warum er sein EE nicht erreicht hat (Nachbesprechung Video 1.5: 12:12-12:52). Herr Stubenrausch erkennt selbst sofort, dass er »wahrscheinlich ein bisschen zu leise war«. Die Therapeutin erklärt ihm, dass sie so sehr in der Rolle des Chefs gewesen sei, dass sie kaum etwas registriert hätte von ihm. Herr Stubenrausch war also tatsächlich wieder zu submissiv. Beide überlegen nun, wie er sein Verhalten ändern könnte, wobei ihm die Therapeutin hilft, indem sie sagt, dass es für sie als Chef wichtig wäre, ziemlich schnell irgendetwas von ihm zu hören. Dies möchte Herr Stubenrausch probieren. Hilfreich an dieser Stelle ist zudem, wenn beide vorher überlegen, was ein erster Satz sein könnte, in die Handlung schnell einzusteigen. Herr Stubenrausch äußert die Idee: »Ich könnte mal als Erstmaßnahme seinen Namen sagen.« Dies wolle er klar, laut und deutlich mit Blickkontakt machen.

In der anschließenden zweiten Variante (Video 1.5: 12:53-14:29) schafft Herr Stubenrausch es auch tatsächlich, schneller in das Geschehen einzugreifen, indem er sagt: »Herr Maier, mal ganz kurz. Was ist das denn?« Im Verlauf sagt er sein EE mit klarer, lauter Stimme und Blickkontakt (Video 1.5: ab 13:16): »Herr Maier, Moment noch bitte. Ich habe heute Abend ein Problem. Und zwar kann ich heute auf keinen Fall länger bleiben. Weil wir heute Freunde zum Essen eingeladen haben, und ich muss auf jeden Fall jetzt dann gehen. Es ist ja schon sechs Uhr.« Hiermit hat Herr Stubenrausch sein neues EE erreicht. Zudem schafft er es sogar im weiteren Verlauf standhaft zu bleiben, obwohl der Chef ihm weiterhin dominant verdeutlicht, dass dieser lebensnotwendig wichtige Auftrag unbedingt bis zehn Uhr am folgenden Tag fertig sein muss. Sehr hilfreich ist, dass Herr Stubenrausch dem Chef zu verstehen gibt, dass er die Wichtigkeit des Auftrages nachvollziehen kann, jedoch weiter bei seinen Bedürfnissen bleibt: »Das heute ist mir ganz wichtig.« Von bereits entwickelter sozialer Intelligenz zeugt sein Vorschlag, dass er dafür am nächsten Tag früher kommen wolle. Er schlägt also einen Kompromiss vor, durch den beide ihre Bedürfnisse erfüllen können. Dadurch wird auch der Chef etwas freundlicher und weniger dominant. Beispielsweise spricht er Herrn Stubenrausch ein Lob aus: »Sie arbeiten so schnell«, und sagt am Ende sogar: »Dann wünsche ich einen schönen Abend mit den Freunden.« Daraufhin reagiert Herr Stubenrausch auch mit Freundlichkeit: »Vielen Dank für Ihr Verständnis.«

Die Nachbesprechung (Video 1.5: 14:32-16:01) soll zunächst dazu genutzt werden, die Zielerreichung klar zu betonen, was Herr Stubenrausch auch direkt bestätigt: »Ja gut, ich habe mein Ziel erreicht, aber es war anstrengend.« Die Therapeutin ermutigt ihn: »Ganz wichtig, Sie haben Ihr Ziel erreicht, Sie haben gesagt: ›Nein, heute kann ich nicht.‹« Herr Stubenrausch räumt jedoch selbstkritisch ein, dass er seinem Chef gegenüber wegen seines schlechten Gewissens wahrscheinlich mehr Einbußen akzeptiert habe, als er es eigentlich hätte tun müssen. Wegen der fortgeschrittenen Zeit kann die Therapeutin darauf nicht mehr näher eingehen, sondern stellt noch mal klar heraus, dass Herr Stubenrausch sein Ziel erreicht habe und der Chef ihn habe gehen lassen. Sie unterstreicht, dass der Chef am Ende freundlich war. Herr Stubenrausch betont jedoch nochmals, dass das »Stoppen« seines Chefs am Anfang am schwierigsten gewesen sei, was die Therapeutin validiert. Sie schlägt ihm vor, dass beide dies am Anfang der nächsten Stunde nochmals üben könnten.

Häufig werden durch die SA Verhaltensdefizite aufgedeckt, die in der Lösungsphase durch Rollenspiele im Rahmen eines Verhaltenstraining bearbeitet werden. Dieses Verhaltenstraining ist einerseits vergleichbar mit verhaltenstherapeutischen Rollenspielen und Verhaltensübungen (z. B. Soziales Kompetenztraining). Anderseits sind diese Rollenspiele, bedingt durch die vorausgegangene Situationsanalyse, spezifisch auf die individuellen Bedürfnisse und Ziele des Patienten zugeschnitten. Bei chronisch depressiven Patienten spielt dabei ein Training in Durchsetzungsvermögen, in Selbstsicherheit und in Angrenzung (»Nein« sagen) gewöhnlich die größte Rolle (wie auch im Videobeispiel). Einige Patienten müssen auch lernen, Kontrolle über reflexartige, feindselige Reaktionen zu bekommen. Sie lernen beispielsweise, zunächst abzuwarten, wie sich die Situation entwickelt, und mit weniger Affekt und überlegter zu handeln statt sofort impulsiv zu reagieren. Dies gilt insbesondere, wenn die Impulsivität (emotionalen Ausbrüche) eines Patienten seine Zielerreichung (erwünschtes Ergebnis in der SA) bisher behindert haben.

Shaping. Der Therapeut sollte jede SA so gestalten, dass noch genügend Zeit für Rollenspiele bleibt. Meist benötigen die Patienten auch mehrere Versuche, um durch ein adaptives Verhalten zum erwünschten Ergebnis zu gelangen. Hier versucht der Therapeut nach dem jeweiligen Rollenspiel, in dem er selbst die Rolle des Gegenübers übernimmt, durch empathisches Shaping (= Verhaltensformung) über positive Rückmeldung aber auch durch weitere Verbesserungsvorschläge dem Patienten zu helfen, sein Verhalten immer weiter zu optimieren.

3. Schritt: Zusammenfassung. Schließlich sollten die Patienten im dritten Schritt der Lösungsphase (Zusammenfassung der SA) formulieren, was sie durch die SA gelernt haben (Video 1.5: 16:04-16:23). Daher fragt die Therapeutin Herrn Stubenrausch: »Was nehmen Sie mit?« Dieser kann gut zusammenfassend festhalten: »Letztlich stimmt es, ich kann mich auch wehren, aber ich brauche noch viel Arbeit und muss das wirklich üben.«

4. Schritt: Lerntransfer und Generalisierung. Abschließend wird der Patient im vierten und letzten Schritt gefragt, ob er dies auch auf ähnliche Situationen übertragen könne (Lerntransfer und Generalisierung).

Auch im Video fragt die Therapeutin abschließend (Video 1.5: 16:24-16:49):

»Kennen Sie so etwas auch aus anderen Situationen?« Herr Stubenrausch bestätigt, dass ihn dieses Problem – sich nicht wehren zu können – sein ganzes Leben begleitet und es in vielen Situationen ein Problem sei. Die Therapeutin ermuntert ihn zu schauen, ob er bis zur nächsten Stunde eine ähnliche Situation erlebe. Dann solle er versuchen, die neuen Strategien anzuwenden.

Abschließend kann man sagen, dass bei Herrn Stubenrausch vor allem die Prägung durch den Bruder (»Ich kann mich nicht wehren«), aber auch das Gefühl des Alleinseins relevante Hot Spots sind. Durch die SA erhält er die Chance, direkt an diesen Problemen aktiv zu arbeiten.

An dieser Stelle soll betont werden, wie wichtig die beiden letzten Punkte verhaltenstherapeutisch sind, da hier explizit formuliert wird, was der Patient interpersonell gelernt hat und inwiefern dieses Gelernte generalisierbar ist auf andere Situationen.

Im folgenden Kasten findet sich noch einmal eine Zusammenfassung der Leitfragen (vgl. auch AB 3) für alle Schritte der Situationsanalyse (nach Schramm et al., 2006). Das Arbeitsblatt 3 kann direkt in der Therapie eingesetzt werden. Die jeweiligen Kriterien, die pro Schritt zu beachten sind, sind in der rechten schmalen Spalte des Arbeitsblattes festgehalten. Bei den ersten Durchführungen kann der Therapeut auf einem entsprechenden Arbeitsblatt oder einem Flipchart die Schritte ausfüllen, fortgeschrittene Patienten können auch selbst mitschreiben. AB 3

Schritte der Situationsanalyse

Explorationsphase

(1) Beschreiben Sie, was geschehen ist. (Beschreibung der Situation mit konkretem Anfangs- und Endpunkt, rein aus der Beobachterperspektive)

(2) Beschreiben Sie Ihre Interpretation(en) von dem, was geschehen ist. (Maximal drei Interpretation(en) der / Gedanken über die Situation)

(3) Wie haben Sie sich in dieser Situation verhalten? Was sagten Sie? Wie sagten Sie es? (situatives Verhalten, auch im Kiesler-Kreis einordnen)

(4) Wie ist die Situation für Sie ausgegangen? (tatsächliches Ergebnis, TE)

(5) Welches Ergebnis wollten Sie erzielen? (erwünschtes Ergebnis, EE)

(6) Haben Sie in dieser Situation erreicht, was Sie wollten? (Vergleich TE versus EE)

(7) Warum haben Sie (nicht) das erreicht, was Sie wollten? (Übergang zwischen der Explorations- und der Lösungsphase)

Lösungsphase

(1) Inwieweit ist jede Interpretation in dieser spezifischen Situation verankert (diese Frage kann auch entfallen)? In welcher Weise hat jede einzelne Interpretation dazu beigetragen, dass Sie ihr erwünschtes Ergebnis erreichen? (Jede Interpretation wird einzeln ausgewertet und revidiert zur Erhöhung der Wahrscheinlichkeit, das gewünschte Ereignis zu erreichen.)

(2) Wenn Sie die Situation angesichts Ihrer revidierten Interpretationen interpretiert hätten, in welcher Weise hätten Sie sich anders verhalten? → Durchführung von Rollenspielen (vgl. Abschn. 4.1.6)
(3) Was haben Sie heute in dieser SA gelernt? (zusammenfassen, »Take Home Message«)
(4) Wie lässt sich das, was Sie heute in der SA gelernt haben, auf ähnliche Situationen anwenden? (Lerntransfer und Generalisierungsschritt)

Positive SA. Wenn Patienten SAs in die Stunde mitbringen, in denen sie ihr Ziel erreicht haben – also TE = EE ist –, dann sollte dies gefeiert werden (positive Verstärkung), denn das Ziel der Therapie besteht darin, dass die Patienten am Ende möglichst viele positive SAs erleben.

Auch im Falle einer positiven SA sollten Patienten ermutigt werden, ihre Erfolge zu verschriftlichen. Dies bietet in der Therapie die Gelegenheit, neue und hilfreiche Gedanken und Verhaltensweisen zu identifizieren und für ähnliche Situationen zu festigen. Andernfalls können noch verbliebene, wenig-hilfreiche Gedanken und Verhaltensweisen aufgespürt werden, die durch eine erneute SA optimiert werden können. So berichtete eine unserer Patientinnen beispielsweise stolz davon, in einem Streitgespräch mit ihrem Partner, in dem sie früher aus Angst vor Zurückweisung den Raum verlassen hätte, dort geblieben zu sein und mit ihm an einer Lösung des Problems gearbeitet zu haben. Dies war eine bedeutsame Veränderung für die Patientin. In der Analyse kam im Rahmen der Interpretationen jedoch zum Vorschein, dass sie ihrem Partner auch gern gesagt hätte, dass sie durch seine Vorwürfe verletzt sei. Das EE (»ich bleibe sitzen und suche mit Marc nach einer Lösung«) wurde daher modifiziert (»ich bleibe sitzen, sage ihm wie ich mich fühle und suche dann nach einer gemeinsamen Lösung«) und im Rollenspiel trainiert.

Variante 1 der SA: Die Zukunfts-Situationsanalyse

Die Zukunfts-Situationsanalyse stellt eine besonders hilfreiche Variante der SA dar, da hier schwierige zukünftige interpersonelle Situationen vorbereitet werden. Das Vorgehen entspricht in vielen Aspekten der SA, allerdings wird die Reihenfolge der Schritte geändert, da nach dem kurzen Umschreiben, wie die zukünftige Situation wahrscheinlich verlaufen wird (z. B. »Gespräch mit meiner Frau beim Abendessen«), direkt das erwünschte Ergebnis formuliert wird (z. B. »Ich möchte ihr sagen, dass ich auch mal nach meinen Vorstellungen kochen möchte und nicht immer von ihr vorgegeben bekommen möchte, was ich kochen soll«). Danach überlegt sich der Patient, durch welches Verhalten er das Ziel erreichen wird (z. B. Frau anschauen, laut und klar sprechen, Kiesler-Kreis: freundlich dominant) und welche hilfreichen Interpretationen ihn zu seinem Ziel bringen (z. B. »Mir ist das wichtig. Ich möchte mich auch mal ausprobieren.«/ »Ich darf auch meine Bedürfnisse anmelden.«/ »Meine Frau weiß wahrscheinlich gar nicht, dass ich mich kreativ ausprobieren möchte, daher gibt sie mir immer vor, was ich zu kochen habe!«). Abschließend soll in Rollenspielen die

Situation geübt werden. Da dieser Vorlauf weniger Zeit in Anspruch nimmt als die Erhebungsphase der interpersonellen SA, steht mehr Zeit für die Rollenspiele zur Verfügung. Diese Zeit kann für das Variieren des Schwierigkeitsgrads und generell viele Übungsdurchläufe mit Shaping verwendet werden. Im Anhang ist das Arbeitsblatt für die Zukunfts-Situationsanalyse zu finden. Arbeitsblatt 4 bietet eine Vorlage zur Zukunfts-Situationsanalyse. AB 4

Variante 2 der SA: Die innere Situationsanalyse

Im Folgenden wird eine weitere Variante der SA beschrieben, welche wir aus der klinischen Praxis heraus entwickelt haben. Denn im klinischen CBASP-Alltag haben wir gelegentlich Patienten in Behandlung, welche die interpersonelle SA – wie oben dargestellt – verstanden und auch häufig erfolgreich angewendet haben, jedoch noch vermehrt über schwierige Situationen ohne Interaktionspartner klagen. Das trifft insbesondere auf isolierte Patienten ohne Familie und Partnerschaft zu. Um nicht ganz neue Techniken in CBASP zu integrieren, haben wir für diese Fälle die SA in die sogenannte »innere Situationsanalyse« modifiziert, welche jedoch nur zur Anwendung kommen sollte, wenn der Patient schon viele interpersonelle Situationsanalysen (mehr oder weniger) erfolgreich angewendet hat. Die innere SA ist dadurch charakterisiert, dass keine anderen Personen bei der Situation eine aktive Rolle spielen und das Problem in erster Linie intrapersonell zu suchen ist. Die Durchführung gleicht in vielerlei Hinsicht der interpersonellen SA. Der Unterschied besteht in erster Linie darin, dass die Revisionen der Interpretationen entscheidend sind und am meisten Zeit in Anspruch nehmen sollten. Rollenspiele können – oft mit etwas Kreativität – ebenfalls durchgeführt werden, zum Beispiel indem die neuen Interpretationen in der jeweiligen Situation laut gesagt werden. Zudem sollte beim EE möglichst immer ein interpersonelles Ziel gewählt werden (wie auch im Beispiel), um die Mauer der Einsamkeit zu überwinden.

Zur Verdeutlichung einer inneren SA dient ein Beispiel von Herrn Stubenrausch aus seiner 13. Sitzung (vgl. Kasten).

Beispiel

Erhebungsphase

Situationsbeschreibung	Es ist 13 Uhr. Ich sitze im Schlafanzug am Frühstückstisch, rühre in meinem Kaffee, starre vor mich hin, schlage die Zeitung auf und lese die Todesanzeigen. Stehe auf, gehe wieder ins Bett und ziehe die Decke über meinen Kopf.
Interpretationen	▶ Ich bin allein. Meine Frau hat mich verlassen. ▶ Ich muss immer alles allein machen. ▶ Vielleicht sollte ich auch lieber tot sein.

Verhalten	s. Punkt 1, Kiesler-Kreis: zurückgezogen, verschlossen, distanziert = feindselig-unterwürfig
Tatsächliches Ergebnis	Nach einer Stunde stehe ich vom Tisch auf, gehe ins Bett und ziehe die Decke über meinen Kopf.
Erwünschtes Ergebnis	Ich stehe auf, rufe meine Frau an und frage, ob wir abends zusammen Essen gehen wollen.
EE erreicht?	Nein.
Warum nicht?	Ich habe mich so wahnsinnig allein gefühlt, daher konnte ich mich zu nichts aufraffen, wobei ich ins Grübeln kam und Suizidgedanken hochkamen.
Lösungsphase	
Revision der Interpretationen	**»Ich bin allein. Meine Frau hat mich verlassen.«** ▶ **Revision:** Ich fühle mich allein, aber ich bin es nicht. Meine Frau ist gerade nur im Urlaub, sie hat mich nicht verlassen. Sie hat gestern angerufen und gesagt, dass sie mich vermisst und sich auf die Heimkehr freut. Zudem habe ich auch andere Menschen – wie auch meine Therapeutin – die für mich da sind. **»Ich muss immer alles allein machen.«** ▶ **Revision:** Das ist meine Prägung von früher, heute stimmt das nicht. Ich kann jetzt auch meine Frau anrufen und mein Kopfkino direkt hinterfragen. **»Vielleicht sollte ich auch lieber tot sein.«** ▶ **Revision:** Dieser Gedanke taucht immer auf, wenn ich ins Grübeln über mein Alleinsein komme. Aber eigentlich will ich nicht tot sein, ich will mich nicht umbringen, wie mein Bruder es getan hat. Ich will leben und das Leben endlich mehr genießen.
Revision des Verhaltens	Ich rufe meine Frau an, um zu fragen, ob sie abends mit mir zum Italiener gehen möchte. Ich erzähle ihr auch, dass es mir gerade nicht so gut geht, aber dass ich mich sehr auf sie freue. (Kiesler-Kreis: freundlich) Rollenspiel: Im Bett sitzend laut die neuen und hilfreichen Interpretationen sagen; Telefonat mit der Frau im Rollenspiel üben.

Was habe ich gelernt?	Ich muss aktiver werden, wenn ich in so einem Loch bin. Die Gedanken, die dann hochkommen, resultieren aus meinen Prägungen, das ist Kopfkino, da muss ich gegen ansteuern. Ich muss dann unbedingt mit mir wichtigen Menschen in Kontakt treten.
Ist das Gelernte auf andere Situationen anwendbar?	Ja, auf viele Situationen, in denen ich allein bin. Oder besser: Situationen, in denen ich mich alleine fühle, denn ich habe ja gelernt, dass ich nicht wirklich alleine bin!

4.2.5 Diszipliniert-persönliches Einlassen

Lange galt eine persönliche Gestaltung der therapeutischen Beziehung als absolutes Tabu. McCullough spricht sogar von einem »jahrhundertaltem Verbot«, sich persönlich als Therapeut in der Therapie zu zeigen, was im Folgenden kurz dargestellt wird (für weitere Ausführungen s. McCullough, 2012).

Psychoanalyse. In der »ersten« Psychotherapie – der klassischen Psychoanalyse nach Freud, die er im frühen 20. Jahrhundert entwickelte (z. B. Freud, 1926, 1938) – wurde eine persönliche Gestaltung der therapeutischen Beziehung geächtet. Freud hielt die Analytiker an, sich den Patienten wie ein leeres Blatt als »Projektionsfläche« zu bieten und deren Erzählungen mit einer »gleichschwebenden Aufmerksamkeit« ohne persönliche Involvierung zu verfolgen. Bis heute wird diese therapeutische Haltung von vielen klassischen Psychoanalytikern vertreten (vgl. Levy, 2000). Beispielsweise fordert Hoffer (2000) vom Therapeuten eine »undurchdringbare Fassade der Anonymität und Abstinenz«, die zur ultimativen Distanz zwischen Patient und Therapeut führe. Eine offene interpersonelle Interaktion war und ist immer noch strengstens verboten im sogenannten »Ein-Personen Modell« der Psychoanalyse. Die Aufmerksamkeit des Patienten wird durch den Analytiker rein auf seine innere Welt gelenkt – eine Welt ohne direkte Einflüsse von außen. So resümiert Hoffer (2000, S. 38) treffend: »Für die Rolle des Analytikers gibt es im wahren Leben kein Vorbild.« Inzwischen zeichnet sich in der modernen Psychoanalyse allerdings eine (nicht unumstrittene) paradigmatische Veränderung ab, die als »intersubjektive Wende« bezeichnet wird. Diese geht mit einem entschiedenen Fokus auf interpersonelle Prozesse einher, die auch die Rolle des Psychoanalytikers betrifft. Altmeyer und Thomä (2016) sprechen in diesem Zusammenhang vom Therapeuten als »gebrochenem Spiegel«, der im therapeutischen Prozess lebendig und aktiv als ein Gegenüber fungiert.

Personenzentrierte Therapie. Rogers personenzentrierte Therapie (z. B. Rogers, 1940, 1942) basiert auf den Grundannahmen der humanistischen Psychologie und unterscheidet sich als nicht-direktive Psychotherapie in vielen Punkten von der Psychoanalyse. Jedoch lebt auch in Rogers Therapie das Verbot der persönlichen Beziehungsgestaltung weiter fort. Nach Rogers soll der Therapeut nicht bewertend, sondern annehmend und empathisch sein, er soll den Patienten bedingungslos wertschätzen und wie eine »warme Projektionsfläche« auftreten. Daher fordert auch Rogers die größtmögliche Disziplin und Zurückhaltung in der Therapeutenrolle (Rogers, 1951), die somit weiter steril und in gewisser Weise unrealistisch bleibt: Denn auch wir Therapeuten sind Menschen, für die es eine »Herkules-Aufgabe« ist, alle Emotionen, Gedanken und Verhaltensweisen, die bei der Behandlung des Patienten auftauchen, zurückzuhalten (vgl. McCullough, 2012).

Interpersonelle Psychotherapie. Erst der interpersonelle Psychologe Don Kiesler, der ein Kollege und Freund von James McCullough war, hat den Weg zu einer persönlicheren und weniger neutralen Beziehungsgestaltung durch den Psychotherapeuten geebnet. Er hat die »Ein-Personen-« in eine »Zwei-Personen-Psychotherapie« verändert. Durch seine »therapeutische Metakommunikation« sollte und darf der Psychotherapeut seine persönlichen Reaktionen auf den Patienten zum Kernpunkt der Sitzung machen (Kiesler, 1996). Somit ähnelt die Interaktion zwischen Therapeut und Patient immer mehr einer Interaktion aus dem wahren Leben, in der sich auch der Therapeut persönlich selbstoffenbart und keine anonyme Projektionsfläche mehr ist.

McCulloughs Beziehungsgestaltung. Um das Besondere an McCulloughs Beziehungsgestaltung aufzuzeigen, soll zunächst ein Beispiel dienen, in dem bei einer chronisch depressiven Patientin nicht die persönliche Art der Beziehungsgestaltung angewendet wurde.

Beispiel

Der Patient Herr Hansen kommt in die sechste Therapiestunde und überreicht seiner Therapeutin einen Apfel mit den Worten: »Für Sie«. Die junge Therapeutin – die sich am Anfang ihrer Ausbildung befindet – entgegnet etwas verunsichert: »Mmh, für mich? Es tut mir leid, aber Geschenke darf ich hier nicht annehmen. Es soll ja auch nicht um mich gehen. Wie war denn Ihre letzte Woche? Konnten Sie umsetzen, was wir besprochen hatten?«

Herr Hansen blickt daraufhin traurig zu Boden, legt den Apfel neben sich, verschränkt seine Arme und schweigt.

Die Therapeutin hat auf die erste freundliche Geste des Patienten, die er in der Therapie zeigt, feindselig-submissiv reagiert (ablehnend, zurückweisend, verschlossen). Eigentlich hat sie sich nämlich »menschlich« über den Apfel gefreut (authentische Emotion), jedoch sofort an das letzte Seminar ihrer Ausbildung gedacht, in der ihr empfohlen wurde, dass Geschenke in der Psychotherapie wegen ethischer Prinzipien rigoros abgelehnt werden sollten, zumal dies auch das Arbeitsbündnis nachhaltig beeinflusst und die therapeutische Distanz nicht mehr aufrecht erhalten werden kann (vgl. Sonnemoser, 2009). So hat sie diszipliniert-therapeutisch reagiert, worauf der Patient sich submissiv-feindselig wieder zurückzieht und verschließt – völlig zu Recht. Der Patient hat sich erstmalig getraut, sein Misstrauen abzubauen, und versucht, Nähe zur Therapeutin herzustellen, die ihn wiederum weggestoßen hat. Sie hat sich nicht als Mensch gezeigt und – was später in der Therapie herauskam – genauso reagiert wie die

Mutter und die Großmutter, welche den Patienten auch immer weggestoßen haben. Dieses Beispiel findet sich als Videosequenz auf der DVD »Verhaltenstherapie in der Praxis« (Brakemeier & Jacobi, 2017). Hier werden verschiedene Möglichkeiten gezeigt, mit dieser Situation umzugehen, wobei nur die letzte dem Vorgehen und der therapeutischen Haltung von CBASP entspricht.

McCullough hat während der Arbeit mit dieser Patientengruppe erkannt, dass eine derartig distanzierte unpersönliche Beziehungsgestaltung die zwischenmenschlich isolierten, chronisch depressiven Patienten nicht aus Ihrem Wahrnehmungsdilemma (vgl. Abschn. 1.3) herausholen, das präoperationale Denken nicht beeinflussen und schon gar nicht die frühen traumatisierenden Beziehungserfahrungen heilen kann. Gerade zu Beginn der Therapie bzw. im Stadium des präoperatorischen Denkens gelingt es Patienten oftmals nicht oder nur schwer, fokussiert an einer Verbesserung ihrer Lebenssituation zu arbeiten und ein gemeinsames Bündnis mit dem Therapeuten einzugehen. McCullough bezeichnet Patienten in diesem Stadium als »pre-therapy« und meint damit, dass Patienten noch nicht bereit sind, psychotherapeutisch zu arbeiten. Als Beispiele für Verhaltensweisen von »pre-therapy« Patienten nennt er das Ignorieren von Äußerungen oder Fragen des Therapeuten, das Vorbeireden an den Fragen des Therapeuten, das Infragestellen der Kompetenz des Therapeuten (z. B. durch feindselige, abwertende Kommentare) oder auch mutistische Patienten, die sich noch gar nicht trauen, überhaupt mit dem Therapeuten zu reden (McCullough et al., 2015). Aber auch im Verlauf der Therapie kann positives Verhalten im Sinne eines Therapiefortschritts sowie therapieschädigendes Verhalten in der Therapeut-Patient-Beziehung thematisiert werden. Dafür hat McCullough das »disciplined personal involvement« (DPI) entwickelt, was in diesem Buch möglichst wortgetreu durch »diszipliniertes persönliches Einlassen« (DPE) übersetzt wird. DPE ist eine innovative und sehr hilfreiche Haltung, die der therapeutischen Beziehungsgestaltung dient. Schweiger und Kollegen beschreiben in dem Vorwort der Übersetzung des Buches von McCullough *Therapeutische Beziehung und die Behandlung chronischer Depressionen* das DPE als eine »hochprofessionelle Form von Beziehungsgestaltung, welche den Therapeuten und seine persönliche Innenwelt, sein Denken, seine Emotionen und seine Reaktionen auf das Verhalten des Patienten mit einschließt« (McCullough, 2012, S. XIV). Die Haltung des DPE wird in Form von zwei Techniken realisiert: Zum einen kann der Therapeut in Reaktion auf das Verhalten des Patienten eine sog. kontingente persönliche Reaktion (KPR) zeigen, um ihn auf diese Weise mit den interpersonellen Konsequenzen seines Verhaltens zu konfrontieren. Zum anderen hilft der Therapeut dem Patienten korrigierende und heilsame Beziehungserfahrungen zu erkennen, indem er die sog. Interpersonelle Diskriminationsübung (IDÜ) einsetzt, mit der das Verhalten von Personen aus dem heutigen Leben des Patienten mit den Verhaltensweisen seiner prägenden Bezugspersonen verglichen wird. Diese Art der Beziehungsgestaltung fordert eine nicht-neutrale, sehr persönliche, menschliche Rolle der Psychotherapeuten und steht somit im Gegensatz zum »klassischen« psychodynamischen und »rogerianischen«, nicht persönlich agierenden, abstinenten Therapeuten.

Für früh traumatisierte, zwischenmenschlich isolierte, chronisch depressive Patienten erscheint das DPE aus vier Gründen relevant:

(1) Bei vielen Patienten macht eine Thematisierung ihrer (submissiven oder feindseligen) Beziehungsgestaltung die Therapie erst möglich. McCullough nennt Patienten in diesem Stadium »pre-therapy«, um zu verdeutlichen, dass Patienten durch den Einsatz der KPR erst zu einer Arbeitsbeziehung befähigt werden.
(2) Therapeuten können ihren Patienten nur dann vermitteln, wie diese mit anderen Menschen empathisch umgehen, wenn sie selbst bereit sind, persönliche Gefühle und Reaktionen preiszugeben (Modelllernen, Empathietraining).
(3) Für viele Patienten ist eine sichere und authentische menschliche Begegnung mit ihrem Therapeuten eine neuartige Erfahrung. Nur wenn sich die Therapeuten so persönlich und menschlich zeigen, können die Patienten Diskriminationskriterien entdecken, um die aktuelle therapeutische Beziehung mit früheren dysfunktionalen Beziehungen zu vergleichen und zu unterscheiden. Diese Entwicklung wird durch interpersonelle Diskriminationsübungen unterstützt.
(4) Schließlich kann feindselig wirkenden Patienten vor allem die persönliche Reaktion der Therapeuten helfen zu erkennen, dass ihr feindseliges oder destruktives Verhalten bei anderen Mitmenschen verletzende Auswirkungen hat und Distanz erzeugt, was sie häufig wegen des Wahrnehmungsdilemmas nicht mitbekommen.

Um diese Form der Beziehungsgestaltung als Therapeut zu verstehen und anzuwenden, ist es hilfreich, sich die Bedeutung jedes einzelnen Wortes der DPE-Haltung zu verdeutlichen. Denn die Abkürzung DPE schlüsselt sich wie folgt auf:

- **diszipliniert** (auch im Sinne von kontrolliert oder überlegt): Der Therapeut wird angehalten, vor dem persönlichen Einlassen zuerst zu überprüfen, ob eigene Prägungen aktiviert sind. Wenn dies zutrifft, kann Supervision bzw. Selbsterfahrung helfen zu entscheiden, ob das DPE dennoch sinnvoll ist; wenn die Emotionen vorwiegend durch den Patienten ausgelöst werden, sollte sich der Therapeut überlegen, ob, was und wie er dem Patienten seine Emotionen und/oder Verhaltenstendenzen mitteilt sowie welches Ziel bzw. welche heilsame Beziehungserfahrung er dabei verfolgt. DPE ist also kein »Freibrief«, persönliche Gefühle und Reaktionen ungefiltert oder impulsiv einfach heraus zu lassen.
- **persönlich**: Der Therapeut ist bereit, seinem Patienten eine persönliche, authentische, offene, gefühlsmäßige Reaktion mitzuteilen, er soll also als »menschliches Wesen« reagieren. Hierbei ist es häufig hilfreich, das Empathietraining zu nutzen (Therapeut: »Was meinen Sie, wie es mir gerade geht?«)
- **einlassen**: Der Therapeut ist grundsätzlich bereit, sich auf den Patienten derart persönlich einzulassen bei Wahrung der therapeutisch-ethischen Grenzen. Die Voraussetzung dafür sollte immer sein, dass er den Patienten grundsätzlich mag, da er aufgrund der ihm bekannten Beziehungserfahrungen (Prägungen, s. Abschn. 4.1.2) auch schwierige Verhaltensweisen einordnen und verstehen kann.

Anwendung der KPR-Technik zum Erreichen der DPE-Haltung
McCullough meint mit dem Terminus »kontingente persönliche Reaktion« (englisch: contingent personal responsivity), dass der Therapeut auf natürliche und persönliche Weise auf das Verhalten vom Patienten reagieren soll. Diese persönlichen Reaktionen müssen dabei gleichzeitig sorgfältig und vorsichtig mit dem Ziel eingesetzt werden, dem Patienten den Zusammenhang zwischen dessen Verhalten und den Reaktionen seiner Umwelt – in diesem Fall also den Reaktionen des Therapeuten – zu verdeutlichen und dabei gleichzeitig die wichtige »Sicherheits-Zone« beizubehalten (vgl. Abschn. 4.2.1). Beim Erlernen der CBASP-Strategien ist für viele Psychotherapeuten die Anwendung des KPRs das Schwierigste. Die adäquate Durchführung ist in der Tat schwierig und nicht trivial, da durch inadäquate Anwendung auch schädliche Folgen für den Patienten, den Therapeuten und die therapeutische Beziehung entstehen können. Es erscheint daher didaktisch hilfreich, KPR als eine Psychotherapie-Technik zu verstehen, wobei es bestimmte Abfolgen, Schritte und passende Sätze und Fragen gibt, welche die adäquate Anwendung erheblich erleichtern. Daher wird in Folge versucht, KPR als eine Art »Technik« zu vermitteln. Zudem sollen die Beispiele einschließlich des Videos 1.5 diese Beziehungsgestaltung praxisnah vermitteln.
Wann ist die Anwendung sinnvoll? Im ersten Schritt sollten Therapeuten zunächst erkennen, ob eine Situation vorliegt, in der es sinnvoll und hilfreich ist, KPR anzuwenden. Gekennzeichnet sind KPR-Situationen zum einen dadurch, dass die Prägungen bzw. die Bereiche aus den Übertragungshypothesen in der Therapie auftauchen (sog. »Hot-Spot-Situationen« – s. dazu Abschn. 4.2.2). Bei Herrn Stubenrausch (vgl. Abschn. 4.2.2 und Tab. 4.3) wären dies also Situationen, in denen er durch sein Verhalten oder seine Emotionen zeigt, dass er sich auf die Therapie einlässt bzw. diese boykottiert (1. Übertragungshypothese). Bezugnehmend auf die zweite Übertragungshypothese sollte die Therapeutin KPR auch anwenden, wenn Herr Stubenrausch negative Emotionen zeigt oder dies auch gerade nicht oder nur subtil / indirekt tut. Schließlich ist KPR auch in den Situationen angebracht, in denen Patienten therapieschädigendes Verhalten zeigen, wie z. B. vermehrtes unentschuldigtes Fehlen, die Nichterfüllung von Therapieaufgaben, Anklagen oder Beschimpfen von Therapeuten oder Mitmenschen bis hin zu suizidaler Kommunikation oder suizidalem Verhalten. Therapeuten sollten in KPR-Situationen zudem sehr schnell ihr Ziel bestimmen, wobei sie sich die Fragen stellen:

- Was möchte ich dem Patienten durch das KPR zeigen?
- Welche Beziehungserfahrung möchte ich ihm mitgeben?

Antworten wären beispielsweise:

- Dass mich eine bestimmte Verhaltensweise ärgert, die ein Patient nicht nur bei mir zeigt und die andere Menschen von ihm abrücken lässt.

Oder auch im Fall von Herrn Stubenrausch:

- Ich möchte ihm zeigen, dass er nicht allein ist, dass es jemanden gibt, der ihm helfen möchte, für ihn da ist und sich nicht abwendet, wenn er Probleme hat oder weint, ärgerlich ist etc.

Eigene Prägungen und die des Patienten unterscheiden. Wenn den Therapeuten klar geworden ist, dass eine KPR-Situation vorliegt, sollten sie ihre durch den Patienten ausgelösten Emotionen und Reaktionen wahrnehmen und benennen können. Sie sollten dabei schnell erkennen können, ob diese Emotionen und Reaktionen primär durch einen Patienten ausgelöst oder auch eigene Themen oder Prägungen berührt werden, weshalb Selbsterfahrung und eine persönliche Reife Grundvoraussetzungen für CBASP-Psychotherapeuten sind (vgl. Übung im Abschn. 4.2.2).

Überprüfung der inneren und äußeren Bedingungen: Zudem sollten die inneren und äußeren Bedingungen für eine Durchführung von KPR stimmen. Hiermit ist gemeint, dass sich der Therapeut emotional in der Lage fühlen sollte, sich persönlich einzulassen (innere Bedingung). Außerdem sollte er ausreichend Zeit zur Verfügung haben, da sich KPR nicht in fünf Minuten durchführen lässt (äußere Bedingung). So sollte zum Beispiel kein KPR »zwischen Tür und Angel« durchgeführt werden, d. h., wenn bereits das Ende der Stunde erreicht ist und ein Patient beim Verabschieden etwas mitteilt, was eine KPR-Situation auslöst, jedoch keine Zeit mehr vorhanden ist, dort einzusteigen. Beispielhafte Situationen wären, wenn der Patient bei der Verabschiedung plötzlich den Therapeuten umarmt oder im Gegenteil sagt: »Nach dieser Stunde geht es mir wieder richtig schlecht. Sie sind als Therapeutin die totale Versagerin.« KPR kann in diesen Fällen später durchgeführt werden, zum Beispiel durch folgende Einleitung in der nächsten Stunde: »Ich möchte zunächst mit Ihnen über unsere letzte Begegnung sprechen. Können Sie sich erinnern, wie unsere letzte Stunde endete?«

Positive und negative KPR-Situation. Didaktisch hilfreich erweist sich auch die Unterscheidung zwischen positiven und negativen KPR-Situationen. Im ersten Fall geben Therapeuten positive, im zweiten Fall negative Gefühle und Reaktionen preis, was in der Tabelle 4.4 durch exemplarische Beispielsätze demonstriert wird. Diese Beispielsätze sind natürlich eingebettet in eine längere KPR-Sequenz im Rahmen von DPE-Situationen (nach Brakemeier et al., 2012).

Tabelle 4.4 Beispiele für positive oder negative kontingente persönliche Rückmeldung (KPR) im Rahmen von DPE-Situationen (nach Brakemeier et al., 2012)

KPR	Beispiel-Formulierungen
Positives KPR	Ich *freue* mich wirklich sehr, dass Sie es das erste Mal geschafft haben, Nein zu sagen. Dass Sie mir heute diesen Blumenstrauß schenken, *überrascht* und *freut* mich sehr. Wie kamen Sie auf die Idee? Ich merke gerade, wie sehr es mich *berührt*, was Sie mir erzählen. Durch Ihre Tränen spüre ich erstmals wirkliche *Nähe* zu Ihnen.
Negatives KPR	Ich bemerke gerade, dass es mich *ärgert*, dass Sie nun zum zehnten Mal Ihre Therapiemappe vergessen haben und auch keine Situationsanalyse mitbringen. Es *frustriert* mich tatsächlich, wenn Sie nach 15 intensiven Therapiestunden sagen, dass alles hier Zeitverschwendung sei.

Tabelle 4.4 (Fortsetzung)

KPR	Beispiel-Formulierungen
	Wenn Sie sich wirklich umbringen würden, wäre ich *sehr, sehr traurig und frustriert.* Ja, es macht mich wie Ihre Frau auch ein wenig *wütend,* dass Sie mich hier anschreien, aber ich schreie nicht zurück und laufe nicht raus. Ihr Verhalten *verletzt* mich. Ich spüre gerade, wie *weh* es tut, wenn Sie sagen, dass Sie mir immer noch nicht glauben, dass ich ehrlich zu Ihnen bin (oder: dass Sie sagen, ich sei eine totale Versagerin als Therapeutin).

Durch das Wissen um die Prägungen des Patienten und die Hot Spots – die Übertragungsbereiche und Übertragungshypothesen – fällt es dem Therapeuten leichter, schwierige Verhaltensweisen, die bei ihm negative Emotionen und Reaktionen auslösen, vor dem Hintergrund der Prägungen des Patienten zu verstehen. Wichtig erscheint außerdem, dass für die Anwendung von negativem KPR die DPE-Haltung des Therapeuten gefestigt ist, er dem Patienten also mit einer wohlwollenden Haltung gegenübersitzt (»Ich mag den Patienten.«). Der Therapeut sollte daher bei jedem negativen KPR authentisch die folgende Botschaft vermitteln können:

»Bestimmte Verhaltensweisen von Ihnen lösen in mir negative Emotionen und Reaktionen aus, aber grundsätzlich mag ich Sie als Mensch. Diese negativen Emotionen werden ja gerade dadurch ausgelöst, dass Sie mir nicht egal sind, dass ich Sie als Mensch mag und Sie mir wichtig sind. Ich melde Ihnen die negativen Emotionen offen zurück, gerade weil Sie mir wichtig sind«.

In den beiden Tabellen 4.5 und 4.6 sind Leitfäden der soeben dargestellten Techniken KPR sowie die interpersonelle Diskrimination (IDÜ) zusammengefasst, welche helfen, die DPE-Haltung umzusetzen. Diese Tabellen unterstreichen, dass KPR und IDÜ hilfreiche, jedoch in der Sitzung durchaus anspruchsvolle Techniken sind.

Tabelle 4.5 Ein Leitfaden für die Umsetzung des disziplinierten persönlichen Einlassens (DPE) durch die kontingente persönliche Reaktion (KPR) für Therapeuten

KPR-Technik für den Therapeuten	Konkrete Beispiel-Äußerungen
Vorbereitung: DPE-Situation wahrnehmen, mich bereit fühlen, Verhaltensziel für den Patienten überlegen	
Schritt 1: Verlangsamung und Benennung des Verhaltens (Empathietraining)	Was meinen Sie, was löst Ihre Bemerkung, dass all unsere Therapiestunden Zeitverschwendung seien, in mir aus? Schauen Sie mich mal an, wie sehe ich denn aus?

Tabelle 4.5 (Fortsetzung)

KPR-Technik für den Therapeuten	Konkrete Beispiel-Äußerungen
Schritt 2: Offenbarung der KPR ▶ Ggf. Erlaubnis einholen ▶ positive und / oder negative Gefühle diszipliniert (!) preisgeben und dem Patienten helfen zu sehen, woran er Ihre emotionale Reaktion erkennen kann ▶ die Konsequenz seines Verhaltens deutlich machen	s. Tabelle 4.4
Schritt 3: Vermittlung adaptiver Verhaltensweisen ▶ Erarbeitung neuer Verhaltensweisen, die zur Förderung des Therapiefortschritts führen ▶ Benennen der Wirkung, die das veränderte Verhalten hat ▶ Vor Schritt 3 kann auch zunächst die IDÜ durchgeführt werden ▶ Dieser Schritt erübrigt sich bei positiven KPR-Situationen (vgl. Tab. 4.4)	Wie hätten Sie Ihrer Unzufriedenheit noch Ausdruck verleihen können und zwar auf eine Art und Weise, die mich nicht verletzt?

Nach derartigen KPR-Sequenzen kann sich eine Übung zur Interpersonellen Diskrimination (IDÜ) anschließen (vgl. DPE-Beispiel 1 und 4). Auch mag es therapeutisch sinnvoll sein, die IDÜ zwischen Schritt 2 und 3 durchzuführen. Durch die IDÜ sollen Patienten die Unterschiede zwischen der Reaktion von ihren prägenden Bezugspersonen und der Reaktion des Therapeuten auf ihr Verhalten erkennen. Sie sollen lernen, dass ihre aktuellen Mitmenschen anders auf bestimmte Verhaltensweisen reagieren, dass heute eine andere Realität ist, dass sie heute nicht mehr verletzt, missbraucht, geschlagen, allein gelassen werden etc. Sie sollen jedoch auch transparent erkennen, dass ihr Verhalten bestimmte Konsequenzen hat, und sich fragen, ob sie diese Konsequenzen auch beabsichtigt haben. Man kann auch sagen, dass durch die IDÜ alte emotionale Verstrickungen gelöst werden sollen, welche den Patienten interpersonell und intrapersonell gefangen halten (McCullough, 2012).

Diese proaktive Gegenüberstellung erfolgt durch bestimmte Fragen, welche in Tabelle 4.6 als Leitfaden zusammengefasst werden.

Tabelle 4.6 Ein Leitfaden für die Umsetzung des disziplinierten persönlichen Einlassens (DPE) durch die interpersonelle Diskriminationsübung (IDÜ) für Therapeuten

IDÜ-Technik für den Therapeuten	Konkrete Beispiel-Äußerungen
Hot Spot erkennen, entsprechend reagieren und benennen (z. B. in Form einer vorangegangenen KPR)	Kennen Sie dieses Gefühl (z. B. des Alleinseins) von Ihren Prägungen?
Reaktionen der prägenden Bezugspersonen erfragen (ggf. mehrere)	Wie hätte Ihre Mutter / Ihr Vater/… in einer vergleichbaren Situation auf Sie reagiert?
Mit dem eigenen Verhalten kontrastieren	Wie habe ich eben reagiert, als Sie …? Was für Gemeinsamkeiten / Unterschiede können Sie zu Ihrer Mutter / Ihrem Vater/… erkennen?
Neue Beziehungserfahrung explizit machen und im Gefühl verankern	Was bedeutet es für Sie, dass ich anders reagiert habe als Ihre Mutter / Ihr Vater/…? Was bedeutet es für unsere gemeinsame Arbeit, dass ich anders reagiert habe als Ihre Mutter / Ihr Vater/…? Wie fühlt sich das an?

Im Folgenden werden nun vier DPE-Situationen aus der Therapie von Herrn Stubenrausch (im Folgenden S) wiedergegeben (zum Teil verkürzt). Die KPR- und IDÜ-spezifischen »Techniken« sind kursiv hervorgehoben. Es handelt sich um vier exemplarische Beispiele:

(1) eine Situation, in der die Therapeutin (T) rein positives KPR samt IDÜ anwendet,
(2) eine Situation, in der die Therapeutin v. a. negatives KPR anwendet sowie
(3) eine Situation, in der Herr Stubenrausch über konkrete Suizidpläne berichtet (Video 1.5)
(4) die an Situation 3 sich anschließende IDÜ

DPE-Beispiel 1: Positives DPE (KPR mit IDÜ) in der 6. Sitzung

S: Mir geht es gar nicht gut. Ich hatte einen schlimmen Albtraum.

T: Mögen Sie mir anvertrauen, was in dem Traum passiert ist?

S: Ja, ich glaube schon. [*Im Folgenden sprudelt es geradezu aus ihm heraus*] Ich habe von dem Suizid meines Bruders geträumt. Der ist mit dem Auto vor einen Baum gefahren und ich musste ihn in der Gerichtsmedizin identifizieren. Das war furchtbar – es war allerdings fast genauso, wie es auch in Wirklichkeit passiert ist. Mein Bruder hat mir einen Abschiedsbrief geschrieben. Darin steht, dass er nicht anders kann und mich aber sehr lieb hat. Ich soll nun für uns beide leben. Und mich um seine Frau und Töchter kümmern … *[Herr S. beginnt zu weinen. In den folgenden ca. 20 Minuten erzählt Herr Stubenrausch von den Auswirkungen, die der Suizid seines Bruders auf ihn hatte, wie er versucht hat, sich um die Töchter und die Frau seines Bruders zu kümmern und dabei jedoch immer wieder an seine Grenzen kam, er sich dann mehr zurückgezogen hat, um alles zu verdrängen – bei all diesen Erzählungen weint er; die Therapeutin reicht ihm Taschentücher, hört empathisch zu, validiert seine Gefühle und gibt Preis, dass sie dies alles auch sehr berührt].*

T: Was meinen Sie, wie geht es mir jetzt nach dieser emotionalen Stunde mit Ihnen, in der Sie auch geweint haben?

S: Ach, vermutlich verdrehen Sie innerlich die Augen, dass ich heute so jämmerlich mich gezeigt habe.

T: Sehe ich so aus? Schauen Sie mich bitte mal an!

S: Mmh, Sie sehen sehr nett und zugewandt aus – aber auch ein bisschen blass.

T: Kann ich Ihnen sagen, wie es mir ergeht?

S: Ja, machen Sie schon.

T: Herr Stubenrausch, ich bin sehr berührt, dass Sie mir das alles heute anvertraut haben. Sie haben sich sehr geöffnet und mir sogar Ihre Tränen gezeigt. Dafür bin ich dankbar.

S: Was wirklich? Dankbar?

T: Ja, durch Ihr Öffnen und das Zeigen Ihrer Gefühle kann ich Sie besser verstehen und fühle mehr Nähe und Vertrauen zwischen uns. Sie auch?

S: Ja, schon, aber das fühlt sich komisch an.

T: Komisch? Ja, das glaube ich Ihnen. Lassen Sie uns mal schauen. Wann haben Sie das letzte Mal Ihre Gefühle gezeigt und geweint?

S: Ach, geweint habe ich ja das letzte Mal mit 14 oder so.

T: So lange ist das her. Wie hat denn früher Ihrer Mutter reagiert, wenn Sie geweint haben?

S: Na, die hat ja immer gesagt: Hör auf zu heulen, hat sich umgedreht und ist weg gegangen.

T: Und Ihr Vater?

S: Naja, als er noch gelebt hat war er sehr fürsorglich, hat mich in den Arm genommen und mich getröstet. Aber dann war er ja einfach weg – und er hat mir so gefehlt …

T: Ja, das verstehe ich so gut. Wie hat denn Ihr Bruder reagiert?

S: Mein Bruder war sehr sensibel und hat oft mitgeweint – manchmal viel mehr als ich. Dann hatte ich ein schlechtes Gewissen, dass er so sehr weint.

T: Wie reagiert denn heute Ihre Frau?

S: Keine Ahnung – vor Ihr habe ich ja noch nie geweint.

T: Das ist ja interessant. Was müssten Sie denn tun, um herauszufinden, wie Sie reagiert?

S: Mmh – ich müsste vor ihr weinen …

T: Genau! Das fände ich ja extrem wichtig herauszufinden, wie sie dann reagiert.
Und sagen Sie nochmal: Wie habe ich denn eben reagiert, als Sie geweint haben?

S: Na ja, Sie waren ja nett – haben mir zugehört und mir Taschentücher gereicht. Und dann haben Sie sogar gesagt, dass Sie berührt sind und dankbar, dass ich Ihnen meine Tränen gezeigt habe.

T: Ganz genau. Was für Gemeinsamkeiten und Unterschiede können Sie zu der Reaktion von Ihrer Mutter, Ihrem Vater und Ihrem Bruder erkennen?

S: Sie reagieren komplett anders als meine Mutter und auch mein Bruder – und recht ähnlich wie früher mein Vater ...

T: Was bedeutet es für Sie, dass ich so anders reagiert habe als Ihre Mutter?

S: Mmh – vielleicht sollte ich doch mal wieder mehr Menschen zeigen, wie es mir wirklich geht.

T: Das wäre wunderbar. Was bedeutet es denn für unsere gemeinsame Arbeit, dass ich anders reagiert habe als Ihre Mutter? Wie fühlt sich das an?

S: Das bedeutet mir viel – ganz ehrlich. Ich hatte vorher lange überlegt, ob ich Ihnen vom Alptraum berichte. Jetzt fühle ich mich besser – irgendwie erleichtert.

DPE-Beispiel 2: Negatives DPE in der 9. Sitzung

S: Das bringt doch alles nichts. Ich muss mit der Therapie aufhören.

T: Warum müssen Sie aufhören?

S: Das kann ich auch nicht sagen … *[langes Schweigen]*

T: Was meinen Sie, wie es mir gerade geht? Was sehen Sie? *[Schritt 1]*

S: Hmm, begeistert sehen Sie nicht gerade aus.

T: Das stimmt. Ich würde Ihnen gerne mitteilen, wie es mir gerade geht. Ist das okay?

S: Na machen Sie schon.

T: Wenn Sie einfach nur sagen, dass Sie die Therapie abbrechen wollen, ohne mir zu erklären, was passiert ist, dann fühle ich mich ratlos, wie vor den Kopf gestoßen. Ist es das was Sie erreichen wollten? *[Schritt 2]*

S: Ach, dann geht es Ihnen ja ähnlich wie mir. Mein Chef hat mich die ganze Woche vor den Kopf gestoßen, und ich konnte mich wieder nicht wehren. Ich konnte all das, was wir hier geübt haben, nicht anwenden und habe Überstunde über Überstunde gemacht. Oh Gott, ich bin so sauer auf mich. Sehen Sie, alles hier ist umsonst, wir sollten das Ganze beenden, ich raube nur Ihre Zeit! *[Beim Reden wird er immer lauter und lebendiger.]*

T: Wow, jetzt erlebe ich Sie das erste Mal wütend. Und wissen Sie was? Meine Ratlosigkeit ist verschwunden, und ich fühle mich auch nicht mehr vor den Kopf gestoßen. Im Gegenteil, ich kann jetzt gut verstehen, warum Sie den Gedanken hatten, hier aufhören zu wollen. Ich kann nachvollziehen, dass Sie so frustriert sind aber … aber es ist so menschlich, dass Sie das Gelernte nicht sofort umsetzen können. Ich möchte trotzdem den Wunsch äußern, dass Sie weiter mit mir diese Therapie machen.

S: Echt, das wollen Sie? Ich dachte, Sie denken, ich sei ein Versager, dass ich nichts umsetzen kann.

T: Auf keinen Fall denke ich das. Sich zu wehren ist für Sie ein total neues Verhalten. Und was man Jahrzehnte lang nicht angewendet hat, braucht eben lange, eh man das umsetzen kann. Aber ich möchte Sie noch etwas fragen: Wollten Sie mich am Anfang ratlos machen und vor den Kopf stoßen? War das Ihr Ziel?

S: Ähm, nein, das wollte ich nicht.

T: Das ist aber passiert durch Ihre kurze Aussage, dass sie aufhören müssen und Ihr langes Schweigen danach. Wodurch ging es mir dann besser? *[Schritt 3]*

S: Durch mein »Wut-Rauslassen«? Danach haben Sie gesagt, dass Sie nicht mehr ratlos sind und sich auch nicht mehr vor den Kopf gestoßen fühlen.

T: Genau, durch Ihr authentisches offenes Erzählen, wie und warum Sie gerade so frustriert sind, sind meine negativen Gefühle verschwunden. Das ist interessant, oder?

S: Ja, das ist es. (...)

DPE-Beispiel 3: Umgang mit suizidalem Verhalten in der 14. Sitzung (Video 1.5, hier verkürzt dargestellt)

T: Wie war denn Ihre letzte Woche?

S: Ach, die war gar nicht gut (...). Da ist vieles zusammengekommen. (...) Ich habe wieder sehr viel arbeiten müssen, jeden Abend bis zehn Uhr. Und meine Frau war ja auf dieser Wellness-Woche mit Kollegen. Und ich war alleine zuhause, und dann habe ich auch noch an meine Prägungen gedacht und dann hatte ich einen richtigen Absturz. Das ging dann so weit, dass ich gestern beim Baukran bei uns um die Ecke gewesen bin und hab mir eine Stunde überlegt, ob es reichen würde, wenn ich da runterspringen würde...
[Die Therapeutin fragt nach, versucht zu verstehen, wie es dazu kam, und fragt, ob er konkrete Suizidpläne hatte; ab 2:32]

S: Ja, schon. Aber ich habe es ja nicht gemacht, deshalb sitze ich ja hier.

T: Ihr Suizidversuch vor zehn Jahren war ja von einer Brücke ...
[An dieser Stelle beginnt sie mit dem DPE; ab 3:00]

T: Herr Stubenrausch, ich merke gerade, dass ich sehr emotional reagiere auf das, was Sie mir erzählen. Können Sie sich vorstellen, wie es mir gerade geht?

S: Wird Sie wohl schon erschrecken, wenn ein Patient von Ihnen Suizidgedanken hat – vielleicht sind Sie auch sauer auf mich, keine Ahnung.

T: Kann ich Ihnen sagen, wie es mir geht?
[KPR:] Also ich merke, dass es mich sehr betroffen macht, und dass ich eine Gänsehaut bekomme, weil ich mir große Sorgen mache, wenn ich mir das vorstelle, was da passiert ist die Tage über bis zur Stunde am Kran.

S: Ja, Sie machen sich sicher Sorgen, weil es für Sie wahrscheinlich auch Konsequenzen hätte, wenn sich ein Patient von Ihnen umbringen würde, das hätte doch bestimmt rechtliche Konsequenzen, oder?

T: Möchten Sie wissen, warum ich mir Sorgen mache? Es geht um keine rechtlichen Konsequenzen, es geht rein um Sie. Ich mache mir Sorgen, dass Sie mir verloren gehen. Wir hatten doch das Bild vom Segeln, dass sich Ihr Leben oft anfühlt wie allein auf wilder See – Und Sie in den letzten Stunden doch das Gefühl hatten, dass da jemand mit Ihnen im Boot sitzt. Wenn ich mir vorstelle, Sie wären vom Kran gesprungen, dann wäre das, wie wenn Sie einfach vom Segelschiff gesprungen wären und mich allein lassen würden auf hoher See, und Sie gingen eben doch alleine ihren letzten Weg. Das würde mich richtig tief traurig machen.

S: Ja? Das hätte ich so nicht gedacht. Ich hätte gedacht, dass Sie mich endlich loshaben würden und nicht immer mein blödes Gejammer anhören müssten, was eh immer das Gleiche ist. Aber wenn Sie das so sagen – wirklich, das würde Sie traurig machen?

T: Ja ... *[Fortsetzung im Video ab 5:57]*

DPE-Beispiel 4: Proaktive Gegenüberstellung bei problematischen Übertragungssituationen (IDÜ)

(»Hot Spot Zone«) Video 1.5 (ab 8:55)

T: In einer ähnlichen Situation (also, wenn Sie über Selbstmordgedanken berichtet hätten), wie wäre Ihre Mutter mit Ihnen umgegangen?

S: Ja, die hätte gesagt, ich soll mich nicht so anstellen, Hosenboden zusammenkneifen und da durch und fertig. Sie hätte sich dann umgedreht und wäre gegangen.

T: Und Ihr Vater?

S: Der hätte schon versucht mich zu trösten und mir Beistand zu leisten, aber der war dann ja nicht mehr da. Ich musste mich, seitdem ich zehn war, allein durchkämpfen, er war nicht mehr da.

T: Und der Bruder?

S: Tja, der hat sich ja letztlich selbst umgebracht, der könnte mir da nicht helfen ...

T: Und Ihre Frau?

S: Hmm, die könnte wohl nicht wirklich damit umgehen. Da hätte ich Angst, dass sie selber zusammenbricht, wahrscheinlich würde sie weinen und heulen und mir letztlich nicht helfen können, weil sie selber dann Hilfe bräuchte.

T: Und jetzt im Vergleich – wie habe ich reagiert?

S: Sie waren ehrlich betroffen und haben mir Ihre Hilfe angeboten – Sie helfen mir ja auch – es war Ihnen wichtig, was mit mir ist.

T: Ja, genau. Ich habe echt das Gefühl, ich will Sie nicht allein lassen. Sie sind mir wichtig, deshalb reagiere ich so emotional.

S: Das ist schon ein ungewohntes Gefühl, es ist so anders als dieses »immer selber durchmüssen durch alles«.

T: Ja, das ist der Unterschied.

S: Letztlich können Sie mir auch nicht bei meiner schlechten Stimmung sofort helfen, aber dieses »nicht allein zu sein« ist schon irgendwie komisch, aber auch nicht schlecht ...

T: Was bedeutet das? Wie fühlen Sie sich jetzt? Können Sie das schon sagen?

S: Ja, das ist schon ein gutes Gefühl, ungewohnt aber auch gut ...

T: Ja, ungewohnt – das glaube ich Ihnen. Und, kann ich mich jetzt auf Sie verlassen, dass – wenn Sie nochmal so abrutschen – Sie sich wirklich bei mir melden? Dass wir gemeinsam weitersegeln, um in unserem Bild zu bleiben?

S: Ja, ich bin ja auch jetzt nicht gesprungen, und ich werde auch nicht springen. Was ich Ihnen auch sagen kann, ist, dass ich mich dann wirklich bei Ihnen melde, wenn wieder so etwas ist.

Bei Herrn Stubenrausch dienten die vielen DPE-Situationen mit Nutzung von KPR und anschließenden IDÜs dazu, dass er seine negativen Beziehungserfahrungen (v. a. Zurückweisung, Allein-gelassen-Werden, Missachtung, Sich-nicht-wehren-Können) explizit machen konnte. Mit den Reaktionen seiner Therapeutin war es ihm möglich, diese zu diskriminieren und schließlich zu revidieren, sodass es zu einer Heilung der interpersonellen Traumata kam. Auch hier wirkt der lernpsychologische Mechanismus der negativen Verstärkung, da die aversiven Emotionen zunehmend geringer werden, wenn der Therapeut den Patienten anleitet, sein Verhalten von dem der negativen Bezugspersonen zu unterscheiden. Sobald der Patient erkennt, dass heute wirklich jemand vor ihm sitzt, der ihm wohlgesonnen ist und ihn wertschätzend behandelt, der ihn mag und ihm wirklich helfen will, kommt es zu den Erleichterungsmomenten, die den Weg aus der chronischen Depression bilden. Durch den Schritt 3 beim KPR lernen die Patienten zudem funktionales neues Verhalten, was die Wahrscheinlichkeit erhöht, auch außerhalb der therapeutischen Beziehung zukünftig heilsame Beziehungserfahrungen zu erleben.

Dass Erwartungen bzw. Befürchtungen eine bedeutsame Rolle spielen, hat bereits die Psychoanalyse in Form der Übertragung und Gegenübertragung formuliert. Auch die Erkenntnisse der Placebo-Forschung bestätigen, dass Erwartungen in Bezug auf die Wirksamkeit einer Behandlung ein entscheidender Prädiktor für den tatsächlichen Behandlungserfolg sind. Bei psychischen Störungen spielen neben den Erwartungen an den Behandlungserfolg jedoch noch weitere Erwartungen wie die Beziehungserwartungen der Depressiven eine wichtige Rolle (z. B. »Andere werden mich ablehnen, wenn sie meine wahre Persönlichkeit kennenlernen«). Das Modell der Erwartungsverletzung (engl. expectation violation) stellt dar, wie Erwartungen bei psychischen Störungen entstehen, wie sie sich verändern und warum sie trotz gegensätzlicher Erfahrungen oft persistieren (Rief & Glombievsky, 2016). Die von Rief und Glombievsky konzipierten erwartungsfokussierte psychotherapeutische Interventionen (EFPI) ähneln dem Vorgehen der IDÜ in CBASP.

4.2.6 Ergebnisse der Therapie aus dem Fallbeispiel

Die Abbildung 4.7 zeigt abschließend die sehr erfreuliche Entwicklung von Herrn Stubenrauschs depressiver Symptomatik und seinen enormen Lerngewinn durch CBASP. Dies wurde operationalisiert durch seine Lernleistung in der Situationsanalyse und in der Interpersonellen Diskriminationsübung. Die IDS- (Selbsturteil) und die MADRS-Linie (Fremdurteil) geben den Rückgang der Depressivität wieder (y-Achse in 10er Schritten skaliert), die PPRF- und die IDE-RF-Linie bilden die Lernkurven bzgl. der Situationsanalyse und der Interpersonellen Diskrimination ab (y-Achse skaliert in 1er Schritten).

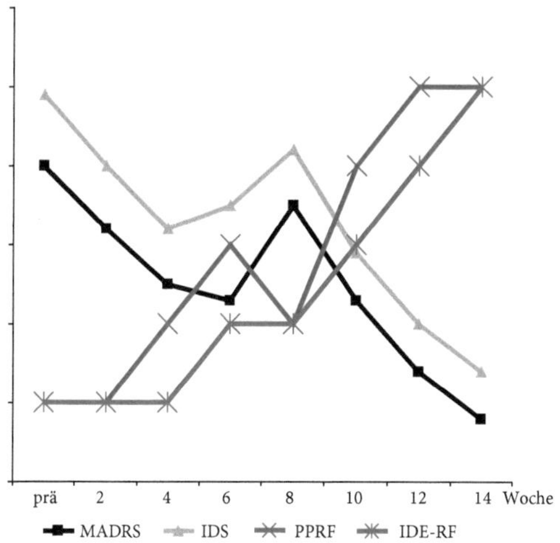

Abbildung 4.7 Verlauf der depressiven Symptomatik und Lernkurve von Herr Stubenrausch im Verlauf der ambulanten Therapie (32 Sitzungen)

Auch im IMI (vgl. Abb. 4.8) zeigte sich deutlich die positive Veränderung. Herr Stubenrausch wirkte am Ende der Therapie vor allem freundlich und freundlich-dominant auf seine Therapeutin. Diese wiederum wirkte auf Herrn Stubenrausch auch weniger dominant als am Anfang, die IMIs überschneiden sich nun zum größten Teil. Es ist Offenheit, Nähe und Vertrauen in einer therapeutischen, menschlichen Beziehung entstanden, was für Herrn Stubenrausch so heilsam war.

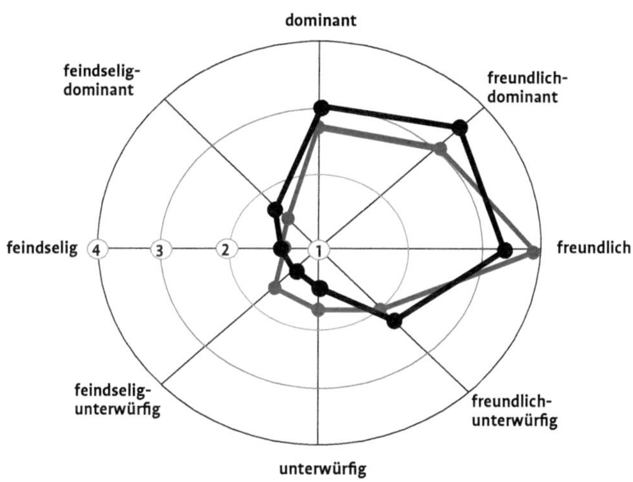

Abbildung 4.8 IMI Auswertung am Ende der Behandlung (Impact Message Inventory; Kiesler & Schmidt, 1993; deutsche Übersetzung IMI-R; Caspar, 2002). Ergebnisse der Einschätzung der Therapeutin über Herrn Stubenrausch (graue Linie) und von Herrn Stubenrausch über seine Therapeutin (schwarze Linie) bezogen auf die Dimensionen des Kiesler-Kreises

Die Vermutung von McCullough wird durch diesen Fall erneut bestätigt: CBASP ist eine Lerntherapie. Je mehr und besser der Patient lernt, desto deutlicher kann er sich von der chronischen Depression befreien und desto geringer ist die Rückfallwahrscheinlichkeit. Heute ist der Abschluss der Therapie von Herrn Stubenrausch weit länger als zwei Jahre her. Katamnesegespräche haben eindrucksvoll ergeben, dass Herr Stubenrausch keinen Rückfall in eine Dysthymia, geschweige denn in eine schwere depressive Episode hatte. Er berichtet bei der 2-Jahres Katamnese:

»Mir geht es wirklich gut. Manchmal habe ich noch melancholische Tage, aber die hat wohl jeder. Dann spiele ich viel Geige, gehe joggen oder schreibe Tagebuch. Zudem rede ich jetzt viel offener mit meiner Frau. Ich teile ihr meine Sorgen und Probleme mit und allein das Teilen dieser Sorgen hilft schon. Sie kann damit auch gut umgehen und erzählt mir auch viel mehr von sich. Wir haben im Rahmen eines sehr nahen und guten Prozesses gemeinsam beschlossen, dass wir keine Kinder bekommen möchten, sondern andere soziale Schwerpunkte in unserem Leben setzen wollen. Ich kümmere mich zum Beispiel jetzt viel mehr um die Kinder meines verstorbenen Bruders. Zudem haben meine Frau und ich endlich mal wieder wunderschöne Urlaube in der Natur verbracht. Bei der Arbeit schaffe ich es inzwischen auch regelmäßig ohne große Schwierigkeiten, mich von meinem Chef abzugrenzen. Der hat inzwischen auch gemerkt, dass ich nicht mehr der »Mann für alles« bin und bürdet mir auch viel seltener Zusatzaufgaben auf. Die gewonnene Zeit nutze ich u. a. fürs neue Orchester, in dem ich jetzt spiele. Zudem kochen meine Frau und ich viel häufiger gemeinsam und treffen auch Freunde öfters. Das Leben fühlt sich einfach so anders an. Es ist, als hätte ich ein neues Kapitel begonnen in meinem Leben. Schauen Sie mal, dieser Spruch (von Unbekannt) passt doch: ›Aus dem Buch Deines Lebens kannst Du keine Seite heraustrennen, aber immer wieder ein neues Kapitel beginnen.‹

Wir konnten in unserer Therapie nicht den Tod von meinem Vater und leider auch nicht den Suizid meines Bruders rückgängig machen noch die kühle Art meiner Mutter verändern. Aber ich fühle mich jetzt nicht mehr allein, kann Gefühle zeigen und mich meistens auch wehren.«

4.3 Ambulante CBASP-Gruppentherapie

Gruppentherapiekonzepte sind für ein auf Beziehungen ausgerichtetes Störungsmodell wie CBASP von großer Bedeutung. Die neue, heilsame Beziehungserfahrung mit dem Einzeltherapeuten kann in der Gruppe durch weitere positive Beziehungen zu anderen Menschen bereichert werden. Zudem bietet die Gruppe einen geschützten Ort, gemeinsam neue Verhaltensweisen zu lernen und auszuprobieren. Aus diesem Grund empfehlen wir den Einsatz von Gruppenkonzepten im stationären (vgl. Kap. 5) aber auch im ambulanten Bereich. Im Idealfall ist die Gruppentherapie als Augmentationsstrategie in eine bestehende Einzeltherapie eingebettet und es besteht ein kontinuierlicher Austausch zwischen dem Einzel- und dem Gruppentherapeuten. Bei einer alleinigen ambulanten Gruppentherapie sollten wenigstens zwei, im besten

Fall jedoch mehrere Vorgespräche stattfinden, bevor Patienten in die Gruppe kommen. Zudem sollte gewährleistet sein, dass der Gruppentherapeut in Krisenzeiten erreichbar ist.

Ambulante Gruppen können sich in bestimmten Durchführungsbedingungen von stationären Gruppen unterscheiden. Erfahrungen wurden bisher mit den folgenden Bedingungen gesammelt:

- Gruppensetting: offene / fortlaufende versus geschlossene Gruppe (zu den Vor- und Nachteilen siehe Tab. 4.7)
- Vorgespräche: möglichst immer zwei bis drei Vorgesprächstermine als Einzelgespräch zwischen dem Therapeuten und dem Patienten einplanen
- Gruppengröße: vier bis acht Patienten
- Sitzungsdauer: 100 bis 150 Minuten

Im Prinzip werden in der ambulanten Gruppentherapie alle Elemente und Strategien der CBASP-Therapie genutzt, wie sie im Abschnitt 4.2 beschrieben wurden, wenn auch in teilweise verkürzter oder modifizierter Form (s. 4.3.1 Modifikationen zur Einzeltherapie).

Mittlerweile liegen drei Manuale zu Gruppentherapiekonzepten vor (Schramm et al., 2012; Guhn et al., 2019a; vgl. Bajbouj et al., 2017). Praktische Beispiele zur Durchführung sind in Abschnitt 5.6.3 und 6.5 dargestellt und jeweils mit Videomaterialien veranschaulicht.

Tabelle 4.7 Vor- und Nachteile von geschlossenen im Vergleich mit offenen / fortlaufenden ambulanten CBASP-Gruppen

Aspekt	Geschlossene Gruppe	Offene / fortlaufende Gruppe
Gruppenkohäsion	Die Gruppe formiert sich gemeinsam. **Mögliche Vorteile** Stärkerer Zusammenhalt, da sich die Patienten besser kennen lernen und mehr voneinander wissen. **Mögliche Nachteile** Die Möglichkeit, dass Patienten, die bereits von CBASP profitiert haben, die neuen (häufig zunächst skeptischen) Patienten, unterstützen und »mitziehen«, entfällt. Ausscheiden eines Mitglieds kann schwerwiegender für die	Die Gruppe ist in ihrer Zusammensetzung und Gruppengröße dynamisch und flexibel. **Mögliche Vorteile** Erfahrene Patienten können Modell und Ansporn für die »neuen« Patienten sein. Skeptische Patienten können so möglicherweise schneller profitieren. **Mögliche Nachteile** Gruppenkohäsion möglicherweise nicht so stark wie bei geschlossenen Gruppen. Die Patienten wissen häufig nicht viel voneinander, was sich auf das Ausmaß des empathischen Verstehens auswirken kann und auch bedeuten kann,

Tabelle 4.7 (Fortsetzung)

Aspekt	Geschlossene Gruppe	Offene / fortlaufende Gruppe
	Gruppe sein als bei offenen / fortlaufenden Gruppen.	dass insgesamt ein distanzierterer Umgang untereinander herrscht. Schüchterne Patienten haben zu Beginn höhere Hemmschwelle, sich einzufinden (»Ich gehöre nicht dazu«). Neue Patienten, die zu Beginn sehr viel Raum einnehmen, haben es eventuell schwerer in der Gruppe Fuß zu fassen.
Gruppenregeln	Gruppenregeln werden zu Beginn gemeinsam formuliert und können den Bedürfnissen einzelner Mitglieder angepasst werden.	Neuen Patienten werden Gruppenregeln mitgeteilt.
Prägungen vor der Gruppe benennen	Jeder Patient hat in der ersten Phase der Therapie Gelegenheit, über zentrale Prägungen zu sprechen. **Mögliche Vorteile** Die Patienten lernen sich dadurch besser kennen, was positive Auswirkungen auf Empathie, Gruppenkohäsion und Gefühl von »Ich bin nicht allein« haben kann. **Vorsicht:** Drohende Retraumatisierung einzelner Patienten durch Berichte über die eigenen Prägungen vor der Gruppe oder durch die Prägungen / Traumatisierungen der anderen Patienten.	Bericht über die eigenen Prägungen ist kein fester Bestandteil der Gruppe. Prägungen werden allenfalls bei passender Gelegenheit thematisiert. **Mögliche Situationen** Gruppe hat wenige Patienten und ist recht homogen (z. B. nur Frauen). In dieser Situation kann auch einem neuen Patienten das Angebot gemacht werden, über die Herkunftsfamilie oder die Prägungen zu sprechen, damit die Gruppe die Person besser kennenlernt (Vorsicht: nur, wenn der Patient das auch freiwillig möchte).
Erarbeiten von Übertragungshypothesen (ÜH) und Therapiezielen	Therapieziele und ÜH werden zu Beginn der Therapie in einer gemeinsamen Sitzung formuliert, nachdem vor der	Die ÜH und das Ziel werden i. d. R. in Vorgesprächen formuliert. Für ein neues Gruppenmitglied stellt es meist eine Überfor-

Tabelle 4.7 (Fortsetzung)

Aspekt	Geschlossene Gruppe	Offene/fortlaufende Gruppe
	Gruppe über die Prägungen berichtet wurde. Für jeden Patienten werden die Hauptprägungen, das Therapieziel und die ÜH auf dem Flipchart notiert.	derung dar, dies in den ersten Stunden in der Gruppe zu tun. Sollte sich im Verlauf der Gruppe aber eine Gelegenheit ergeben, kann ein Sitzungsthema auch das Sprechen über Prägungen, daraus resultierender ÜH und Therapieziele sein (s. o.).
Kiesler-Kreis	Eine Einführung für alle erfolgt in der ersten Phase der Therapie. **Mögliche Vorteile** Die Gruppe kann sich je nach Zeitpunkt der Therapie bzw. auch nach Vertrautheit beim Austausch über das eigene Kiesler-Kreis-Profil öffnen.	Eine Einführung kann nicht bei jedem neuen Gruppenmitglied so intensiv erfolgen wie bei geschlossenen Gruppen. (Häufig im Rahmen einer SA und eher kursorisch.) Eine ausführlichere Einführung mit Übungen kann als Kiesler-Kreis-Training ca. alle drei Monate angeboten werden. Ein intensiver Austausch über das eigene Kiesler-Kreis-Profil, wie er bei geschlossenen Gruppen möglich ist, findet i. d. R. nicht statt. **Mögliche Vorteile** Einführung des KK für die neuen Patienten ist immer wieder eine Wiederholung und Auffrischung für die erfahrenen Patienten, die sich mit Beispielen aktiv beteiligen können. **Mögliche Nachteile** Die neuen Patienten müssen eventuell einige Zeit auf eine intensivere Einführung warten.

Vorgespräche. Zu den formalen Aspekten der Gruppentherapieteilnahme, die in den Vorgesprächen geklärt werden sollten, gehören:

- Das Einholen der Zustimmung zur Therapie (Commitment to Treatment), welche beinhaltet, dass der Patient sich bereiterklärt, an seinen Zielen zu arbeiten, dem Therapeuten vor allem negative Gedanken und Gefühle zu berichten und den vereinbarten Notfallplan umzusetzen.
- Die Gewinnung ausführlicher Informationen über das soziale Netzwerk sowie Unterstützungsmöglichkeiten und Notfalltelefonnummern einschließlich Erstellung eines Notfallplans.
- Die Zusage der Möglichkeit, den Gruppentherapeuten bei Fragen oder Problemen während der laufenden Gruppentherapie zu kontaktieren und in Krisenzeiten auch Einzeltermine zu vereinbaren.

Inhaltlich sollten die Vorgespräche dafür genutzt werden, dem Patienten das CBASP-Störungsmodell zu vermitteln, indem Prägungen, Übertragungshypothesen und Therapieziele vor dem Hintergrund des Gruppensettings erarbeitet werden.

4.3.1 Modifikationen der therapeutischen Elemente für die Gruppentherapie

Liste Prägender Bezugspersonen. Es wird empfohlen, vor Beginn der ambulanten Gruppentherapie zwei Vorgespräche mit dem Patienten alleine durchzuführen, in denen neben einer kurzen Befragung zur Anamnese die Prägungen der wichtigsten zwei bis drei Bezugspersonen erhoben werden (vgl. Abschn. 4.2.2). Vor allem aufgrund der zeitlichen Begrenzung der Gruppe sollte bei der Erhebung der prägenden Bezugsperson der Fokus auf diejenigen Personen gelegt werden, die für die Erreichung des persönlichen Ziels für die Gruppentherapie des Patienten am wichtigsten sind (also diejenigen Prägungen, die überwunden bzw. überlernt werden sollten). Das Therapieziel sollte daher bereits im ersten Gespräch zum Thema gemacht werden.

Beispiele für Ziele:

- »Ich möchte während der ambulanten CBASP-Gruppe lernen, meine Bedürfnisse zu äußern.«
- »Ich möchte lernen, mich anderen gegenüber zu öffnen.«
- »Ich möchte lernen, mich bei persönlicher Kritik zu wehren.«

Die Prägungen werden zunächst im Einzelgespräch besprochen und sollten anschließend möglichst in der Gruppe vorgetragen werden. Bei Patienten mit schweren Traumatisierungen sollte mit dem Patienten vor der ersten Gruppenstunde gut vorbesprochen werden, ob und in welcher Ausführlichkeit die Prägungsgeschichte berichtet wird, um einer Destabilisierung oder Retraumatisierung vorzubeugen.

Übertragungshypothese. Da die Gruppe ein Ort interpersonellen Geschehens ist, wird die Übertragungshypothese gleichermaßen auf die Gruppe und den Therapeuten (als Teil der Gruppe) bezogen. Nachdem der Patient der Gruppe von seinen Prägungen berichtet hat, wird die Übertragungshypothese in der Gruppe mit dem Therapeuten gemeinsam erarbeitet. In der Einzeltherapie ist es häufig sinnvoll, bei der Übertragungshypothese auf das Geschlecht des Therapeuten im Hinblick auf schwierige Prägungen zu achten (vgl. Abschn. 4.2.2). Auch in der ambulanten Gruppe kann es bedeutsam sein, wie die Gruppe bzgl. Männern und Frauen zusammengesetzt ist und ob sie von einem männlichen Therapeuten oder einer Therapeutin geleitet wird. Hat der Therapeut aus den Erstgesprächen Hinweise darauf gewonnen, dass es geschlechtsspezifisch bedeutsame Prägungen gibt (z. B. »Ich kann Männern nicht trauen«, »Frauen wollen mich dominieren«, »Frauen sind schwach«), kann er das bei der Erarbeitung der Übertragungshypothese behutsam zum Thema machen.

Therapieziel. Gemeinsam mit den Prägungen und der Übertragungshypothese benennt der Patient vor der Gruppe auch sein individuelles Therapieziel.

Die Prägungen, Übertragungshypothesen und Therapieziele von allen Teilnehmern werden auf ein bis zwei Flipchartblättern notiert, die in jeder Stunde für alle gut sichtbar im Raum hängen. Das soll zum einen die Therapeuten unterstützen, auf Hot-Spot-Situationen zu achten und im Falle einer KPR oder einer IDÜ auf die Prägungen und die ÜH hinweisen zu können. Zum anderen soll es den Patienten als Motivation dienen, jede Stunde an ihrem Ziel weiter zu arbeiten.

Kiesler-Kreis. Für Gruppen in denen vorrangig ein Situationsanalysentraining durchgeführt werden soll, empfiehlt sich die Vorstellung des Kiesler-Kreises analog des im Abschnitt 4.2.3 vorgestellten Vorgehens. Auch in den ambulanten Gruppen hat sich eine durch kleine Übungen und Demonstrationen der komplementären Reaktionstendenzen aufgelockerte Einführung bewährt. In Gruppen zum Kiesler-Kreis-Training kann die Einführung des Kreismodells auch gemeinsam in der Gruppe erfolgen (Video GT_2.6_Demonstration Kiesler-Kreis).

IMI. Im Gegensatz zum einzeltherapeutischen Kontext wird der Patient in der Regel nicht gebeten, einen IMI (vgl. Abschn. 4.2.3) über den Therapeuten auszufüllen. Auch bespricht der Therapeut nicht den IMI, den er über den Patienten ausfüllt, da es für die Patienten aversiv sein kann, vom Therapeuten oder anderen Teilnehmern eingeschätzt zu werden und diese Einschätzung vor der Gruppe zu besprechen. Um trotzdem den IMI nutzen zu können, werden die Patienten nach Erklärungen aufgefordert, den IMI über sich selbst auszufüllen. Es kann Ihnen auch freigestellt werden, eine Person Ihres Vertrauens zu bitten, den Bogen über sie auszufüllen. Der Therapeut sollte sich, wie in der Einzeltherapie auch, in jedem Fall Gedanken über das Kiesler-Kreis-Profil des Patienten machen. Dabei kann es natürlich hilfreich sein, dass der Therapeut den IMI über den Patienten ausfüllt und auswertet. In der Gruppe besprochen werden wegen der bereits oben erwähnten Gefahr, sich vor der Gruppe bloßgestellt zu fühlen, nur die Graphiken der Patienten über sich selber.

DPE. Bereits für die einzeltherapeutische Arbeit stellt die DPE-Haltung häufig eine große Herausforderung für den Therapeuten dar (vgl. Abschn. 4.2.5). In der Gruppe können distanzierte, passive und feindselige Verhaltensweisen von Patienten zu einer besonderen Aufgabe werden, welche die volle Präsenz des Therapeuten erfordert. Ist eine gruppendynamisch schwierige Situation entstanden, gilt es, die Gruppe in diesen Momenten zusammenzuhalten und sie an die gemeinsam formulierten Regeln zu erinnern. Neben der Möglichkeit des Therapeuten einem einzelnen Patienten persönliche Rückmeldungen zu geben, kann auch die Gruppe dazu angeregt werden, Feedback zu geben. Hierzu sollte sie jedoch genau angeleitet werden.

Exkurs

Feedback durch KPR geben

Immer wieder wird es in Gruppensituationen dazu kommen, dass Patienten sich gegenseitig Feedback geben wollen oder der Therapeut es in einer Situation als sinnvoll erachtet, Rückmeldungen aus der Gruppe einzuholen. Spontane Rückmeldungen können mitunter bewertende Aussagen sein, die das Gegenüber möglicherweise verletzen oder bis hin zu einer Retraumatisierung führen können. Wie weiter oben bereits erwähnt, sind es vor allem solche Situationen, die besondere klinische Erfahrung vom Therapeuten erfordern, sodass die einzelnen Teilnehmer sich nicht gegenseitig verletzen. Verletzendes oder aggressives Verhalten sollte in jedem Fall sofort unterbrochen werden. Nicht zuletzt aus diesem Grund erscheint es wichtig, bei Therapieanfang die Regeln für das Geben von Feedback ausführlich zu besprechen. Die folgende Tabelle 4.8 beschreibt die Vorgehensweise beim Feedback durch KPR.

Tabelle 4.8 Vorgehensweise des Feedbacks durch KPR

(1)	Falls der Therapeut ein Feedback für eine Situation als sinnvoll erachtet, ist es wichtig, zunächst das Einverständnis vom betreffenden Teilnehmer zu erfragen, ob er überhaupt ein Feedback erhalten möchte.
(2)	Bei Zustimmung werden die Teilnehmer auf die Feedback-Regeln hingewiesen ▶ Das Verhalten konkret benennen: »Wenn Sie … machen / sich … verhalten …« ▶ Die Auswirkung auf die eigene Person benennen: »… dann fühle ich mich / dann hat es die Auswirkung auf mich, dass ich ...«

Der Therapeut leitet behutsam diese Feedback-Runde, unterstützt die Feedbackgeber beim Formulieren der Rückmeldung, validiert gegebenes Feedback und verhindert »Kreuzfeuer« zwischen den Gruppenmitgliedern. Sehr wichtig erscheint dabei, dass der Feedback-erhaltende Patient durch den Therapeuten unterstützt wird, das Feedback auch anzunehmen. Wenn es zu Feedback kommt, das einem Patienten deutlich macht, dass sein Verhalten negative Auswirkungen auf die Gruppe oder einzelne Mitpatienten hat, kann der betreffende Patient in einem weiteren Schritt gemäß KPR gefragt werden: Wollen Sie diese Wirkungen auf die Gruppe bzw. den Mitpatienten haben?

In der Regel wird der Patient dies verneinen. Im Folgenden kann dann alternatives Verhalten erarbeitet werden. Im gesamten Ablauf des Feedback-Gebens kann immer wieder auf den Kiesler-Kreis zurückgegriffen werden.

Interpersonelle Diskriminationsübung. Im Unterschied zur Einzeltherapie wird bei der IDÜ in der Gruppe nicht nur die Reaktion des Therapeuten, sondern vor allem die Reaktion der Gruppe erfragt. Da in der Regel nur ein bis zwei prägende Bezugspersonen erhoben wurden, ist es ausreichend, nach der möglichen Reaktion dieser Personen zu fragen. Ansonsten folgt die IDÜ demselben Ablauf, wie er im Abschnitt 4.2.5 für die Einzeltherapie beschrieben ist. Das Onlinematerial enthält zudem eine Videosequenz zur Durchführung einer IDÜ in der Gruppe (Video GT_2.8_IDÜ, vgl. Abschnitt 6.5).

4.3.2 Gruppenregeln

Grundsätzlich sollten in jeder Gruppe gemeinsame Regeln gelten. Diese können in geschlossenen Gruppen gemeinsam aufgestellt werden, in offenen Gruppen werden sie einmalig erarbeitet und danach an die neuen Patienten weitergegeben. Eine wichtige Regel, an die sich vor allem die Therapeuten halten sollten, ist, dass niemand zu etwas gezwungen wird. Alle Übungen sind als Angebote zu verstehen, die der Patient auch ablehnen darf. In den Gruppen werden häufig folgende Regeln formuliert:

- Alles, was in der Gruppe besprochen wird, wird vertraulich behandelt.
- Die Teilnehmer sollen sich gegenseitig unterstützen.
- Niemand soll verletzt werden.
- Jeder darf seine eigene Meinung haben und äußern.
- Wenn nötig, darf sich ein Teilnehmer innerhalb einer Sitzung eine »Auszeit« nehmen, sollte aber möglichst wieder in die Gruppe zurückkehren.
- Jeder Teilnehmer sollte sich bemühen, den anderen zuzuhören und sie ausreden zu lassen.
- Jeder Teilnehmer sollte sich bemühen, auch zwischen den Sitzungen aktiv an den Themen der Gruppe weiterzuarbeiten und insb. die Therapieaufgaben durchzuführen.

Es kann ausreichen, die Gruppenregeln zu Beginn einer geschlossenen Gruppe bzw. in regelmäßigen Abständen in offenen Gruppen gemeinsam zu erarbeiten und sichtbar im Raum anzubringen. Bei Störungen der Gruppe im Verlauf der Therapie, beispielsweise, wenn niemand eine eigene Situation in die Gruppe einbringen möchte, kann ein Austausch über die Übertragungshypothesen für die Gruppe ratsam sein. Auf Basis dieser Befürchtungen, z. B. abgewertet zu werden, wenn man etwas Falsches sagt, können dann gemeinsam erneut bzw. weitere Gruppenregeln erarbeitet werden, um wieder eine vertrauensvolle und sichere Gruppenatmosphäre herzustellen.

5 CBASP im stationären Setting

5.1 Fallbeispiele

Dieses Kapitel widmet sich der Umsetzung der CBASP-Therapie im stationären Setting. Um es möglichst praxisnah und anschaulich zu gestalten, wird das Konzept anhand von fünf stationären CBASP-Fällen dargestellt. Diese fünf Patientinnen und Patienten sind auch die Teilnehmerinnen und Teilnehmer der Gruppentherapie DO! in den Videobeispielen (GT_2.1-2.5). Im Folgenden (Tab. 5.1) werden sie einschließlich ihrer wichtigsten drei Prägungen und Übertragungshypothesen (ÜH) vorgestellt. Alle erfüllen die Diagnosekriterien einer chronischen Depression mit Frühbeginn und frühen traumatisierenden Beziehungserfahrungen (vgl. Abschn. 1.1 und 1.2).

Tabelle 5.1 Vorstellung der fünf »Beispielpatientinnen und -patienten«

Patientin / Patient	Wichtigste Prägungen	Wichtigste ÜH	Stand der Therapie
Rudi Müller 40 Jahre, Beamter, in fester Partnerschaft lebend	(1) Oma: Ich habe Angst, verlassen zu werden und niemanden mehr zu haben. (2) Mutter: Ich muss mich um andere kümmern, und niemand kümmert sich um mich. (3) Stiefvater: Wenn ich etwas sage, werde ich massiv bestraft.	(1) Wenn ich mich auf meine Einzeltherapeutin einlasse, wird sie mich emotional verlassen. (2) Wenn ich in der Therapie / auf Station emotionale Bedürfnisse habe, werden meine Einzeltherapeutin oder das Behandlungsteam sich nicht um mich kümmern.	Seit elf Wochen in Behandlung, Abschiedsphase, hat sehr von CBASP profitiert (HRDS bei Aufnahme = 34, HDRS vor der Video-Gruppentherapie = 8)
Sylvia Stolzenbeck 54 Jahre, frühberentet, Single, bei Pflegefamilie lebend **Komorbide Diagnosen:** Posttraumatische Belastungsstö-	(1) Mutter: Weil ich nur Gewalt erfahren habe, fühle ich mich wertlos, hasse mich und versuche jeglichen Kontakt mit Menschen zu meiden.	(1) Wenn in der Einzeltherapie Nähe entsteht bzw. ich mich auf meine Therapeutin einlasse, wird sie mich verletzen. (2) Wenn ich in der Therapie einen Fehler	Seit fünf Wochen in Behandlung, Beginn Hauptphase (später als üblich wegen Retraumatisierung bei Prägungs-

Tabelle 5.1 (Fortsetzung)

Patientin / Patient	Wichtigste Prägungen	Wichtigste ÜH	Stand der Therapie
rung; selbstunsicher-vermeidende und dependente Persönlichkeitsstörung	(2) Vater: Wenn ich nicht die beste Leistung zeige, werde ich bestraft. (3) Bruder: Ich fühle mich wertlos und als Last, deshalb erzähle ich nur wenig, wie es mir geht.	mache bzw. nicht alles perfekt mache, wird mich das Team bestrafen.	arbeit, vgl. Abschn. 5.6), erste Teilnahme an der CBASP-Gruppe, (HDRS bei Aufnahme = 32, HDRS vor der Video-Gruppentherapie = 36)
Fritz Ludwig 56 Jahre, Elektriker, verheiratet, drei erwachsene Söhne **Komorbide Diagnose:** selbstunsicher-vermeidende Persönlichkeitsstörung	(1) Oma (»Pflegeoma«): Ich fühle mich weniger wertvoll als alle andere. (2) Stiefmutter: Ich habe extreme Ängste, falsch zu handeln, weil das verheerende Konsequenzen hat. (3) Vater: Ich halte alles aus, weil mir eh niemand helfen kann.	(1) Wenn ich in der Therapie / auf Station / in der Gruppe etwas von mir erzähle / mich öffne, dann wird das Team / meine Einzeltherapeutin / die Gruppe etwas Schlechtes über mich denken bzw. mich für wertlos halten. (2) Wenn ich in der Therapie / auf Station einen Fehler mache, dann werde ich durch das Team bestraft.	Seit vier Wochen in Behandlung, Hauptphase, 3x an der CBASP-Gruppe teilgenommen, (HDRS bei Aufnahme = 34, HDRS vor der Video-Gruppentherapie = 30)
Claudia Morgenstern 24 Jahre, Medizinstudentin (derzeit zweites Urlaubssemester), Single, in WG lebend **Komorbide Diagnosen:** Soziale Phobie; selbstunsicher-vermeidende Persönlichkeitsstörung	(1) Mutter: Ich muss immer perfekt funktionieren, sonst werde ich abgelehnt. (2) Vater: Es kann Nähe für mich geben, aber die kann ganz plötzlich wegfallen, weshalb ich mich lieber nicht	(1) Wenn ich in der Therapie / auf Station / in den Gruppen nicht ausreichend Leistung zeige, wird mein Therapeut / das Team / die Gruppe mich abwerten. (2) Wenn ich mich auf meinen Einzeltherapeuten einlasse, werde ich enttäuscht.	seit acht Wochen in Behandlung, Hauptphase, 12x an der CBASP-Gruppe teilgenommen, (HDRS bei Aufnahme = 28, HDRS vor der Video-

Tabelle 5.1 (Fortsetzung)

Patientin / Patient	Wichtigste Prägungen	Wichtigste ÜH	Stand der Therapie
	mehr auf Beziehungen einlasse. (3) Erster Freund: Männer sind enttäuschend – ich lasse mich nicht mehr auf Beziehungen ein.		Gruppentherapie = 16)
Helga Siegering 23 Jahre, in Ausbildung zur Physiotherapeutin, Single, allein lebend **Komorbide Diagnosen:** Borderline Persönlichkeits-akzentuierung, früher Alkohol- und Drogenabusus	(1) Mutter: Ich bin nichts, ich kann nichts und muss mich alleine durchkämpfen. (2) Vater: Nur wenn ich mich wehre, habe ich eine Chance zu überleben. (3) Bruder: Der Stärkere gewinnt – ich darf keine Schwäche zeigen, sonst werde ich fertiggemacht.	(1) Wenn ich in der Therapie und v. a. auch in den Gruppen Schwäche zeige, wird das Team / die Gruppe das ausnutzen und mich fertig machen. (2) Wenn in der Einzeltherapie Nähe entsteht, wird meine Einzeltherapeutin mir das nur vorspielen und mich enttäuschen.	Seit sechs Wochen in Behandlung, Hauptphase, 8x an der CBASP-Gruppe teilgenommen, (HDRS bei Aufnahme = 24, HDRS vor der Video-Gruppentherapie = 18)

5.2 Vorteile einer stationären Therapie

An der Uniklinik Freiburg wurde CBASP im Jahr 2008 als multidisziplinäres stationäres Konzept modifiziert und implementiert. Diese Modifikation der ambulanten CBASP-Einzeltherapie von McCullough (2000, 2006) bezieht sich in erster Linie auf drei Aspekte:

(1) Zielgruppe: Non-Responder auf ambulante Therapien
(2) Kürzere Dauer (3 Monate) mit klarer Struktur (3 Phasen)
(3) Höhere »Dosis« bei der Anwendung der CBASP-Strategien

Diese höhere Dosis wird geschaffen durch

- das Hinzufügen von neuen CBASP-Gruppentherapiekonzepten,
- den Einbezug des gesamten Behandlungsteams,

- die Kontakte mit Mitpatientinnen,
- die Formulierung von Übertragungshypothesen für das Behandlungsteam und Mitpatientinnen sowie
- heilsame Beziehungserfahrungen durch mehrere Personen.

Wie in Abschn. 2.2 beschrieben wird, ist der Anteil an Patientinnen, die aufgrund einer depressiven Störung stationäre Hilfe in Anspruch nehmen, enorm. Für diese Patientinnen existierte lange kein spezifisches stationäres Behandlungskonzept, weshalb das stationäre CBASP-Konzept entwickelt wurde. Folgende Perspektiven belegen die Wichtigkeit eines spezifischen stationären Konzepts zur Behandlung chronischer Depressionen (vgl. auch Brakemeier et al., 2012).

Nutzen für die Patientinnen. CBASP hat sich als wirksame Psychotherapie für chronisch depressive Patientinnen im ambulanten Rahmen erwiesen (vgl. Abschn. 2.1). Die Ziele der Therapie (s. Abschn. 4.2) erscheinen durch ein stationäres Setting im Vergleich mit dem ambulanten Setting sogar noch schneller und besser erreichbar, da in verschiedenen interpersonellen Kontexten (Einzel- und Gruppentherapie sowie Behandlungsteam und Mitpatientinnen) Strategien geübt und heilsame Beziehungserfahrungen internalisiert werden können. Für diese »höhere Dosis-Hypothese« sprechen die Daten der stationären CBASP-Studien (vgl. Abschn. 2.2).

Perspektive des Behandlungsteams. Auch die Mitglieder eines Behandlungsteams können durch schwierige Beziehungsgestaltungen sowie frustrierende Behandlungsergebnisse psychisch belastet werden (insb. Burnout-Risiko). Vielfältige Erfahrungen mit der Implementierung von CBASP auf Stationen deuten darauf hin, dass das Einführen des CBASP-Konzepts diesen Beeinträchtigungen positiv entgegen wirkt.

Perspektive der Klinik und Gesundheitspolitik. Chronisch depressive Patientinnen weisen längere sowie weitaus mehr Klinikaufenthalte auf als episodisch depressive Patientinnen (Arnow & Constantino, 2003; Keller et al., 2001; Köhler et al., 2019). Durch ihre spezifischen interpersonellen Defizite, die Therapieresistenz sowie die chronische Suizidalität verlaufen Klinikaufenthalte oft lange und kompliziert (Härter et al., 2004; Zielke, 2009). Hierdurch sowie durch die zum Teil schwerwiegenden Einschränkungen im sozialen und beruflichen Umfeld (z. B. Frühberentungen) (Arnow & Constantino, 2003) entstehen auch aus gesundheitsökonomischer Sicht hohe Kosten (z. B. Pincus & Pettit, 2001). Spezifisch auf chronisch depressive Patientinnen ausgerichtete stationäre Behandlungsansätze erscheinen daher dringend erforderlich und sinnvoll.

Entwicklung des stationären Konzeptes

Bei der Entwicklung des stationären CBASP-Konzeptes orientierten wir uns an zwei anderen, bereits erfolgreich implementierten und evaluierten stationären störungsspezifischen Konzepten:

(1) der Interpersonellen Psychotherapie (IPT; Schramm et al., 2007) und
(2) der Dialektisch Behavioralen Therapie (DBT; Bohus et al., 2004).

Beide Konzepte, ursprünglich in den USA als ambulante Therapien entwickelt, wurden ebenfalls für das stationäre Setting an der Uniklinik Freiburg modifiziert und in der Zwischenzeit in vielen Kliniken in Deutschland, Österreich und der Schweiz implementiert.

5.3 Beschreibung der Patientinnengruppe

Für welche Patientinnen ist das stationäre CBASP-Konzept geeignet? Generell ist laut den gängigen Leitlinien eine stationäre Indikation bei folgenden Patientinnenmerkmalen gegeben (DGPPN et al., 2015, http://www.versorgungsleitlinien.de):

- Suizidalität,
- ambulante Therapieresistenz,
- massive häusliche Belastungen,
- fehlende / unzureichende ambulante Psychotherapiemöglichkeit und psychosoziale Unterstützung.

Chronisch depressive Patientinnen in stationärer Behandlung weisen typischerweise mindestens eines dieser Merkmale auf. Dementsprechend lassen sich beim Vergleich der stationären CBASP-Patientinnengruppen (Brakemeier et al., 2015; Sabass et al., 2017; Guhn et al., 2019b) mit den ambulanten Patientinnengruppen der publizierten CBASP-Studien (s. Abschn. 2.1) deutliche Unterschiede bezüglich demographisch-klinischer Variablen erkennen: Die stationären Patientinnen weisen einen höheren Grad an Therapieresistenz (sowohl medikamentös als auch psychotherapeutisch) und höhere Achse-I- und Achse-II-Komorbiditäten auf, sind häufiger allein lebend und nicht mehr berufstätig. Um eine stationäre Behandlung für die schwerst und komplex erkrankten, therapieresistenten Patientinnen zu ermöglichen, definieren wir nur wenige Ausschlusskriterien für die stationäre CBASP-Therapie. In der Tabelle 5.2 sind die Ein- und Ausschlusskriterien zusammengefasst, welche wir zur Aufnahme in ein stationäres CBASP-Konzept empfehlen.

Tabelle 5.2 Empfohlene Ein- und Ausschlusskriterien zur Aufnahme in ein stationäres CBASP-Konzept

Einschlusskriterien	▶ *primäre* Diagnose einer chronischen bzw. persistierenden Depression nach DSM-5 mit Frühbeginn und frühen Traumatisierungen, HDRS > 18 ▶ Alter: ab 18 Jahre ▶ ausreichendes Verständnis der deutschen Sprache
Ausschlusskriterien	▶ Bipolar-I-Störung in der Vergangenheit ▶ sekundäre Schizophrenie ▶ Obdachlosigkeit
Keine Ausschlusskriterien	▶ Persönlichkeitsstörung(en) ▶ sekundäre Achse-I-Störung(en) (außer Schizophrenie)

Tabelle 5.2 (Fortsetzung)

	► Substanzabhängigkeit (Bedingung: 6 Monate Abstinenz) ► Suizidalität (wenn akut → Verlegung auf die geschlossene Station) ► aktuelle Posttraumatische Belastungsstörung ► ausgeprägte Autismus-Spektrum-Störung

Als notwendige Einschluss-Bedingung sehen wir die primäre Diagnose einer chronischen bzw. persistierenden Depression an. Aufgrund der mangelnden Forschungslage, ungenügenden klinischen Erfahrungen und der Störungsspezifität dieses Konzeptes kann zu diesem Zeitpunkt keine evidenzbasierte Empfehlung abgegeben werden, CBASP auf primär andere Störungen auszuweiten (wie z. B. Angststörungen, Essstörungen, Persönlichkeitsstörungen *ohne* komorbide chronische Depression), wenngleich einige der CBASP-Strategien auch für andere Störungsbilder mit interpersonellen Problemen geeignet erscheinen (vgl. Kap. 6).

Das Ausschlusskriterium Bipolar-I-Störung folgt der Empfehlung von McCullough (2000), da in den akuten Krankheitsphasen, die zumeist die Indikation für eine stationäre Aufnahme darstellen, die medikamentöse Therapie im Vordergrund steht und Psychotherapie hier vorrangig den Themen Tagesstruktur, Medikamentencompliance, Identifikation von Frühwarnzeichen, etc. gewidmet ist. Auch Obdachlosigkeit ist in vielerlei Hinsicht für eine erfolgreiche Behandlung hinderlich. Einerseits ist die Wohnungssuche mit erheblichem zeitlichem Aufwand verbunden, andererseits erschwert Obdachlosigkeit das schrittweise Ausschleichen der Behandlung aus dem vollstationären Setting in die weiterführende ambulante Behandlungsphase. An Grenzen kann die stationäre Behandlung zudem stoßen, wenn die psychosozialen Probleme der Patientin so gravierend sind, dass sie im Rahmen eines stationären Aufenthalts schwer bis nicht lösbar sind. Für solche Patientinnen wäre überlegenswert, ob die Bedingung zur Aufnahme eine vorherige Klärung der psychosozialen Situation sein sollte. Auch der Ausschluss akuter Substanzabhängigkeit resultiert aus unseren Erfahrungen: Wenig sinnvoll erscheint die CBASP-Konzeptbehandlung bei chronisch depressiven und alkoholabhängigen Patientinnen, die beispielsweise direkt aus einer Entzugs- oder Entwöhnungsbehandlung überwiesen werden, da hier Probleme wie Craving die CBASP-Therapie überlagern könnten. Nach einer längeren Abstinenzzeit erscheint CBASP hingegen hilfreich und gut einsetzbar zu sein (vgl. Abschn. 6.3.1). Eine bestehende Abhängigkeit von Benzodiazepinen, wie beispielsweise Tavor, erschwert ebenfalls die Behandlung, da Patientinnen in der Regel aversive Gefühle über die Einnahme von Medikamenten regulieren und damit keine ausreichende Motivation verspüren könnten, ihr Verhalten zu verändern. Ein Ausschleichen der Medikamentenabhängigkeit während der CBASP-Behandlung ist ebenfalls nicht empfehlenswert, da Patientinnen zu belastet von den körperlichen Absetzsymptomen sein könnten. Wir empfehlen daher die CBASP-Behandlung erst im Anschluss an eine erfolgreiche Entzugsbehandlung zu beginnen.

In Abbildung 5.1 sind die wichtigsten klinischen und demographischen Charakteristika der stationären chronisch depressiven Patientinnen und Patienten dargestellt, welche nach dem stationären Freiburger CBASP-Konzept behandelt wurden (Brakemeier et al., 2015).

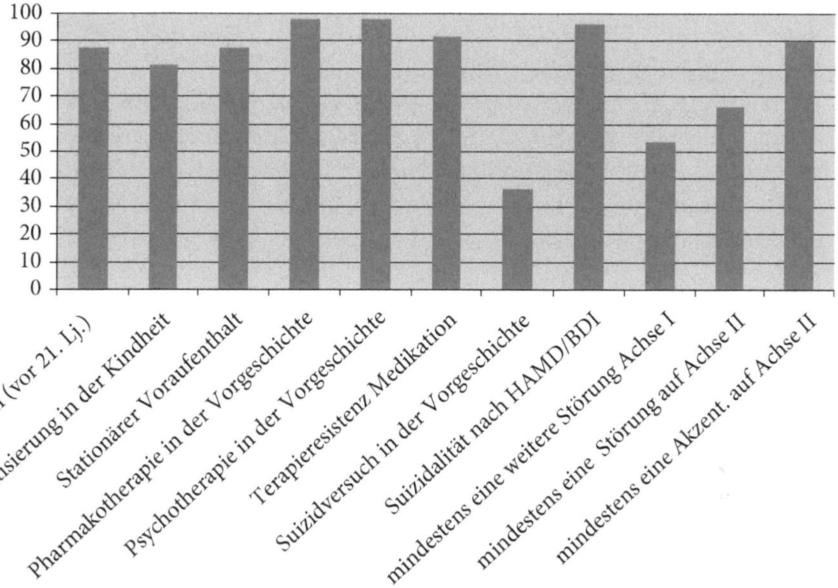

Abbildung 5.1 Wichtige klinische und demographische Charakteristika der stationären chronisch depressiven Patientinnen und Patienten (N = 70; Brakemeier et al., 2015)

Die Abbildung und weitere Ergebnisse der Studien zeigen eindrucksvoll, wie schwer (vgl. HDRS und BDI-Werte), chronifiziert (vgl. Dauer der derzeitigen Episode und Ersterkrankungsalter), traumatisiert (vgl. frühe Traumatisierungen), resistent (vgl. medikamentöse und psychotherapeutische Therapieresistenz) und komorbid belastet (vgl. komorbide Achse I und Achse II Störungen und Akzentuierungen) diese Patientinnen und Patienten erkrankt sind.

Vorgespräch. Wir empfehlen, die Indikation für eine stationäre CBASP-Behandlung im Vorfeld der Aufnahme in einem Vorgespräch zu prüfen. Zu den Inhalten dieses Vorgesprächs sollte einerseits die diagnostische Abklärung der Ein- und Ausschlusskriterien (s. Tab. 5.2) und andererseits die Aufklärung über die wesentlichen Inhalte der Therapie gehören. CBASP ist ein interpersonell orientiertes Konzept. Dementsprechend nehmen interpersonelle Strategien, hierzu gehören das Erlernen von Problemlösetechniken und das Ausprobieren im Rollenspiel, Gruppentherapien sowie eine intensive(re) therapeutische Beziehung einen großen Stellenwert ein. Insbesondere solche Patientinnen, die mit dem Wunsch nach Veränderung ihrer sozialen Beziehungen oder der Überwindung von Einsamkeit eine CBASP-Behandlung aufnehmen wollen, scheinen sich dementsprechend besonders gut im stationären Konzept zurechtzufinden. Die Zielklärung und Motivation sollten daher möglichst in einem Vorgespräch thematisiert werden. Zur Vorbereitung und Unterstützung kann im Vorgespräch außerdem Informationsmaterial ausgehändigt und Bibliotherapie empfohlen werden (z. B. das Ratgeberbuch »Die Mauer überwinden« von E.-L. Brakemeier & A. Buchholz, 2013).

5.4 Implementierung des CBASP-Konzeptes

Die Implementierung einer stationären CBASP-Behandlung erfordert Zeit sowie strukturelle und personelle Voraussetzungen. Im Folgenden werden die wichtigsten Aspekte erläutert, welche zur Implementierung und Durchführung des CBASP-Konzeptes notwendig erscheinen.

Kostenübernahme

Zunächst sollte abgeklärt werden, ob eine relativ lange, von vornherein vorgegebene Behandlungsdauer in den lokalen Gegebenheiten durchführbar ist und von den Krankenkassen übernommen wird. Als Mindestbehandlungsdauer sehen wir nach unseren Erfahrungen zehn Wochen an (bei kürzerer Dauer sollte unbedingt eine nachstationäre direkte Weiterbehandlung gewährleistet sein, vgl. 6.4 und 6.6).

Personelle Voraussetzungen

Die Einführung eines stationären CBASP-Konzeptes erfordert nicht zwangsläufig eine Personalerweiterung, aber eine Spezialisierung des vorhandenen Personals. Es ist wichtig, sich klar zu machen und Entscheidungsträgerinnen zu vermitteln, dass chronisch depressive Patientinnen in jedem psychiatrisch / psychotherapeutischen Krankenhaus behandelt werden und die Einführung eines CBASP-Konzeptes dazu dient, deren Behandlung zu optimieren und zu erleichtern, d. h. sowohl das Therapieergebnis als auch die Arbeitszufriedenheit der Mitarbeiterinnen zu verbessern.

Fortbildungsbedarf

Zunächst sollte ein »Kernteam« gezielt innerhalb der angebotenen CBASP-Curricula geschult werden (vgl. Abschn. 2.4). Dieses Kernteam sollte mindestens eine Einzeltherapeutin und die Oberärztin sowie möglichst auch mehrere Pflegemitarbeiterinnen umfassen. Es empfehlen sich Hospitationen in Kliniken, die bereits mit diesem Konzept arbeiten. Danach sollte das gesamte Team in einer möglichst 1,5-tägigen Fortbildung in CBASP geschult werden. In dieser Schulung werden unterstützt durch viele Patientinnenbeispiele (per Video oder Live-Vorstellungen) und Rollenspiele in Kleingruppen alle CBASP-Strategien sowie das stationäre Konzept praxisnah vermittelt. Über das deutsche CBASP-Netzwerk können mittlerweile nicht nur psychologische und ärztliche Psychotherapeutinnen zertifiziert werden, sondern auch Kolleginnen aus Pflege- und Sozialberufen. Zudem ist in Planung, ganze Stationen eine CBASP-Zertifizierung auszustellen, sofern diese durch Maßnahmen der Qualitätssicherung eine Adhärenz zum CBASP-Konzept gewährleisten können (vgl.

Abschn. 2.4). Aktuelle Informationen hierzu finden sich unter www.cbasp-network.de.

Teambildung

Eine stationäre CBASP-Arbeit kann gegen den expliziten Widerstand einzelner wichtiger Teammitglieder nur schwer durchgesetzt werden. Insbesondere die Haltung des DPE bzw. die praktische Umsetzung durch die KPR und IDÜs kann von Teammitgliedern abgelehnt oder als zu belastend empfunden werden. Solche Ressentiments und Vorbehalte sollten offengelegt werden und können Stationswechsel von Mitarbeiterinnen sinnvoll werden lassen. Auf der anderen Seite aktiviert die Einführung eines überzeugenden Konzeptes für schwierig zu behandelnde Patientinnen oft eine positive Aufbruchsstimmung, welche die Arbeitszufriedenheit der Mitarbeiterinnen deutlich verbessert. Wir haben sehr gute Erfahrungen mit einem jährlich stattfindenden »Teamtag« gemacht, bei dem das gesamte Behandlungsteam außerhalb der Klinik für einen Tag zusammenkommt. Wir kombinieren dabei Fortbildung (z. B. SA-Training mit Rollenspielen, Körpertherapie etc.) mit erlebnispädagogischen Elementen (z. B. Teambildung in einem Klettergarten).

CBASP-Teambesprechung

Regelmäßige Teambesprechungen unter Einbeziehung des gesamten Behandlungsteams sind unbedingt erforderlich, um eine koordinierte Behandlung der chronisch depressiven Patientinnen zu gewährleisten und Spaltungsprozesse innerhalb des Teams zu vermeiden. Es hat sich bewährt, Prägungen und Übertragungshypothesen jeder Patientin schriftlich festzuhalten und dem gesamten Behandlungsteam jederzeit zugänglich zu machen, um die CBASP-Instrumente sinnvoll und zielgerichtet auch außerhalb der psychotherapeutischen Einzel- und Gruppentermine in hoher Dosis gezielt einsetzen zu können.

Es bietet sich an, als Grundlage der wöchentlichen Teambesprechungen ein schriftliches Protokoll zu verwenden, auf dem die Prägungen und Übertragungshypothesen jeder Patientin aufgeführt werden. Aktuelle Entwicklungen, Probleme und Zielsetzungen werden von der Einzeltherapeutin vor der Besprechung in dieses Dokument eingepflegt. Für den Ablauf der Besprechungen sollte ein strukturiertes Format gewählt werden. Zunächst werden neu aufgenommene Patientinnen kurz vorgestellt. Ausführliche Fallvorstellungen mit Herleitung von Prägungen und Übertragungshypothesen beanspruchen mehr Zeit. Danach sollten alle laufenden Therapien zeitlich limitiert besprochen werden, wobei es sich bewährt hat, in einer festgelegten Reihenfolge alle an der Behandlung einer Patientin beteiligten Therapeutinnen und Bezugspflegenden zu Wort kommen zu lassen.

Durch diese Besprechung sollte allen Teammitgliedern klar werden, in welcher Behandlungsphase sich eine Patientin befindet, welche Probleme die Behandlung derzeit erschweren und welche Ziele gesetzt werden sollten. Die Einzeltherapeutinnen sollten transparent darstellen, welche Schwerpunkte gerade in der Einzeltherapie bearbeitet werden; ebenso sollten die Einzeltherapeutinnen einen Eindruck vom

Verhalten ihrer Patientin in den alltäglichen Abläufen der Station bekommen. Ziele (spezifisch für bestimmte Therapien oder allgemeine Ziele) für die weitere Behandlung in der kommenden Woche sollten abschließend festgehalten werden.

Supervision

Insbesondere für die erste Zeit nach der Einführung eines stationären CBASP-Konzeptes ist eine regelmäßige externe Teamsupervision anzuraten. Fortlaufend sollten die Einzeltherapeutinnen und möglichst auch die Gruppen- und Fachtherapeutinnen sowie Bezugspflegende die regelmäßige Möglichkeit zur CBASP-Supervision erhalten, insbesondere um aufkommende Konflikte zeitnah und gemeinsam zu lösen.

DPE-Haltung im Team

Eine gemeinsame therapeutische DPE-Haltung des Behandlungsteams stellt die größte Herausforderung in der Durchführung des stationären CBASP-Konzeptes dar. Alle Mitglieder des Teams verpflichten sich, der Patientin gegenüber eine wohlwollende Haltung einzunehmen. Eigene Empfindungen in Reaktion auf die Patientin müssen achtsam wahrgenommen und ggf. kontrolliert (= diszipliniert) werden. Die aktiven Mitglieder des CBASP-Behandlungsteams müssen zudem bereit sein, eigene authentische Gefühle preiszugeben (= persönlich). Sie lassen sich damit meist auf eine ganz neue Art und Weise auf Patientinnen ein (= einlassen), als es in vielen Berufsausbildungen gelehrt wird. Dies gelingt besonders gut in Behandlungsteams, die Gelegenheit bekommen, sich in regelmäßig stattfindenden Teambesprechungen und Supervisionen über ihre Patientinnen auszutauschen. So können alle Mitglieder des Teams interpersonelle Besonderheiten der Patientinnen vor dem individuellen Prägungshintergrund verstehen und einordnen, um ihre DPE-Haltung zu kultivieren. Konflikte zwischen Patientinnen untereinander bzw. zwischen Patientinnen und Teammitgliedern sind auf CBASP-Stationen aufgrund der speziellen Psychopathologie chronisch depressiver Patientinnen häufig (vgl. Abschn. 1.3). Oftmals gilt es beispielsweise Zimmerkonflikte zu klären. Auch kann es zu Belastungen des Behandlungsteams aufgrund inadäquaten Verhaltens von Patientinnen oder zu Diskussionen um die Frage, ob eine Patientin für eine CBASP-Therapie überhaupt geeignet ist, kommen. Solche Konflikte können ohne adäquate Lösungsstrategien zu erheblichen Spaltungsprozessen und langfristig zu Arbeitsunzufriedenheit, einer Zunahme an Fehltagen bis hin zu Burnout der Beteiligten führen.

Daher sollten folgende Grundsätze bei der Besprechung von Konflikten angewandt werden:

- **Teamorientierung.** Größere Konflikte oder wichtige Entscheidungen sollten wann immer möglich primär im Team besprochen werden (»Sie möchten das Zimmer wechseln, weil Sie es mit Ihrer Mitpatientin nicht mehr aushalten oder sonst die Behandlung abbrechen. Wir werden das morgen im Team besprechen.«). »Einsame« Entscheidungen durch die Oberärztin sollten vermieden werden. Dies dient dazu, in akuten Konfliktsituationen Zeit zu gewinnen, zu entemotionalisieren und Entscheidungen auf eine breitere Teambasis zu stellen. Patientinnen wird durch ein solches Vorgehen verdeutlicht, dass sie sich nicht im Konflikt mit einer Einzelperson befinden, sondern in ein Behandlungskonzept eingebunden sind.

- **Lösungsorientierung.** Die Teambesprechung dient nicht dazu, einfach seinen Frust über eine Patientin rauszulassen, sondern eine Lösung von Problemen zu finden. Es ist deshalb wichtig, auch in Abwesenheit der Patientin eine wertschätzende Wortwahl zu wählen. Auf DBT-Stationen hat sich dazu ein »Hüter der Dialektik« bewährt, der einschreitet, wenn gegen diesen Grundsatz verstoßen wird, was wir für CBASP-Stationen auch empfehlen.
- **Prägungsorientierung.** CBASP-Patientinnen geraten vor dem Hintergrund ihrer individuellen Prägungen häufig in Konflikte. Die Kenntnis der Prägungen und der Übertragungshypothesen ermöglicht es, Konflikte zu verstehen und eine erfolgreiche Lösung herbeizuführen. Konflikte auf Station stellen so meist große Chancen dar, da Interaktionsmuster der Patientinnen, die auch im Alltag auftreten, »live« sichtbar werden und aktuell bearbeitet werden können. Die erfolgreiche Lösung schwerer Konflikte kann eine CBASP-Behandlung entscheidend voranbringen, wofür auch Daten der stationären Nebenwirkungsstudie sprechen (Brakemeier et al., 2018b; vgl. Abschn. 2.1)
- **Offenheit.** In den Teambesprechungen sollte eine Strategie entwickelt werden, wie die Konflikte mit Patientinnen offen und unter Beachtung der DPE-Haltung angesprochen werden können.

Besonders auf die Probe gestellt wird die DPE-Haltung des Behandlungsteams in schweren Krisensituationen, wie z. B. bei akuter Suizidalität, therapieschädigendem Verhalten (wie z. B. nicht-suizidales selbstverletzendes Verhalten) oder gravierenden interpersonellen Konflikten. Solche Situationen kommen im stationären Setting wesentlich häufiger vor als in der ambulanten Behandlung, insbesondere da Patientinnen oftmals schwerer betroffen und therapieresistenter sind und zudem auf engem Raum quasi »zusammen wohnen«. Darum erscheint es uns an dieser Stelle wichtig, einige Regeln für den Umgang mit schweren Krisen zu spezifizieren:

- Patientinnen werden generell ermutigt, in allen Krisensituationen aktiv und selbstgesteuert auf das Behandlungsteam zuzugehen und Hilfe einzufordern. Dabei sollte jedoch beachtet werden, dass dies für viele Patientinnen aufgrund ihrer Prägungen eine große Herausforderung darstellt.
- Wenn Patientinnen aktiv Hilfe einholen, wird dieses Äußern und Einfordern von Bedürfnissen positiv verstärkt. Viele Übertragungshypothesen beinhalten Punkte wie »Wenn ich meine Bedürfnisse äußere, werde ich abgelehnt«. Wenn bei solchen Patientinnen Konflikte entstehen (d. h. Bedürfnisse erstmals offen geäußert werden), kann dies ein wichtiger positiver Schritt sein, der entsprechend verstärkt werden sollte. Da chronisch depressive Patientinnen jedoch häufig nicht gelernt haben, sich freundlich-dominant zu verhalten, kann die Äußerung von Bedürfnissen oftmals inadäquat vor sich gehen und zu Konflikten führen. Es ist deshalb wichtig, bei solchen Konflikten zeitnah eine Situationsanalyse durchzuführen und offen zu vermitteln, dass die Äußerung von Bedürfnissen zwar grundsätzlich sehr

begrüßenswert ist, vor dem Hintergrund der Prägungen jedoch noch an der Form der Konfliktführung gearbeitet werden muss.

- Konflikte mit einzelnen Teammitgliedern werden als Chance verstanden, interpersonell auftretende Konflikte direkt zu analysieren und zu lösen (s. o.). Dies schließt Behandlerinnenwechsel während laufender Therapien in der Regel aus. Vielmehr sollten Patientinnen ermutigt werden, Konflikte anzusprechen und diese zu klären, um hierbei neue Beziehungserfahrungen zu machen. Es sollte beachtet werden, dass diese Regel in gleicher Weise für die Mitglieder des Behandlungsteams gilt. Zwar kann es vorkommen, dass Mitglieder des Behandlungsteams in der Kennenlernphase feststellen, dass sie der Patientin gegenüber keine wohlwollende Haltung einnehmen können, weil beispielsweise eigene Prägungen in der Behandlerin aktiviert werden, sodass ein Behandlerinnenwechsel im Sinne der Patientin ratsam erscheint. Der einseitige Abbruch der Beziehung zur Patientin während einer laufenden Behandlung sollte jedoch möglichst vermieden werden, ggf. erfordert dies Teambesprechungen oder Supervision.
- Anhaltende Suizidalität oder therapieschädigendes Verhalten von Patientinnen, z. B. nicht-suizidales selbstverletzendes Verhalten oder das mehrfache Fernbleiben von Einzel- oder Gruppentherapien, kann eine enorme Herausforderung für ein Behandlungsteam darstellen. Die Patientin bricht dadurch meist den Behandlungsvertrag (vgl. AB 8). McCullough betont jedoch auch für diese Situationen, dass die Aufrechterhaltung von Sicherheit für die Patientin höchste Priorität besitzt, denn Sicherheit gilt als notwendige Voraussetzung dafür, dass sich Patientinnen überhaupt erst auf eine Beziehung mit dem therapeutischen Team einlassen können. Daraus leitet sich ab, dass ein Behandlungsabbruch gegen den Willen der Patientin (sogenannte disziplinarische Entlassungen) möglichst verhindert werden muss. Sofern Patientinnen (auch nur ein geringes) Interesse zeigen, die CBASP-Behandlung weiterzuführen, sollte daher möglichst im geschützten Rahmen der Einzeltherapie versucht werden, die Krise zu verstehen. Hier stellen die Anwendung von KPR und IDÜ bzw. auch die Erarbeitung einer Situationsanalyse mit der Krisensituation wirkungsvolle CBASP-Strategien dar. Gemeinsam kann anschließend besprochen werden, ob trotz des Behandlungsvertragsbruchs die Therapie weitergeführt werden kann, ggf. z. B. auch nach einer zeitlich definierten Pause. Das Vereinbaren einer Therapiepause kommt zwar extrem selten zur Anwendung. Sie sollte jedoch stets anstelle eines disziplinarischen Behandlungsabbruchs erwogen werden, um der Patientin auch in der Krisensituation Verlässlichkeit der bestehenden Beziehung zu signalisieren. Allein diese therapeutische Haltung kann oftmals zu einer Deeskalation der Situation beitragen.

AB 8

Beispiel

Herr Müller geriet beispielsweise zu Beginn der Hauptphase in eine suizidale Krise, da die Erkenntnis, wie sehr die Prägung der Mutter ihn bis heute verfolgt (»Kümmer-Thema«, s. 5.1), ihn sehr belastete und sich die Verlassensängste bezogen auf seinen Partner, der sich »kaum bei ihm melden würde«, verschlimmerten. Als er in einer Stunde nur weinte und sagte: »Ich fühle mich so einsam, niemand kümmert sich um mich. Genauso gut könnte ich tot sein, ich habe auch schon mit dem Gedanken gespielt, mir irgendwie eine Überdosis an Medikamenten zu besorgen ...«, reagierte die Therapeutin diszipliniert, aber sehr emotional auf ihn. Dieses KPR wird im Folgenden verkürzt wiedergegeben. Zuvor hatte sie ihm bereits die Fragen gestellt, ob er sich vorstellen könne oder sehen könne, wie es ihr gerade gehe etc. (vgl. auch Abschn. 4.2.5, Tab. 4.5 und DPE Beispiele 4 und 5):

»Herr Müller, ich merke, wie ich gerade sehr betroffen werde und mir große Sorgen mache. Sie haben in den letzten Wochen vieles über sich erkannt und sind gerade in dieser schwierigen Phase: Sie kennen Ihre Prägungen jetzt, aber können diese noch nicht verändern. Daher geht es Ihnen gerade so schlecht, was Sie mir ja ganz offen zeigen. Mich macht das so traurig, weil ich gut mitfühlen kann, wie es Ihnen momentan ergeht; gerade, wenn ich an Ihre Kindheit mit all den Entbehrungen und schlimmen Erlebnissen denke, die jetzt wieder hochkommen. Aber ich möchte Ihnen sagen, dass ich hier heute Ihnen gegenübersitze und mir wirklich Sorgen um Sie mache. Ich möchte mich um Sie kümmern – und nicht nur ich, das ganze Team möchte das. Wenn Sie sich jetzt umbringen würden, wäre ich wahnsinnig traurig, dann könnte ich mich nicht mehr um Sie kümmern. Wie ist das für Sie, wenn ich sage, dass ich ernsthaft betroffen wäre?«

Herr Müller zeigte sich sehr überrascht und berührt über diese persönliche Selbstöffnung der Therapeutin. Er sagte klar, dass er die Therapeutin noch nie so traurig in der Therapie erlebt hätte und ihr daher glauben würde, dass sie sich wirklich um ihn kümmern wolle. Eine anschließende IDÜ zeigte den Unterscheid zwischen dem Verhalten der Therapeutin und den Verhaltensweisen der früheren Bezugspersonen deutlich auf (Kümmern und Sorgen machen vs. ihn allein stehen lassen, sich nicht kümmern, nicht für ihn da sein, sondern eher bestrafen).

Bei der Leserin könnte nun vielleicht die Frage entstehen, ob sich die Patientinnen durch solch eine Intervention nur wegen der Therapeutinnen nicht umbringen und dadurch nicht eine zu große Abhängigkeit entstehen könnte. Zu einer derartigen Supervisions-Frage sagt James McCullough, dass doch das allerwichtigste therapeutische Ziel darin bestehe, dass sich die Patientinnen nicht umbringen. Sollten wir Therapeutinnen für eine bestimmte Zeit der Grund dafür sein, dann sei das eben so. Bezüglich der Beziehungsgestaltung liegt folgende Metapher nahe: Wir Therapeutinnen tragen die Patientinnen durch ein Suizidtal, jedoch setzen wir sie am Ende wieder ab, gehen eine Zeit lang noch neben ihnen, halten bei Bedarf ihre Hand und unterstützen sie, auf Menschen zuzugehen, die ihnen gut tun. Irgendwann werden sie unsere direkte Hilfe nicht mehr benötigen und ohne uns weitergehen können – gemäß dem wichtigen Leitsatz: CBASP sollte Hilfe zur Selbsthilfe sein.

Beispiel

Dementsprechend gestaltete sich auch der Verlauf bei Herrn Müller, sodass er am Ende der Therapie folgendes zu seiner Einzeltherapeutin sagen konnte: »Das Erfahren und Erleben, dass da eine Frau mir gegenübersitzt, die sich tatsächlich und ganz ehrlich um mich kümmern möchte, mich auch bei Problemen und in Krisen nicht alleine lässt und mir zur Seite steht, war so neu und hilfreich für mich. Ich habe gespürt, dass ich Ihnen und ja, auch meinem Bezugspfleger, dem Oberarzt und so vielen anderen vom Team, wirklich etwas bedeute und wichtig für Sie bin und Sie mich als Mensch – trotz meiner Wutanfälle und anderen Schwächen – mögen. Das half mir in der Krisenzeit, die Suizidgedanken und -pläne zurück zu drängen. Ich bekam Hoffnung, dass es vielleicht doch noch andere Beziehungserfahrungen im Leben gibt als die Demütigungen, Verletzungen und Enttäuschungen, die ich bisher erfahren habe. Und jetzt sehe ich klar, dass auch mein Partner ganz anders ist, als ich oft dachte – er ist jetzt an meiner Seite und ich an seiner. So kann ich Sie und das ganze tolle Team auch gut loslassen. Und bei Bedarf kann ich ja auch wiederkommen ... (Anspielung auf den CBASP-Fresh-up-Kurs).«

5.5 Struktur und Behandlungsphasen

Tabelle 5.3 enthält die wichtigsten Rahmenbedingungen eines stationären CBASP-Konzeptes.

Tabelle 5.3 Rahmenbedingungen eines stationären CBASP-Konzeptes (nach Brakemeier, 2012)

Behandlungsdauer	▶ empfohlene Behandlungsdauer von 8-12 Wochen ▶ Behandlungsdauer im Vorfeld festgelegt ▶ nach Entlassung möglichst Nachsorge organisieren (z. B. durch tagesklinische oder ambulante Angebote oder Selbsthilfegruppen, vgl. 6.6)
CBASP-Plätze	▶ 6-12 CBASP-Behandlungsplätze auf einer Station
CBASP-Team	▶ CBASP-Einzel- und Gruppentherapeutinnen, Ärztinnen, Pflegepersonal, Fachtherapeutinnen, Sozialdienst, Oberärztin, Chefärztin, CBASP-Supervisorin ▶ pro CBASP-Patientin ein »Bezugsteam«, bestehend aus CBASP-Einzeltherapeutin, einer Ärztin (für die medikamentöse Therapie zuständig), einer Bezugspflegenden, einer Sozialarbeiterin
Aufnahmeprozedere	▶ wenn realisierbar: Vorgespräch mit CBASP-Therapeutin → Warteliste → Platz auf der Station

Tabelle 5.3 (Fortsetzung)

	▶ ansonsten: Vorgespräch nach Aufnahme mit genauer Diagnostik ▶ nach Aufnahme: Unterschreiben des allgemeinen CBASP-Behandlungsvertrages (vgl. AB 8)
Struktur	Drei CBASP-Behandlungsphasen: (1) Einführungsphase (ca. 1-2 Wochen) (2) Hauptphase (ca. 6-8 Wochen) (3) Abschiedsphase (ca. 1-2 Wochen) ▶ CBASP-Teambesprechungen mit CBASP-Fallsupervision zur Vorstellung der Patientin (Prägungen, Übertragungshypothesen, Therapieziele) für das gesamte Behandlungsteam (durch die Einzeltherapeutin) ▶ CBASP-DO!-Gespräch (DO = Desired Outcome) mit Patientin und ihrem Bezugsteam nach ca. 6 Wochen ▶ zusätzliche Termine für das Team (Schulungen, Supervisionen, Teamtage)
Wöchentliche Therapieeinheiten	▶ mind. ein, möglichst zwei Einzelgespräche mit der Einzeltherapeutin ▶ eine DO!-Gruppe ▶ eine Kiesler-Kreis-Gruppe ▶ eine CBASP-Teambesprechung ▶ eine CBASP-Visite durch die Oberärztin ▶ weitere Angebote je nach Voraussetzungen der Station/Klinik (z. B. Musiktherapie, interpersonelle Achtsamkeit, Ergotherapie, Gestaltungstherapie etc.)
Weiterbehandlung	▶ Angebot eines CBASP-Fresh-up-Kurses (ca. 6 Monate nach Entlassung erneute stationäre Behandlung für ca. 4 Wochen)
Spezifische Evaluation	▶ bei Forschungsinteresse und Möglichkeiten des Umsetzens: Evaluationspaket für Patientinnen und das Team (Fragen zur Arbeitszufriedenheit, Burnout-Symptome, etc.)

Behandlungsdauer

Die genannte Behandlungsdauer von acht bis zwölf Wochen – was bei zwei Einzelsitzungen pro Woche 16 bis 24 Einzel ergibt – erscheint uns zur Behandlung von derart schweren und chronifizierten Depressionen notwendig. Die Dauer wird auch durch die aktuelle Studienlage bestätigt (vgl. Kap. 2). Sollten jedoch eine weitere tagesklinische, nachstationäre oder ambulante CBASP-Behandlung, ggf. auch unterstützt durch Internet- und mobilbasierte Interventionen (vgl. Absch. 6.6) im Anschluss an den stationären CBASP-Aufenthalt möglich sein, kann die stationäre Behandlungszeit verkürzt werden (Vgl. Abschn. 6.4). In der Charité Mitte in Berlin werden Patientinnen beispielsweise zunächst für 6-8 Wochen vollstationär behandelt. Im Anschluss folgt eine 4-6-wöchige tagesklinische Behandlung auf derselben Station. So können die Patientinnen die erlernten Strategien bereits in ihrem Alltag erproben, behalten andererseits aber das ihnen vertraute Behandlungsteam. Nach der 12-wöchigen Behandlung schließt sich eine 4-wöchige nachstationäre Phase an, in der die Patientinnen zwei weitere Einzeltherapiesitzungen erhalten und an den CBASP-spezifischen Gruppentherapien der Station teilnehmen. In der Schön Klinik Bad Arolsen machen wir derzeit auch mit einer Online-Nachbetreuung positive Erfahrungen. In diesem Rahmen können die Patientinnen weiter CBASP-Strategien, insb. die Situationsanalysen anwenden, wobei sie zu diesen Feedback erhalten. Zudem sind zwei Videogespräche mit der stationären Einzeltherapeutin integriert (s. auch Kap. 6). Die Notwendigkeit, die CBASP-Behandlung auszuschleichen (engl. Fading) bzw. ihr eine Form der Erhaltungstherapie, z. B. über Online-Nachbetreuung anzuschließen, erscheint nicht nur auf Basis der unter 2.1 referierten Langzeiteffekte notwendig. In einer Pilotstudie zu den Nebenwirkungen einer stationären CBASP-Behandlung berichteten solche Patientinnen und Patienten nach 6 Monaten weniger häufig einen Rückfall, die nach der Entlassung Veränderungen in ihren sozialen Beziehungen erwirken konnten (Brakemeier et al., 2018b). Patientinnen müssen demnach bereits frühzeitig darin unterstützt werden, Veränderungen in ihren realen Beziehungen zu initiieren. Dies gelingt vermutlich besser durch ein schrittweises Ausschleichen der stationären Behandlung bzw. durch eine Form der Erhaltungstherapie, selbst wenn wissenschaftliche Daten hierzu bisher noch nicht vorliegen.

CBASP-Plätze

Es wird empfohlen, nicht mehr als neun bis zwölf CBASP-Plätze gleichzeitig zu belegen, da die CBASP-Gruppen mit mehr als zwölf Patientinnen schwierig in der Durchführung und weniger effektiv erscheinen. Um jedoch eine arbeitsfähige Gruppe zusammenzustellen, erscheinen mindestens vier Patientinnen notwendig. Wenn das CBASP-Konzept auf einer größeren spezialisierten Station für Affektive Störungen implementiert wird, empfehlen wir, parallel für die episodisch depressiven Patientinnen ein IPT- oder KVT-Konzept anzubieten. Wir können jedoch auch über positive Erfahrungen einer reinen CBASP-Station der Schön-Klinik in Bad Arolsen berichten, auf welcher 24 Patientinnen im CBASP-Konzept in zwei Gruppen behandelt werden (also jeweils 12 Patientinnen pro Gruppe; vgl. Abschn. 6.4). Nach unseren Erfahrungen empfiehlt es sich aufgrund der erheblichen Unterschiede von CBASP im Vergleich zu anderen psychotherapeutischen Behandlungsverfahren nicht, lediglich CBASP-Einzeltherapien oder nur die CBASP-Gruppentherapie Do! anzubieten.

Behandlungsvertrag

Im Behandlungsvertrag sollte explizit u. a. zu folgenden Punkten Stellung bezogen werden

- Suizidale Kommunikation: Diese ist unter Mitpatientinnen verboten; bei Auftauchen von Suizidgedanken Hilfe suchen beim Team.
- Transparenz: Das Team tauscht sich über die wichtigsten Punkte der Patientinnen in der Teambesprechung offen aus.
- Aktive Mitarbeit: Aufforderung an die Patientinnen, aktiv an ihren Problemen mitzuarbeiten (vgl. »aktive« Krankenrolle).
- Risiken und Nebenwirkungen: Auf mögliche Risiken und Nebenwirkungen sollte auch aufgrund des 2013 vom Deutschen Bundestag verabschiedeten Gesetzes zur Verbesserung der Rechte von Patientinnen und Patienten hingewiesen werden.
- Ein beispielhafter ausführlicher Behandlungsvertrag findet sich auf AB 8. AB 8

Teambesprechung

Regelmäßige Teambesprechungen unter Einbeziehung des gesamten Behandlungsteams sind unbedingt erforderlich, um eine koordinierte Behandlung der chronisch depressiven Patientinnen zu gewährleisten und Spaltungsprozesse innerhalb des Teams zu vermeiden (vgl. Abschn. 5.5.8).

Die drei CBASP-Phasen

In Abbildung 5.2 ist dargestellt, inwiefern die CBASP-Strategien (vgl. Abschn. 4.2) in das Konzept integriert werden.

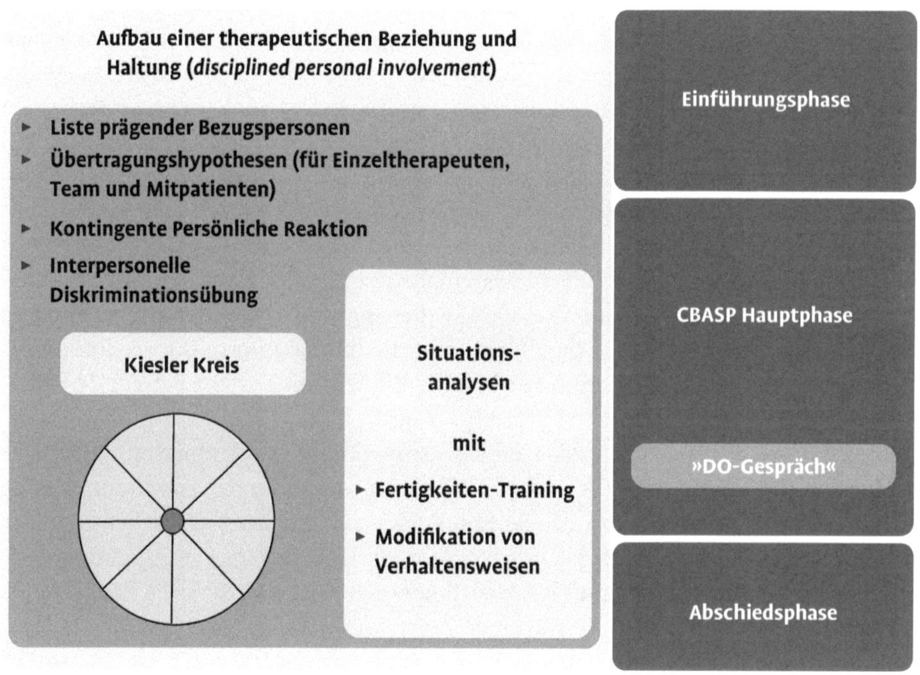

Abbildung 5.2 Einbettung der CBASP- Strategien in ein stationäres CBASP-Konzept

Wie aus Abbildung 5.2 ersichtlich wird, ist das an CBASP orientierte Therapiekonzept in drei Behandlungsphasen eingeteilt.

(1) Einführungsphase. Nach der Aufnahme auf eine CBASP-Station beginnt die ein- bis zweiwöchige Einführungsphase, in welcher in der Einzeltherapie die Liste prägender Bezugspersonen mit Erarbeitung der Übertragungshypothesen durchgeführt wird. Im besten Fall stellt die Einzeltherapeutin am Ende der Einführungsphase die Liste prägender Bezugspersonen und die Übertragungshypothesen der Patientin in einer Fallbesprechung vor, damit das gesamte Behandlungsteam über die Therapieziele und interpersonellen Hotspots Bescheid weiß.

(2) Hauptphase. Der Fokus der Behandlung ist nun auf das Hier und Jetzt gerichtet, wobei schwierige Verhaltensweisen vor dem Hintergrund der Prägungen validiert werden können. Zur Lösung aktueller schwieriger Situationen werden die Situationsanalyse und der Kiesler-Kreis eingeführt. Gerade im stationären Setting bietet es sich an, Patientinnen behutsam auf Situationen hinzuweisen, in denen es in Interaktion mit dem Behandlungsteam zum Auftreten von typischen, problematischen Verhaltensweisen gekommen ist. Solche Situationen sind hervorragend geeignet, die Situationsanalysen-Technik zu erlernen und alternative Verhaltensweisen auszuprobieren. Im weiteren Verlauf der Hauptphase sollen dann zunehmend Situationsanalysen zu realen Beziehungen im Leben der Patientin erarbeitet und auch eigenständig von der Patientin erstellt werden.

DO-Gespräch. Nach etwa der Hälfte bis zwei Drittel der Therapiezeit empfehlen wir, gemeinsam mit der Patientin und ihrem Bezugsteam sowie der verantwortlichen Oberärztin eine Zwischenbilanz zur Zielklärung durchzuführen. Hier wird reflektiert, inwieweit die CBASP-Psychotherapie bisher hilfreich war und welche spezifischen Ziele – neben den CBASP-Zielen (wie z. B. die Reflektion der Prägungen, das Erlernen der Situationsanalysen, das Umgehen mit dem Kiesler-Kreis) insbesondere im psychosozialen Bereich – in den folgenden Wochen noch erreicht werden sollten. Dementsprechend ist hierbei auch die Teilnahme des Sozialdienstes wünschenswert, beispielsweise zu Themen der beruflichen Wiedereingliederung oder einer beruflichen Reha-Maßnahme im Anschluss an die CBASP-Behandlung. Wichtig erscheint beim DO-Gespräch außerdem, dass die Oberärztin, die häufig aufgrund ihrer Rolle bzw. Stellung von den meist eher submissiven Patientinnen mit Distanz betrachtet wird – Gefühle reichen von Respekt, Ehrfurcht, Angst, Misstrauen bis hin zur Panik, Ohnmacht und Hilflosigkeit – das Gespräch empathisch, verständnisvoll, wertschätzend und wohlwollend leitet (vgl. CBASP-Visite im nachfolgenden Abschnitt). Durch diese Gesprächsgestaltung und das Beziehungsangebot erfahren die Patientinnen in der Regel die für chronisch Depressive so hilfreiche negative Verstärkung (vgl. Abschn. 4.2), da ihre Ängste und ihr Misstrauen sich vermindern: Viele Patientinnen erleben diese wohlwollend-unterstützende Zuwendung einer »Machtperson« als sehr positive, heilsame und korrigierende Beziehungserfahrung (s. AB 6 DO! Gespräch Leitfaden).

AB 6

(3) Abschiedsphase. Etwa ein bis zwei Wochen vor Entlassung beginnt die Abschiedsphase, in der fokussiert die Zeit nach der Entlassung (ambulante Einzel- oder

Gruppentherapie, Selbsthilfegruppe, Fresh-up Kurse) vorbereitet wird. In dieser Phase werden die Veränderungen bezüglich der Prägungen und Übertragungshypothesen reflektiert. Im Sinne einer Rückfallprophylaxe werden außerdem schwierige Situationen antizipiert, die zu einem »Rückfall in alte Verhaltensmuster« führen könnten, und mithilfe von Zukunftsanalysen vorbereitet (s. AB 7 CBASP Rückfallprophylaxe).

AB 7

CBASP-Visiten. Es hat sich als sehr hilfreich erwiesen, auch die (ausführlicheren) (Leitungs-)Visiten CBASP-spezifisch zu gestalten. Wenn diese wöchentlich stattfinden, könnten je nach Behandlungsphase folgende Themen dafür gewählt werden:

Einführungsphase:

- Nachfrage nach der Motivation mit Verstärkung der »aktiven Krankenrolle«
- Erfragen der wichtigsten Prägungen und Übertragungshypothesen
- Ableitung von Therapiezielen

Hauptphase:

- Nachfrage nach der ersten Situationsanalyse
- Nachfrage, ob der Kiesler-Kreis verstanden wurde
- Reflektion der für die Patientin typischen Verhaltensweisen auf dem Kiesler-Kreis
- Nachfrage, wie die Beziehungsgestaltung (DPE) erlebt wird
- Ggf. Durchführen einer IDÜ
- Motivieren der Patientin, Situationsanalysen zu schreiben und diese in der Realität auszuprobieren

Abschiedsphase:

- Reflektion der Veränderungen bzgl. der Prägungen, Übertragungshypothesen und Therapieziele
- Reflektion über Verhaltensveränderungen auf dem Kiesler-Kreis
- Persönliche Rückmeldung (DPE) über den Behandlungsverlauf (der Fokus sollte zu diesem späten Zeitpunkt der Behandlung ausschließlich auf den positiven Veränderungen liegen)
- Vorbereitung der Entlassung einschließlich der Motivation zur weiteren Anwendung von CBASP-Strategien und – bei Indikation – konkreter Planungen der Weiterbehandlung

5.6 Bausteine der Therapie

Abbildung 5.3 zeigt die Bausteine des multidisziplinären Konzeptes. Zur Darstellung wurde absichtlich ein Kreis gewählt, da der Kiesler-Kreis eine zentrale Rolle im gesamten stationären Konzept einnimmt. Betonen möchten wir jedoch, dass der Position der einzelnen Bausteine keine Kiesler-Kreis entsprechende Bedeutung zukommt.

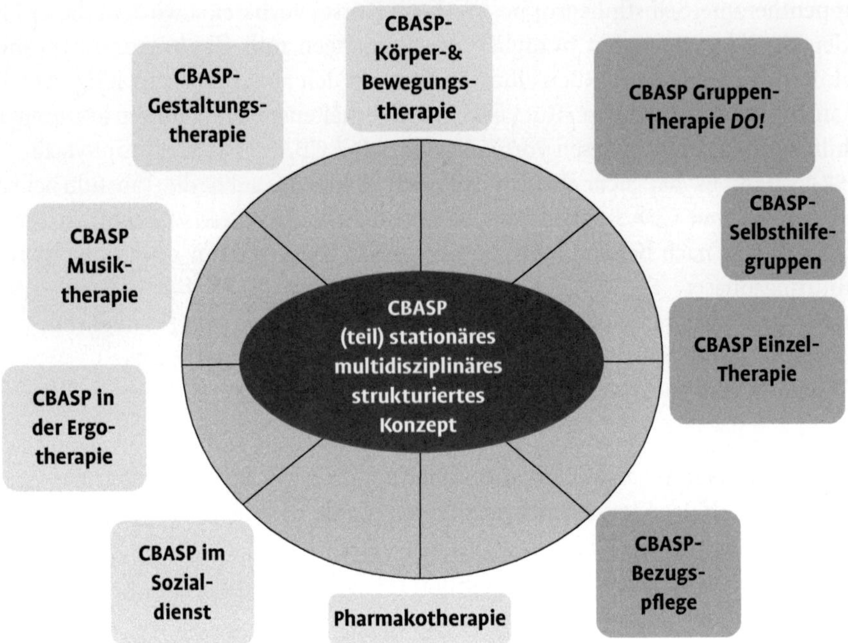

Abbildung 5.3 Bausteine des stationären CBASP-Konzeptes

Deutlich wird, dass die CBASP-Einzeltherapie durch CBASP-Bezugspflegegespräche sowie durch mehrere neue gruppentherapeutische CBASP-Konzepte ergänzt wird. Insbesondere das Gruppenformat erscheint als sinnvolle und effektive Ergänzung zum ursprünglichen ambulanten Einzeltherapie-Konzept, da die Patientinnen durch die allgemeinen Wirkfaktoren gruppentherapeutischer Prozesse – wie das Erleben einer Gruppenkohäsion, Erwecken von Hoffnung, Aktivierung eines Hilfsbedürfnis, Schaffung eines Gemeinschaftsgefühls – sowie durch Modelllernen und Rollenspiele voneinander profitieren können (Fiedler, 2005; Yalom & Leszcz, 2005). Im Vergleich mit störungsheterogenen Gruppen können sich – bedingt durch die Störungshomogenität der Gruppe – die Patientinnen leichter öffnen und wesentlich häufiger und spezifischer die typischen Verhaltensweisen (z. B. Rückzug, Passivität, dysphorisches Verhalten) verändern. Folgende spezifische CBASP-Gruppenkonzepte wurden neu entwickelt: Die CBASP-Gruppentherapie DO!, die CBASP-Körper- und Bewegungstherapie, welche wir Kiesler-Kreis-Körpertherapie (Abkürzung: KKKT) bezeichnet haben, die CBASP-Musiktherapie sowie CBASP-Gestaltungs- und Ergotherapie. Für alle Gruppenkonzepte gilt dabei, dass Patientinnen nicht zur aktiven oder auch passiven Teilnahme gezwungen werden. Vielmehr sollten alle Therapiegruppen als Angebote verstanden werden, in denen sich die Patientinnen mit ihren Therapiezielen ausprobieren können. Für die Fachtherapeutinnen gilt dementsprechend eine DPE-Haltung, die wiederum einen regelmäßigen Austausch mit dem gesamten Team erfordert, damit die Patientinnen vor ihrem individuellen Prägungshintergrund verstanden werden und das Team gemeinschaftlich dieselben Ziele verfolgen kann.

Alternative Umsetzung

Notwendige Bedingungen und alternative Umsetzungsmöglichkeiten. Bezüglich der CBASP-Bausteine erachten wir es als notwendig, dass die Liste prägender Bezugspersonen einschließlich der Erarbeitung der Übertragungshypothesen im geschützten Rahmen einer Einzeltherapie mit einer Frequenz von zwei Einzelgesprächen (notfalls nur eines) pro Woche durchgeführt wird. Je nach personellen Bedingungen kann danach die psychotherapeutische Hauptarbeit auch in der Gruppentherapie erfolgen und Einzelgespräche nur einmal pro Woche durchgeführt werden. Die Implementierung der CBASP-Gruppe DO! sowie die CBASP-Bezugspflege wird sehr empfohlen.

5.6.1 Einzeltherapie

Jede Patientin wird von einer in CBASP erfahrenen Psychologin oder Ärztin in der Einzeltherapie betreut, welche idealerweise zweimal pro Woche mit einer Dauer von 50 Minuten stattfinden sollte. Die Durchführung der CBASP-Einzeltherapie gleicht in vielen Aspekten der im Abschnitt 4.2 beschriebenen ambulanten CBASP-Therapie. Die Hauptunterschiede zur ambulanten Therapie bestehen in folgenden Aspekten:

- stärkere Struktur durch die drei Phasen, das DO! Gespräch sowie die begrenzte Behandlungsdauer
- intensiveres Arbeiten durch möglichst hochfrequente Sitzungstermine (2x pro Woche) sowie enge Zusammenarbeit mit dem Bezugsteam, wodurch Delegation von Aufgaben möglich wird (z. B. bestimmte Rollenspiele in der Bezugspflege üben, psychosoziale Probleme pragmatisch im Sozialdienst behandeln etc.)
- Formulierung von Übertragungshypothesen auch für das Behandlungsteam bzw. die Gruppe der Mitpatientinnen
- DPE früher und intensiver möglich, da Patientinnen stets eng betreut werden
- Situationsanalysen stammen häufig aus dem Stationsalltag, daher Einbezug der betreffenden Personen oft gut möglich
- Beobachten des bzw. Rückmeldungen über die Patientin in verschiedenen Kontexten von verschiedenen Personen möglich
- Ende der Therapie häufig schwieriger durch intensive kurze Beziehung (insbesondere wenn keine Möglichkeit einer Erhaltungstherapie oder eines Ausschleichens besteht), daher CBASP-Fresh-up-Angebot hilfreich

Einführungsphase

In der Einführungsphase nimmt die Einzeltherapie im stationären Gesamtkonzept zunächst die wichtigste Stellung ein: Hier wird möglichst direkt in der ersten Stunde nach Erstellung einer Lifechart (vgl. Abb. 4.1) begonnen, die Liste prägender Bezugspersonen zu erstellen (vgl. Abschn. 4.2.1). Die Erarbeitung benötigt häufig mehr Zeit als bei ambulanten Patientinnen (ca. drei bis vier Sitzungen), da die stationären

Patientinnen meist schwerer depressiv und kognitiv eingeschränkter sind als ambulante Patientinnen (vgl. Beispielkasten). Der Vorteil besteht jedoch darin, dass die Prägungen bzw. die dadurch ausgelösten Erlebnisse und Emotionen in der Bezugspflege vertiefend besprochen werden können (vgl. Abschn. 5.6.2).

Beispiel

Frau Stolzenbeck, welche schwerst traumatisiert ist, geriet durch die Erarbeitung der Prägungen sogar in eine Retraumatisierung, gekennzeichnet durch nächtliche Alpträume und Flash-backs am Tage. Sie hatte viele Erlebnisse jahrelang verdrängt und über bestimmte Ereignisse noch nie mit jemandem gesprochen. Für sie wurde daher die Einführungsphase verlängert, sodass die Einzeltherapeutin und die Bezugspflegende genügend Zeit zur Stabilisierung und den Einsatz von traumatherapeutischen Elementen hatten (vgl. auch Abschn. 6.3.2 und 6.4).

Basierend auf den Prägungen werden Übertragungshypothesen abgeleitet (vgl. Abschn. 4.2). Hierbei werden jedoch nicht nur Übertragungshypothesen in Bezug auf die Einzeltherapeutin formuliert, sondern auf das Behandlungsteam bzw. bei Bedarf auch auf die Gruppe der Mitpatientinnen.

Beispiel

Beispielsweise hatte Herr Müller direkt in den ersten Tagen auf Station schwierige Situationen mit dem Pflegepersonal, da er häufig wütend wurde in Situationen, in denen er annahm, dass sich die Pflege nicht (genügend) um ihn kümmere. Er konnte nach dem Erarbeiten der Prägungen erkennen, dass dieses »Kümmer-Thema« aus den Beziehungserfahrungen mit seiner Mutter resultierte, weshalb er zunächst immer davon ausgehen würde, dass sich Mitmenschen nicht um ihn kümmern. Daher konnte er gemeinsam mit seiner Einzeltherapeutin folgende Übertragungshypothese formulieren: Wenn ich in der Therapie/auf Station Bedürfnisse habe, wird sich das Behandlungsteam nicht um mich kümmern. Bei ihm war es besonders wertvoll, zu überlegen, was die Konsequenzen auf emotionaler und verhaltensbezogener Ebene aus dieser Übertragungshypothese ist. Er erkannte: ... *daher werde ich beim geringsten Anlass schnell wütend, weil ich immer erwarte, dass sich um mich eh niemand kümmert.*

Für Frau Siegering, die in einem feindseligen Elternhaus mit vier älteren Brüdern aufgewachsen ist, in dem es nur ums »Durchkämpfen« ging, erschien es insbesondere wichtig, die Übertragungshypothese auch auf die Gruppe der Mitpatientinnen zu formulieren:

Wenn ich in der Therapie und v. a. auch in den Gruppen Schwäche zeige, werden die Mitpatientinnen das ausnutzen und mich fertigmachen, *daher versuche ich, nie Schwäche zu zeigen* (vgl. Gruppenvideo 2).

Hauptphase

In der Hauptphase wird die therapeutische Arbeit meist dadurch entlastet, dass die Patientin an den anderen CBASP-Therapien teilnimmt, in denen sie intensiv und hochfrequent die CBASP-Strategien üben und ausprobieren kann.

Situationsanalysen. Viel Zeit der Einzeltherapie nimmt die Bearbeitung problematischer sozialer Situationen durch Situationsanalysen sowie das Training neuer Verhaltensweisen mit Hilfe des Kiesler-Kreismodells ein. Hierbei werden häufig von den Patientinnen Situationen aus dem Stationsalltag eingebracht, was den Vorteil beinhaltet, dass direkte Rückmeldung von beteiligten Personen eingeholt werden kann. So können durch einen »Realitätscheck« durch direkte Befragung der entsprechenden Personen nicht-verankerte Interpretationen in der Lösungsphase der Situationsanalyse revidiert werden.

Beispiel

Beispielsweise brachte Herr Müller zu Beginn der Hauptphase häufig Situationen ein, in denen er von der Pflege etwas erwartete, dies aber nicht klar kommunizierte. Daher bekam er häufig auch nicht das, was er wollte, worauf er mit einem kurzen Wutausbruch reagierte (vgl. seine Prägungen, Abschn. 5.1). Seine Interpretationen solcher Situationen ähnelten sich und lauteten zum Beispiel: »Der Pfleger ist nur mit sich beschäftigt. Die anderen Patienten sind ihm wichtiger. Hier kümmert sich sowieso niemand um mich.« In der Lösungsphase der SA konnte Herr Müller mit seiner Therapeutin herausarbeiten, dass derartige Interpretationen weder in der Situation verankert noch hilfreich für seine Erwünschten Ergebnisse sind (z. B. »Ich möchte darum bitten, dass ich eine spezielle Diät wegen meiner Magenschmerzen bekomme«). Zudem hatte die Einzeltherapeutin Herrn Müller auch motiviert, mit dem Pfleger die SA nachzusprechen und ihn zu fragen, was er in dieser Situation tatsächlich über ihn gedacht hat. Herr Müller zeigte sich überrascht, als der Pfleger ihm berichtete, dass er in der Tat gerade mit einem anderen Patienten beschäftigt gewesen sei, ihn gar nicht bemerkt habe, da er ja auch zunächst nichts gesagt hätte. Er habe sich dann aber sehr erschrocken und auch geärgert, als Herr Müller plötzlich losgeschrien hätte, dass dies ein »Scheißladen« sei, in dem sich niemand um ihn kümmere. Herr Müller konnte also durch Befragung der Teammitglieder lernen, dass die meisten seiner Interpretationen aus seinen Prägungen resultieren, Kopfkino waren und nichts mit der Realität zu tun hatten. Er entwickelte daraufhin kreativ seine »Miss Marple«-Strategie innerhalb der SA, durch die er stets seine Interpretationen hinterfragte und wie Miss Marple herausfinden wollte, ob diese in der Realität verankert waren.

Heilsame Beziehungserfahrungen durch DPE. Zudem arbeitet die Einzeltherapeutin in der Hauptphase intensiv mit der therapeutischen Beziehung, um durch die Haltung des DPEs der Patientin immer wieder in einer wohlwollenden Art die Konsequenzen seines Verhaltens aufzuzeigen und möglichst viele heilsame Beziehungserfahrungen unter Nutzung der Kontingenten Persönlichen Reaktion (KPR) und der Interpersonellen Diskriminationsübung (IDÜ) zu ermöglichen (s. Abschn. 4.2.5). Wir haben die Erfahrung gemacht, dass das negative KPR im stationären Kontext früher eingesetzt werden kann, da die Patientinnen enger betreut werden können und auch mit der Einzeltherapeutin im engeren Kontakt stehen als in ambulanten Therapien. So kann die Einzeltherapeutin nach einer intensiven, emotionalen DPE-Stunde sofort die Pflege darüber informieren und bitten, diese Patientin im weiteren Tagesverlauf besonders zu unterstützen. Zudem kann die Einzeltherapeutin in einem zeitnahen Kurzkontakt mit der Patientin das KPR nochmal nachbesprechen und sie bei Bedarf immer wieder darauf hinweisen, dass die Patientin so negative Emotionen in der Therapeutin auslösen kann, »weil ich Sie mag, Sie mir wichtig sind und ich Ihnen unbedingt helfen möchte. Aber gerade weil Sie mir nicht egal sind, kann mich Ihr Verhalten auch so wütend machen. Verstehen Sie das?«

Beispiel

Für die Behandlung der chronischen Depression bei Frau Siegering war es besonders wichtig, dass die Einzeltherapeutin früh und häufig negatives KPR einsetzte. Eine verkürzte negative DPE Situation stellt sich nachfolgend da, indem die Therapeutin Frau Siegering deutlich macht, wie diese auf sie wirkt: »Frau Siegering, wenn ich ehrlich bin, bin ich durch Ihr Verhalten – mit verschränkten Armen und Beinen da zu sitzen, nichts zu machen und nur zu sagen: ›Das bringt doch alles nichts‹ – ganz schön genervt. Es macht mich auch langsam wütend, denn ich möchte Ihnen unbedingt helfen. Aber wenn Sie sich völlig verweigern, fühle ich mich genervt und machtlos. Wollen Sie das?«

Abschlussphase

In der Abschlussphase hat es sich als hilfreich herausgestellt, noch einmal die Prägungen und Übertragungshypothesen durchzugehen, um zu überprüfen, ob die Prägungen teilweise oder ganz »überschrieben« werden können und die Übertragungshypothesen entkräftet wurden.

Beispiel

Herr Müller konnte am Ende seine drei wichtigen Prägungen (vgl. Abschn. 5.1 und 5.3) wie folgt umschreiben:

- Ich habe keine unverhältnismäßig große Angst mehr, verlassen zu werden.
- Ich kann und darf mich um mich kümmern, aber weiß auch, dass – wenn ich um Hilfe bitte – sich andere gerne um mich kümmern.
- Ich kann heute meine Meinung sagen, ohne Angst zu haben, bestraft zu werden.

Auch konnten die beiden Übertragungshypothesen durch neue korrigierende und heilsame Beziehungserfahrungen entkräftet werden.

Schließlich sollen die Patientinnen möglichst zunächst alleine das Arbeitsblatt »CBASP Rückfallprophylaxe (AB 7)« ausfüllen, welches in einer der letzten Sitzungen besprochen und ggf. noch ergänzt wird. Ein Beispiel für dieses ausgefüllte Arbeitsblatt (von Herrn Müller) kann online unter www.beltz.de angesehen und bei Bedarf ausgedruckt werden. AB 7

Da die Einzeltherapie meist sehr intensiv, emotional und hilfreich verläuft, kann die Therapeutin am Ende vorschlagen, die letzte Stunde in besonderer Weise zu zelebrieren (z. B. mit Kaffee und Kuchen im Therapeutenzimmer oder außerhalb in einem Café), was die Patientinnen meist dankbar und erfreut annehmen.

5.6.2 Bezugspflege

Alle Gesundheits- und Krankenpflegende, welche mit den CBASP-Patientinnen arbeiten, sollten bezüglich der fachlichen Inhalte und der Methoden in der CBASP-Therapie geschult sein und die Prägungen und Übertragungshypothesen der jeweiligen CBASP-Patientinnen auf Station kennen (vgl. auch Abschn. 5.4). Dies bedeutet jedoch nicht, dass jeder auch CBASP-Bezugspflege übernehmen muss.

Kontinuierliche Unterstützung bei der Bewältigung des Alltages. Die Bezugspflegende unterstützt die Patientin während des gesamten Klinikaufenthaltes kontinuierlich, transparent und nachvollziehbar. Dies geschieht durch wiederholte kurze Kontakte beispielsweise zur Regelung des Lebensalltages und im Rahmen von geplanten Bezugspflegegesprächen, die auf den meisten CBASP-Stationen einmal pro Woche mit einer Dauer von 30-50 Minuten stattfinden. Die Bezugspflegende stellt für die CBASP-Patientin eine wichtige Bezugsperson im Stationsalltag dar, da diese sehr häufig, in engen zeitlichen Abständen und in verschiedensten Situationen des täglichen Lebens im Kontakt mit der Patientin ist. Eine zentrale allgemeine Aufgabe der Bezugspflegenden besteht daher in der Unterstützung der Patientinnen bei der Bewältigung des Alltags während der CBASP-Therapie.

Prinzipien der CBASP-Bezugspflege

Die psychiatrische Pflege im Rahmen der CBASP-Therapie basiert auf bestimmten Prinzipien. In der Tabelle 5.4 sind die wichtigsten CBASP-Prinzipien wiedergegeben.

Tabelle 5.4 Prinzipien der CBASP-Bezugspflege

Validierend	Die Patientinnen werden in ihren Gefühlen und Wahrnehmungen ernst genommen, sie werden darin bestärkt, dass ihr Verhalten für Pflegende nachvollziehbar ist, wobei das Hinzuziehen der Prägungen oft hilft. Hier kann sinnvoll das positive KPR eingesetzt werden. Beispielsweise sollte eine Kollegin der Pflege ihre Freude und Wertschätzung äußern, wenn Patientinnen wie Frau Siegering sich erstmalig überwinden, zur Pflege zu gehen, sich »schwach« zu zeigen und um Hilfe zu bitten. Wenn Patientinnen wie Frau Morgenstern oder Frau Stolzenbeck »Fehler« machen (z. B. eine Therapie verschlafen oder vergessen), sollte die Pflege auch verständnisvoll und validierend reagieren (z. B.: »Das ist gar kein Problem. Das passiert jedem mal – ich habe zum Beispiel auch gestern meinen Friseurtermin vergessen.«)
Offen	Auch problematische Themen werden beim Namen genannt, d. h., Gefühle und negative Kognitionen, die bei der Bezugspflegenden durch den Kontakt mit der Patientin entstehen, werden direkt und offen angesprochen (vgl. DPE, vgl. Abschn. 4.2.5).
Ressourcen-orientiert	Eine Orientierung an den Ressourcen der jeweiligen Patientin, die meist vorhanden sind, jedoch von vielen Patientinnen als solche nicht mehr wahrgenommen werden, findet statt.

Aus dem CBASP-Konzept ergeben sich für die Bezugspflegende psychiatrisch-pflegerische Arbeitsfelder, die gemeinsam mit der Patientin bewältigt werden, wobei die Bewältigung des Lebensalltags dabei wie erwähnt im Vordergrund stehen sollte:

- Erstellen des individuellen Therapieplanes mit den Regeln und Gegebenheiten der Station
- Aufklärung über die Therapiebausteine in den verschiedenen Behandlungsphasen
- Aufklärung über das Behandlungskonzept
- Psychoedukative Maßnahmen und die Vermittlung des Krankheitskonzeptes
- Erklären und das Abschließen des Behandlungsvertrages
- Zusammenarbeit bezüglich Kenntnissen und Einnahme von Medikation
- Reflektion und emotionale Begleitung bei der Erarbeitung der »Liste prägender Bezugspersonen« und der Übertragungshypothesen (primäre Erarbeitung geschieht jedoch in der Einzeltherapie)
- Gemeinsame Suche nach aktuellen Situationen, in denen die erarbeiteten Prägungen aktiviert werden, um das CBASP-Störungsmodell zu festigen
- Gemeinsame Suche nach Situationen im Stationsalltag, die für eine Situationsanalyse geeignet sind

- Teilnahme an der CBASP-Gruppentherapie DO! in co-therapeutischer Funktion, um die Patientinnen zu erleben und zu begleiten und die Therapeutinnen zu unterstützen
- Erklärung und Hilfestellung bei der Bearbeitung von Situationsanalysen
- Kiesler-Kreis-Training bzw. Empathie-Training mit der Patientin
- Hilfestellung bei der Lösung sozialpsychiatrischer Probleme
- Bei zusätzlichen Komorbiditäten: Durchführung von augmentierenden Psychotherapiestrategien wie Achtsamkeitstraining, Expositionen bei Ängsten und Skills-Training bei Störung der Emotionsregulation (vgl. Kap. 6)
- Planung und Nachbesprechung der Belastungserprobungen
- Planung der Zeit nach dem stationären Aufenthalt

Einführungsphase

Pflegeanamnese. Bereits im Aufnahmegespräch, welches möglichst die Bezugspflegende gemeinsam mit der behandelnden Einzeltherapeutin / Ärztin führen sollte, wird die Informationssammlung zur Erstellung der Pflegeanamnese erfasst.

Abgesehen von dem üblichen Symptommanagement wiederholt und vertieft die Bezugspflegende die Prägungen und Übertragungshypothesen, die in der Einzeltherapie erarbeitet werden, während der Einführungsphase. Einerseits bietet dies der Patientin die Möglichkeit, über entstandene Zusammenhänge zu reflektieren und diese besser zu verinnerlichen, anderseits ermöglicht dieses Vorgehen einen schnellen und vertrauensvollen Beziehungsaufbau zwischen der Bezugspflegenden und der Patientin. Durch die Kenntnisse der Prägungen und der Übertragungshypothesen der Patientin kann die Bezugspflegende durch die DPE Haltung mit Anwendung von KPR und IDÜ auch heilsame Beziehungserfahrungen ermöglichen. In der Regel sollten KPR jedoch erst nach Rücksprache mit der Einzeltherapeutin bzw. dem Behandlungsteam erfolgen und nur genutzt werden, wenn die Kolleginnen sich sicher in deren Anwendung fühlen, die Prägungen der Patientin kennen und ausreichend Zeit für die Durchführung zur Verfügung steht. Alternativ bietet sich ansonsten an, relevante interpersonelle Situationen mit Hilfe des Kiesler-Kreises zu thematisieren: »Herr / Frau XY, was meinen Sie, wie Ihr Verhalten gerade auf dem Kiesler-Kreis auf mich wirkt?«

Hauptphase

In der Hauptphase wird die Patientin bei der Erstellung von Situationsanalysen und dem Training von erwünschten Verhaltensweisen gemäß des Kiesler-Kreismodells unterstützt. Die Bezugspflegende steht dabei in engem Austausch mit den jeweiligen Einzel- und Gruppentherapeutinnen. So kann sie beispielsweise Rollenspiele aus Situationsanalysen, die in der Einzel- oder Gruppentherapie durchgeführt wurden, in Bezugspflegegesprächen wiederholen und durch den Einsatz von Shaping üben. Zeichnen sich in Bezugspflegegesprächen Themen oder Probleme ab, welche in dieser Situation nicht ausreichend bearbeitet werden können, kommuniziert die Bezugspflegende dies an die Einzel- und Gruppentherapeutinnen. In diesem Zusammenhang hat sich eine Therapiemappe als hilfreich erwiesen, in welcher die Patientin sämtliche

Arbeitsblätter sammelt. In dieser Mappe befindet sich auch ein Auftragsblatt, welches für Übergaben zwischen den jeweiligen Teammitgliedern genutzt werden kann.

Abschiedsphase
In der Abschiedsphase wird auch in den Bezugspflegesprächen die Entlassung intensiv vorbereitet. Zudem kann der Bezugspflegende die Patientin bei der Bearbeitung der CBASP-Rückfallprophylaxe unterstützen.

5.6.3 CBASP-Gruppentherapie »DO!«

Das CBASP-Gruppenformat wurde erstmalig in Deutschland implementiert. Es ist dementsprechend eine Modifikation der von McCullough ausschließlich für die ambulante Einzeltherapie konzipierten CBASP-Behandlung. Dieses neue psychotherapeutische Gruppenkonzept wurde als »CBASP-Gruppentherapie DO!« bezeichnet. DO! steht zum einen für die Abkürzung des »Desired Outcome« bei der Situationsanalyse, zum anderen passt auch die englische Bedeutung des Verbs »to do« im Sinne von: »Tu was, mach was, werde aktiv!« gut zur übergeordneten Zielsetzung der Gruppe. Wir danken an dieser Stelle Herrn Dr. Bernhard Weber aus Frankfurt für die kreative Namensgebung.

Im stationären Kontext sollte mindestens eine, möglichst jedoch zwei wöchentliche CBASP-Gruppentherapie-DO!-Sitzungen im Behandlungsplan integriert sein. Patientinnen erlernen hier nicht nur die Durchführung von Situationsanalysen, sondern interagieren in der Gruppe und in Rollenspielen miteinander und unterziehen dabei ihrer in der Eingangsphase der Behandlung aufgestellten Übertragungshypothese für die Mitpatientinnen einer Realitätsüberprüfung. Oftmals stellt sich die Frage, ab wann Patientinnen idealerweise in die Gruppentherapie integriert werden sollten. Nachdem wir während der Implementierung von CBASP zunächst vorsichtig waren und unseren Patientinnen empfahlen, erst mit Beginn der Hauptphase in die Gruppentherapien einzusteigen, sind wir mittlerweile dazu übergegangen, Patientinnen so schnell wie möglich in die Gruppe(n) zu integrieren. Sie lernen hier am Modell der erfahreneren CBASP-Patientinnen und werden schon früh mit der Situationsanalyse und dem Kiesler-Kreis vertraut, sodass die Anwendung auf eigene Themen in der Regel schneller gelingt. Zudem stärkt das gemeinsame Miteinander in der Gruppe das Zusammengehörigkeitsgefühl auf der Station und reduziert vermutlich auch die Gefahr von Behandlungsabbrüchen in der von vielen Patientinnen als belastend erlebten Eingangsphase der CBASP-Behandlung (vgl. Brakemeier et al., 2018b sowie Abschn. 2.3).

In Einklang mit diesen Erfahrungen belegen auch erste empirische Studien, dass die Gruppentherapie von den Patientinnen sehr gut angenommen und als sehr hilfreich empfunden wird (Guhn et al., 2019a; Sabaß et al., 2017, vgl. Abschn. 2.2). Zur Durchführung von ambulanten offenen und geschlossenen CBASP-Gruppentherapien existiert außerdem ein Manual (Schramm et al., 2012).

Die Inhalte und wichtigsten Aspekte der stationären Gruppentherapie DO! sind in Tabelle 5.5 zusammengefasst.

Tabelle 5.5 Wesentliche Aspekte der »Gruppentherapie DO!«

Therapeutinnen	► Mindestens eine erfahrene CBASP-Therapeutin (Psychotherapeutin / Ärztin) ► Möglichst zusätzlich eine geschulte Co-Therapeutin (Psychologin / Ärztin / Pflege)
Patientinnen	► 4-12 chronisch depressive stationäre Patientinnen, die sich möglichst auch in ähnlich gestalteter Einzeltherapie befinden
Setting	► 1-2x pro Woche, 90-120 Minuten ► mindestens 10 Sitzungen ► offen oder halboffen ► Gruppenregeln (vgl. Abschnitt 4.3.3)
Struktur	► Eingangsrunde ► Hauptteil (vgl. Inhalt) ► Abschlussrunde
Inhalt	► Situationsanalysen-Training (SA-Training) ► Übungen zum Kiesler-Kreis (wenn nicht zusätzlich eine KKKT Gruppe angeboten wird, vgl. Abschnitt 5.6.4)
Materialien	► Flip-Chart mit verschiedenfarbigen Stiften ► Arbeitsmaterialien für Patientinnen (Info- und Arbeitsblätter)
Bei Interesse: Evaluation	► Evaluationsfragebogen DO! ► Symptombögen zur Verlaufsmessung (z. B. BDI-II und MADRS)

Im Folgenden wird die CBASP-Gruppentherapie DO! anhand einer exemplarischen Gruppenstunde mit dem Inhalt Situationsanalysen-Training praxisnah dargestellt. Wie auch in Abschnitt 4.2 wird empfohlen, die Gruppentherapie-Videoausschnitte 2.1 bis 2.5 parallel zum Lesen des Kapitels anzuschauen.

Eingangsrunde (Video 2.1)

Nach einer freundlichen Begrüßung durch die Therapeutinnen wird die Eingangsrunde eröffnet, indem die Patientinnen gebeten werden, zu folgenden Punkten Stellung zu nehmen:

- Wie kommen Sie heute hierher, wie ist Ihre Stimmung?
- Sind Ihnen »CBASP-Situationen« bzw. sind Ihnen Ihre Prägungen »begegnet«?
- Konnten Sie seit der letzten Gruppensitzung CBASP-Strategien anwenden?
- Möchten Sie heute eine persönliche Situation als Situationsanalyse einbringen?
- Was ist heute Ihr persönliches Ziel – im Sinne eines erwünschten Ergebnisses (Desired Outcome = DO) – in der Gruppe?

Im Video 2.1 ist eine beispielhafte Eingangsrunde nachgestellt, die auch in der Info 1 schriftlich festgehalten ist.

Anhand der Eingangsrunde können die Therapeutinnen einschätzen, in welchen Stimmungslagen die Patientinnen in die Gruppe kommen sowie ob und wie der Lernzuwachs bezüglich der CBASP-Strategien voranschreitet. Aufgrund unserer klinischen Erfahrung empfehlen wir in dieser 2. Auflage, die Eingangsfrage nach der Stimmung bei stationären Gruppen entfallen zu lassen. Durch Übergaben, Visiten, Einzelgespräche wissen die Therapeutinnen meist, wie es den Patientinnen derzeit geht. Auch werden die Patientinnen im stationären Alltag mehrfach nach ihrer aktuellen Stimmung gefragt. Diese Frage mag im negativen Fall die Patientin dazu einladen, zu »klagen« und zu »jammern«, was für den weiteren Verlauf der Gruppe nicht zielführend ist. Die Frage, ob ihnen »CBASP-Situationen« bzw. ihre Prägungen »begegnet« sind, leitet dagegen dazu über, Situationen für Situationsanalysen zu finden (wenn die Situation schwierig verlief), oder positive, also erfolgreiche Situationen zu »feiern«, also positiv durch die Gruppe und Therapeutinnen zu verstärken. Das Hauptziel der Eingangsrunde besteht darin, Situationen zu sammeln, die in der Gruppentherapiestunde als SA bearbeitet werden können. Wenn mehrere Patientinnen gerne eine persönliche SA bearbeiten möchten, wird in der Gruppe gemeinsam entschieden, welche Situation in dieser Stunde bearbeitet wird, wobei die Therapeutinnen darauf achten, dass möglichst jede Patientin sich regelmäßig durch eine SA einbringen kann. Hierzu werden alle Patientinnen gebeten, kurz das Thema ihrer SA zu umreißen. Nachdem alle Vorschläge gehört worden sind, entscheidet die Gruppe demokratisch, mit welchem Thema die Mehrzahl der Teilnehmerinnen eigene Inhalte verbindet. Diese SA wird dann für die Gruppentherapie ausgewählt. Sollte keine Patientin eine persönliche SA einbringen wollen, können folgende Strategien angewendet werden:

- Es werden Übungen aus der Kiesler-Kreis-Körpertherapie durchgeführt (s. Abschn. 5.6.4), sofern es keine parallele Gruppentherapie zum Kiesler-Kreis gibt.
- Es werden Rollenspiele zur SA aus den vergangenen Gruppensitzungen wiederholt und weiter eingeübt.
- Es wird thematisiert, warum sich niemand in der Gruppe traut, eine eigene Situation einzubringen. Hierzu wird das Konzept der Übertragungshypothese wiederholt. Sobald alle Teilnehmerinnen ihre Ängste und z. B. Erinnerungen an aversive Gruppensituationen aus der Vergangenheit offenbart haben, werden Lösungen im Sinne von gemeinsamen Gruppenregeln erarbeitet, die es zukünftig ermöglichen sollen, ein vertrauensvolles Gruppenklima zu schaffen, in dem keine Patientin befürchten muss, dass sich ihre ÜH bewahrheitet.
- Die Gruppentherapeutin verhält sich freundlich-submissiv auf dem Kiesler-Kreis, indem sie beispielsweise sagt: »Ach schade. Wenn niemand eine SA einbringen will, dann weiß ich leider auch nicht, was wir heute machen können.« Meist wirken auch in dieser Situation die Zugkräfte des Kiesler-Kreises, sodass eine Patientin die freundlich-dominante Position einnimmt und doch eine Situation einbringt.

Durch die abschließende Frage nach dem »DO« für die Stunde werden die Patientinnen entsprechend dem erwünschten Ergebnis in der Situationsanalyse darauf fokussiert, was sie in dieser Stunde erreichen möchten. So wird den Patientinnen Eigenverantwortung übertragen.

Situationsanalysen-Training (Videos 2.2 bis 2.4)

Der Hauptbaustein der CBASP-Gruppentherapie »DO!« besteht im gemeinsamen Erarbeiten einer Situationsanalyse (einschließlich Rollenspielen), was als Situationsanalysen-Training bezeichnet wird. Hierbei bringt je Gruppentherapiestunde eine Patientin eine für sie schwierige zwischenmenschliche Situation ein, die Schritt für Schritt (vgl. SA, Abschn. 4.2.4) unter Mitarbeit der anderen Gruppenteilnehmerinnen bearbeitet wird. Im Anschluss erfolgen verschiedene Rollenspiele, in denen die Mitpatientinnen und die betreffende Patientin neue Verhaltensweisen ausprobieren können, wobei die Therapeutinnen durch Shaping die Rollenspiele begleiten und den Lernzuwachs unterstützen.

Im Folgenden wird ausführlich der Ablauf eines Situationsanalysen-Trainings unter Bezug auf die Videoausschnitte 2.2 bis 2.4 dargestellt. Abgesehen vom Ablauf einer Gruppentherapiesitzung soll vor allem dargestellt werden, durch welche Modifikationen die Situationsanalyse in der Gruppe durchgeführt wird. Zur grundsätzlichen Durchführung der Situationsanalyse sei auf Abschnitt 4.2.4, zu grundlegenden Informationen zum Kiesler-Kreis auf die Abschnitte 4.2.3 und 5.6.4 und zur ambulanten Umsetzung der Gruppentherapie auf den Abschnitt 4.3 verwiesen.

Durchführung der Situationsanalyse. Nach Abschluss der Eingangsrunde und Festlegung auf eine Situation erfolgt deren Bearbeitung anhand der Gruppen-Situationsanalyse. Hierfür wird das Flipchart genutzt und jeder Schritt visuell festgehalten.

Explorationsphase (Video 2.2). Zunächst erfolgt die Explorationsphase der Situationsanalyse. Die Schritte 1 bis 4 der Explorationsphase erfolgen analog zu dem ausführlich dargestellten ambulanten SA-Beispiel (vgl. Abschn. 4.2.4). Bei der Bearbeitung in der Gruppe ist es jedoch von Bedeutung, alle Patientinnen bei möglichst jedem Schritt der Durchführung der SA einzubinden, obgleich es sich um die persönliche Situation einer einzelnen Patientin, die folgend als Index-Patientin bezeichnet wird, handelt. Im Videobeispiel 2.2 wird deutlich, durch welche Strategien dies erreicht werden kann.

Während der ersten vier Schritte der Explorationsphase, die der Patient Herr Ludwig (= Index-Patient) einbringt, fragt die Therapeutin häufig die gesamte Gruppe, welcher Schritt der SA jeweils ansteht (z. B. Video 2.2: 0.29, 06.41) und welches die zu beachtenden Kriterien für die einzelnen Schritte der SA sind (z. B. Video 2.2: 0.37, 08.32, 13.21). Darüber hinaus sollten die Therapeutinnen immer Raum gewähren für offene Verständnis-Fragen von Seiten der Mitpatientinnen an die Index-Patientin, wodurch auch die Fähigkeit geübt wird, sich in andere hineinzuversetzen (Empathie-Training; z. B. ab Video 2.2: 06:05). Die Situationsanalyse wird im Rahmen der dargestellten Gruppentherapieszene wie folgt am Flipchart festgehalten (vgl. Tab. 5.6).

Tabelle 5.6 Situationsanalyse zum Beispiel von Herrn Ludwig

(1) Situationsbeschreibung	Ich steige in Zug ein, der Zug ist voll. Ich stehe neben Frau, schaue grimmig. Tasche steht neben Frau und blockiert einen freien Sitzplatz, Frau liest Zeitung. Ich sage nichts, steige nach 30 Minuten aus dem Zug aus.
(2) Interpretationen	▶ »Ist ja typisch, ich hab's nicht besser verdient.« ▶ »Die muss es doch sehen, dass ich Schmerzen habe!« ▶ »Ich hab's wieder nicht hingekriegt, ich bin ein Versager.«
(3) Verhalten	Schaue grimmig, stehe gebückt, stehe angespannt, sage nichts – Kiesler-Kreis: feindselig-unterwürfig, verschlossen-distanziert
(4) Tatsächliches Ergebnis	Ich sage nichts, steige nach 30 Minuten aus.
(5) Erwünschtes Ergebnis	Ich spreche die Frau an: (1) freundlich: »Ich möchte den Platz.« (2) »Nehmen Sie die Tasche runter.« (3) »Entschuldigung, ich habe Schmerzen, ich kann nicht stehen.« (4) Ich mache durch Räuspern oder Husten auf mich aufmerksam. (5) Ich stelle selbst die Tasche runter und setze mich hin.

Einbezug der Gruppe beim Erwünschten Ergebnis. Beim Erarbeiten des Erwünschten Ergebnisses kann das Gruppensetting im Besonderen genutzt werden. Bevor die Index-Patientin ein Erwünschtes Ergebnis formulieren muss, wird zunächst jede einzelne Mitpatientin motiviert, sich in die gegebene Situation hineinzuversetzen und mögliche erwünschte Ergebnisse – also Möglichkeiten, sich in dieser Situation anders zu verhalten – zu sammeln.

Beispiel

Im Videobeispiel eröffnet die Therapeutin beim Schritt »Erwünschtes Ergebnis« der SA allen Patientinnen und Patienten den Raum, einzubringen, wie sie sich in dieser Situation verhalten würden bzw. was mögliche Reaktionen sein könnten (Video 2.2: ab 12:34). Herr Ludwig darf sich an dieser Stelle zunächst »zurücklehnen«, während die Gruppenmitglieder Vorschläge einbringen.

Wichtig ist hierbei nochmals die Nachfrage nach den Bedingungen für das Erwünschte Ergebnis, um nur Erwünschte Ergebnisse zu sammeln, die durch das Verhalten des Patienten erreichbar (also in ihm verankert) und realistisch sind.

An dieser Stelle erscheint es auch hilfreich, den Kiesler-Kreis heranzuziehen (vgl. Abschn. 4.2.3), um die genannten Verhaltensmöglichkeiten unter folgenden Fragestellungen einzuordnen: Lösen diese beim Gegenüber eher Offenheit oder Verschlossenheit, eher zwischenmenschliche Nähe oder Distanz aus? Hierbei lernen die Patientinnen, die Konsequenzen ihres Verhaltens bei der Erarbeitung des Erwünschten Ergebnisses zu berücksichtigen. Durch das Sammeln mehrerer Verhaltensmöglichkeiten bzw. Erwünschter Ergebnisse wird den Patientinnen verdeutlicht, dass – entsprechend der acht Kiesler-Kreis-Dimensionen – ein breites Verhaltensrepertoire aufgespannt werden kann. So lernen die Patientinnen statt des häufigen »Schwarz-Weiß-Denkens« (Zum Beispiel: »Entweder ich brülle zurück oder ich ziehe mich komplett zurück«), mit welchen unterschiedlichen Verhaltensweisen sie theoretisch reagieren könnten. Somit wird direkt an dem häufig stark vorliegenden Gefühl der Hilflosigkeit der Patientinnen angesetzt, indem verschiedene Einflussmöglichkeiten auf die soziale Situation greifbar gemacht werden. Nach dem Sammeln der möglichen Erwünschten Ergebnisse in der Gruppe und dem Festhalten auf dem Flipchart wird die Index-Patientin gefragt, welches Erwünschte Ergebnis für sie das passendste ist oder ob sie ein weiteres persönliches Erwünschtes Ergebnis formulieren möchte. Hierbei kann die Patientin also aus dem nun aufgezeigten Verhaltensspektrum das Ziel wählen, welches für sie am besten passt (Authentizität) und realistisch umsetzbar ist.

Beispiel

Herr Ludwig entscheidet sich im Videobeispiel für das erste von den fünf vorgeschlagenen Erwünschten Ergebnissen (»Ich spreche die Frau freundlich an, ob sie den Platz freimachen kann«; Video 2.2: 18:46).

Nach der Festlegung des Erwünschten Ergebnisses wird die Patientin im sechsten Schritt gefragt, ob sie in der Situation erreicht habe, was sie wollte, und wenn nein, warum nicht (Video 2.2: ab 20:12). Hier wird analog zu der ambulanten SA die Voraussetzung für negative Verstärkung geschaffen.

Beispiel

Auch bei Herrn Ludwig ist im Video klar zu erkennen, dass er darunter leidet, nicht sein Ziel erreicht zu haben (Video 2.2: ab 20:37). Als Begründung führt er traurig an: »Ich hab es einfach nicht geschafft, was zu tun.«

Hiermit ist die Explorationsphase der Situationsanalyse abgeschlossen und es folgt die Lösungsphase. Auch hierbei können die Besonderheiten des Gruppensettings genutzt werden. Wie im Abschnitt 4.2.4 betont, sollte an dieser Stelle auf keinen Fall die Gruppentherapie-Sitzung beendet werden. Es sollten vielmehr noch mindestens 30 Minuten Zeit vorhanden sein, um die Lösungsphase komplett durchzugehen und Rollenspiele durchzuführen, sodass die negative Verstärkung am Ende ihre Wirkung entfalten kann. Manche Situationsanalysen-Gruppen planen an dieser Stelle eine kurze Pause für die Raucherinnen und Toilettengänge ein, in welcher jedoch in jedem Fall die Index-Patientin nach ihrem Wohlbefinden gefragt werden sollte, um zu verhindern, dass sich ihr Zustand an dieser Stelle (noch mehr) verschlechtert.

Lösungsphase (Video 2.3)
Zu Beginn der Lösungsphase wird nochmals Bezug auf die erhobenen Interpretationen in der beschriebenen Situation genommen. Zur Prüfung, ob diese Interpretationen a) in der Situation verankert sind und b) für das definierte erwünschte Ergebnis hilfreich sind, wird die gesamte Patientinnengruppe motiviert. Hierbei kann jede der erfassten Interpretationen Schritt für Schritt hinterfragt, am Flipchart abgehakt, durchgestrichen, revidiert oder ergänzt werden.

Beispiel

Im Videobeispiel motiviert die Therapeutin alle Patientinnen und Patienten, die Interpretationen gemeinsam zu prüfen (Video 2.3: ab 0:18). Durch den Einbezug der Gesamtgruppe und die Reaktionen der Mitpatientinnen und Mitpatienten wird für den Patienten Herrn Ludwig im Besonderen deutlich und erlebbar, dass seine Interpretationen in der gegebenen Situation nicht verankert bzw. nicht hilfreich sind. In diesem Fall wird die Interpretation am Flipchart durchgestrichen.

Bei der Revision der Interpretationen kann – v. a. wenn die Gruppentherapeutin die Patientin auch in Einzeltherapie betreut – auf die Prägungen verwiesen werden, die häufig ursächlich für auftretende globale, nicht in der Situation verankerte Interpretationen sind. Hierbei ist zu beachten, dass in der Gruppentherapie nur in der Weise Bezug auf die Prägungsgeschichte genommen wird, dass die Patientin den Zusammenhang zwischen ihren dysfunktionalen Interpretationen und ihren Prägungen erkennt. Eine genaue Beschreibung der Prägungsgeschichte erfolgt in der Regel im stationären Gruppenrahmen nicht. Wenn die Patientin jedoch freiwillig und gerne offen über ihre Prägungen vor den anderen Gruppenmitgliedern berichtet, wird dies positiv verstärkt. Der Rückbezug auf Prägungen unterstützt die Patientinnen darin, diese Gedanken als »Kopfkino« zu identifizieren, was hilft, einerseits zu verstehen, woher sie kommen, aber anderseits auch als »inneren Film« zu erkennen, der mit der tatsächlich gegebenen Situation nichts oder nicht mehr viel zu tun hat.

Beispiel

Im Videobeispiel stellt die Therapeutin bei der Revision der ersten Interpretation (»Ich hab's nicht besser verdient«) einen Bezug zu den Prägungen des Patienten her, indem sie erfragt, woher er diese Interpretation kenne (Video 2.3: 01:31; vgl. Prägung der Pflegeoma und Stiefmutter, Abschn. 5.1). Die Therapeutin kann anschließend den Gedanken validieren, indem sie verdeutlicht, dass diese Gedanken in den Prägungen begründet seien, aber gleichzeitig verdeutlichen, dass sie mit der aktuellen Situation nicht in Verbindung stehen.

Zur Revision der Interpretationen werden gemeinsam Umformulierungen der Gedanken erarbeitet, welche in der Situation verankert und zielführend für das neue Erwünschte Ergebnis sind.

Beispiel

Zur Revision der Interpretation »Ich hab's nicht besser verdient« fragt die Therapeutin die Gesamtgruppe nach Möglichkeiten der Umformulierung (Video 2.3: ab 02:07) und erfragt, ob dieser Gedanke so der Wahrheit entspricht.

Im Beispiel der Situationsanalyse von Hr. Ludwig werden die genannten Interpretationen wie folgt am Flipchart revidiert:

- Aus: »Ist ja typisch, ich hab's nicht besser verdient« wird (Revision): »Ich habe ein Recht auf einen Sitzplatz, vor allem mit meinen Schmerzen!«
- Aus: »Die muss es doch sehen, dass ich Schmerzen habe!« wird (Revision): »Sie sieht es nicht, ich muss es ansprechen.«
- Aus: »Ich hab's wieder nicht hingekriegt, ich bin ein Versager« wird (Revision): »Wenn ich etwas verändern will, muss ich was tun.« und »Ich muss es heute nicht mehr aushalten, ich kann es ansprechen.« Diese beiden letzten Umformulierungen sind besonders wertvoll, da sie der erlernten Hilflosigkeit diametral entgegenstehen und genau einem der Ziele in CBASP entsprechen: *What you do matters*!

Wenn die Therapeutinnen an dieser Stelle bemerken, dass die verbleibende Zeit eher knapp bemessen ist, kann – zugunsten der Rollenspiele und Abschlussrunde, auf welche möglichst nie verzichtet werden sollte – für jede Interpretation auch nur die eine Frage gestellt werden, ob die Interpretation hilfreich für das neue Erwünschte Ergebnis sei. Dies entspricht auch McCullough's aktuellen Ansichten zur Durchführung der SA: *Keep it small and simple* (vgl. Kap. 4.2.4).

Im Anschluss an die Revision der Interpretationen werden Verhaltensinterpretationen erarbeitet, also kurze handlungsweisende Gedanken (»Schlachtrufe«), die die Patientinnen darin unterstützen, das Verhalten des Erwünschten Ergebnisses zu erreichen.

Beispiel

Im Videobeispiel findet Herr Ludwig im Zuge der Revision seiner zweiten Interpretation bereits einen derartigen Schlachtruf (»Ich kann es sagen!«; Video 2.3: 05:15), der auf dem Flipchart notiert wird. Im weiteren Verlauf wird durch Einbindung der anderen Gruppenmitglieder zudem »Ich bin es wert!« als Schlachtruf aufgenommen (Erhebung der Verhaltensinterpretationen; Video 2.3: ab 09:40).

Nach Revision der Interpretationen erfolgt als nächster Schritt die Revision des Verhaltens. Im Gruppenrahmen wird dies ebenfalls kurz gehalten. Gemeinsam wird hinterfragt, ob das gezeigte Verhalten für das Erwünschte Ergebnis hilfreich ist. Anschließend wird das neue Verhalten definiert. Hierbei werden verschiedene Ebenen des Verhaltens berücksichtigt: Körperhaltung, Stimme, Blickkontakt, Inhalt des Gesagten etc. Häufig ist an dieser Stelle die Frage nach dem Timing wichtig, also zu welchem Zeitpunkt in der bearbeiteten Situation das neue Zielverhalten gezeigt werden soll. Außerdem ist es sinnvoll, den Inhalt des Gesagten in Teilen, z. B. einem Einstiegssatz, vorzubereiten, sodass die Patientinnen sich in anschließenden Rollenspielen an den konkreten Sätzen orientieren können. Das Zielverhalten wird abschließend im Kiesler-Kreis eingeordnet. Hierbei bietet es sich an, neben den Achsen dominant vs. submissiv sowie freundlich vs. feindselig und den Zwischendimensionen v. a. die Begriffe Nähe vs. Distanz und Offenheit vs. Verschlossenheit zu benutzen (s. Abschn. 4.2.3 zum Kiesler-Kreis). Durch das Einordnen des gezeigten »alten« Verhaltens und des »neuen« Zielverhaltens im Kiesler-Kreis und das entsprechende Markieren am Flipchart wird der Patientin nochmals bildlich veranschaulicht, was ihr Ziel ist, also »wo« im Kreis sie »hinkommen« möchte.

Beispiel

Im Videobeispiel stellt die Therapeutin nochmals kurz das gezeigte »alte« Verhalten heraus (Video 2.3: ab 10:31), und zwar unter der Fragestellung, ob es hilfreich für das Erwünschte Ergebnis ist, und sie erfragt das »neue« Verhalten (»Sondern, wie wollen Sie es jetzt machen?« – Video 2.3: 11:01). Herr Ludwig definiert anschließend für sich, dass er freundlich und mit Blickkontakt die Frau ansprechen möchte. Zudem gibt er auf Nachfrage zum Zeitpunkt an, die Frau direkt zu Beginn seiner Zugfahrt ansprechen zu wollen (Video 2.3: 11:31). Die Bedeutung des Timings wird durch die Rückmeldungen der Mitpatientinnen und Mitpatienten deutlich: Herr Müller bringt ein, dass durch das direkte Handeln »Kopfkino«, also Grübelschleifen verhindert werden können. Gemeinsam wird der erste Satz definiert, mit dem Herr Ludwig in der Situation das Gespräch mit der Frau eröffnen möchte (Video 2.3: ab 12:01): »Entschuldigung, könnten Sie den Platz für mich freimachen?« Das Zielverhalten wird im Kiesler-Kreis als freundlich-dominantes Verhalten eingeordnet, wobei gemeinsam überlegt wird, anhand welcher Kriterien dies festgemacht werden kann (Video 2.3: ab 12:45).

Rollenspiele mit Shaping durch die Therapeutinnen (Video 2.4)

Die Rollenspiele der CBASP Situationsanalyse in der Gruppe können überwiegend anlog der üblichen Rollenspiel-Technik der Verhaltenstherapie durchgeführt werden – wie sie beispielsweise im Training sozialer Kompetenzen von Hinsch & Pfingsten beschrieben wird (Hinsch & Pfingsten, 2007). Auf die Unterschiede weisen wir im Folgenden hin.

Vorbereitung der Rollenspiele. In Vorbereitung für die Übung des Zielverhaltens im Rollenspiel wird die Index-Patientin zum konkreten Setting befragt, um die Situation möglichst realistisch nachzustellen. Die Anzahl der benötigten Personen in der Szene wird ermittelt, und es wird geklärt, wie sich die Personen räumlich zueinander befanden, ob sie standen oder saßen und ob ggf. Stühle oder andere Gegenstände gebraucht werden. Dies dient dazu, die Situation möglichst realistisch zu gestalten sowie allen Gruppenmitgliedern zu ermöglichen, sich in die Situation hineinzuversetzen.

Verteilung der Rollen. Im Anschluss erfolgt die Verteilung der Rollen für die folgende Rollenspielübung. Hierbei ist zu empfehlen, dass die Index-Patientin zunächst in einer ersten Runde als Beobachterin zuschauen darf. Dies ermöglicht ihr, ihr Zielverhalten zunächst durch Modelllernen aufzunehmen. Danach sollte sie – möglichst in mehreren Durchgängen mit Shaping durch die Therapeutinnen und Rückmeldung durch die Mitpatientinnen – ihr Zielverhalten üben.

Bei der Verteilung der Rollen kann zunächst die Index-Patientin gefragt werden, mit wem sie das Rollenspiel durchführen möchte. Sollte diese keinen »Wunsch-Spielpartnerin« angeben, kann offen gefragt werden, wer sich vorstellen kann, eine Rolle zu übernehmen. Hierbei kann berücksichtigt werden, mit wie viel Aktivität das Übernehmen einer Rolle verbunden ist. Es ist sinnvoll, Patientinnen, die erst an wenigen Gruppenstunden teilgenommen haben und Rollenspiele zunächst ängstlich entgegentreten, zu eher passiven Rollen (z. B. Zugpassagierin im Videobeispiel) zu motivieren oder als Beobachterin einzusetzen. Auch die Therapeutinnen können anbieten, in einer ersten Runde eine Rolle zu übernehmen, sodass teilnehmende Patientinnen zunächst das Rollenspiel beobachten können, was den Einstieg ins eigene Üben erleichtert. Aus unserer Erfahrung beteiligen sich die Patientinnen, die schon häufiger dabei waren, zunehmend gerne am Rollenspiel, da sie erkennen, dass sie durch das Üben verschiedener Verhaltensweisen tatsächlich ihr Verhaltensrepertoire erweitern. Patientinnen, die schon häufiger dabei waren, können dann auch direktiver gefragt werden, ob sie Rollen übernehmen. Im Unterschied zu den Rollenspielen beim Training sozialer Kompetenzen wird an dieser Stelle nicht festgelegt, wie die weiteren Rollenspielerinnen auf die Index-Patientin reagieren. Stattdessen werden sie angeleitet, einfach spontan und menschlich zu reagieren – so können die Zugkräfte des Kiesler-Kreises sich am besten entfalten. Alle nicht aktiv im Rollenspiel beteiligten Patientinnen werden zum genauen aufmerksamen Beobachten angeregt.

Unterstützung. Vor Beginn des Rollenspiels wird für die Person, welche die »Hauptrolle« übernimmt, also das Zielverhalten der bearbeiteten Situationsanalyse übt, das Erwünschte Ergebnis und das damit verbundene Verhalten nochmals anhand der Flipchart-Aufzeichnung zusammengefasst. Zudem werden die hilfreichen Verhaltensinterpretationen (»Schlachtrufe«) wiederholt, die bei der Umsetzung des Zielverhaltens unterstützend sind. Das nochmalige Definieren des Zielverhaltens gibt der Patientin zum einen Sicherheit, zum anderen kann nach dem Rollenspiel zur Überleitung zum Shaping wiederum auf das Zielverhalten verwiesen werden. In den Rollenspielen wird angestrebt, das Erwünschte Ergebnis durch Zeigen des Zielverhaltens zu erreichen.

Beispiel

Im Videobeispiel 2.4 übernimmt in der ersten Runde die Patientin Frau Morgenstern die Rolle der Frau im Zug mit ihrer Tasche auf dem Platz rechts neben ihr. Frau Siegering erklärt sich schnell dazu bereit, die Rolle von Herrn Ludwig zu übernehmen. Wichtig ist, vor Beginn des Rollenspiels nochmals kurz zu fragen, ob für alle Beteiligten das Vorgehen klar ist, um Überforderungserleben zu vermeiden.

Für das therapeutische Vorgehen bei der Anleitung der Rollenspiele ist insgesamt zu beachten, dass die Rollenspielteilnehmerinnen nicht überfordert werden. Unterbrechungen des Rollenspiels durch ein Signal durch die Therapeutin sind möglich, sinnvoll und notwendig,

- um die handelnden Patientinnen bei Schwierigkeiten zu unterstützen und vor Überforderung zu bewahren,
- um das Ziel bzw. Erwünschte Ergebnis nochmals zu verdeutlichen und
- um Patientinnen zu schützen, falls Verhaltensweisen der Mitpatientinnen im Rollenspiel bei ihnen ggf. zu Aktivierung der Prägungen (Retraumatisierung) führen könnten.

Nach einem Rollenspiel wird zunächst die Patientin, die das Zielverhalten der SA geübt hat, gefragt, wie sie ihr Verhalten einschätzt bzw. wie es für sie war, dieses Verhalten zu üben. An dieser Stelle kann auch gefragt werden, ob die Patientin ihr Erwünschtes Ergebnis erreicht hat. Nach ihrer eigenen Einschätzung ihrer Wirkung z. B. anhand des Kiesler-Kreises wird ihr Gegenüber in der Rollenspielsituation befragt, wie das Verhalten der Patientin auf sie gewirkt hat. Danach werden alle übrigen Patientinnen, die primär als Beobachterinnen beteiligt waren, nach Rückmeldungen zum gezeigten Verhalten befragt. Dies erfolgt auf den verschiedenen Verhaltensebenen wie z. B. Blickkontakt, Körperhaltung, Stimme. Die Patientinnen lernen hierdurch, zunehmend genauer zu beobachten, Verhalten im Kiesler-Kreis einzuordnen und zwischenmenschliche Wirkungen (die Zugkräfte) von Verhalten einzuschätzen. Die Therapeutinnen melden abschließend ihre Eindrücke zum gezeigten Verhalten zurück, wobei sie – Bezug nehmend auf das Zielverhalten – das gezeigte Verhalten formen (Shaping). Dies kann z. B. anhand folgender Fragen geschehen:

- »Wie könnte Frau X / Herr Y dieses Zielverhalten (z. B. freundlich-dominant) (noch besser) erreichen?«
- »Was müsste Frau X / Herr Y dazu an dem gezeigten Verhalten noch verändern?«
- »Wie könnte Frau X / Herr Y hinsichtlich Stimme, Körperhaltung oder Blickkontakt noch freundlich-dominanter auftreten?«

Rollenspiel-Variante 1. Im Videobeispiel führt Frau Siegering das erste Rollenspiel schnell durch, indem sie recht forsch und direkt die Frau auffordert, die Tasche wegzunehmen (Video 2.4: ab 1:01). Im Anschluss an die gespielte Szene wird zunächst die Patientin Frau Siegering selbst gefragt, wie sie sich empfunden hat bzw. wie es für sie war, das Verhalten zu üben (Video 2.4: 1:15). Danach geben die Mitpatienten Rückmeldung (Video 2.4: ab 1:28), welche das Verhalten als feindselig-dominant einordnen (Video 2.4: ab 01:58). Aus therapeutischer Sicht ist wichtig herauszustellen, dass Frau Siegerings Verhalten (forsch und direkt) eine Variante darstellt, sich in dieser Situation zu äußern, jedoch sie sich der Wirkung auf das Gegenüber, also der Verhaltenskonsequenz, bewusst sein sollte. Zudem wird nochmals auf das Ziel in Herrn Ludwigs Situation verwiesen, das vor allem ein freundliches Verhalten beinhaltete (Video 2.4: ab 2:11). Dies bietet die Überleitung zum Shaping durch die Therapeutin anhand folgender Fragen (Video 2.4: 2:29): »Wie könnte man dieses Zielverhalten erreichen?«, »Was könnte man verändern, dass es freundlicher wird?«

Herr Müller macht Vorschläge und zeigt sich bereit, diese Vorschläge auszuprobieren. Es wäre therapeutisch wertvoller, wenn Frau Siegering selbst ein zweites Rollenspiel zum Üben genutzt hätte. Da sie dies jedoch nicht wollte und die Regel gilt, Patientinnen nicht während der CBASP-Therapie zu etwas zwingen, musste darauf verzichtet werden. Allerdings konnte sie durch Modelllernen profitieren.

Rollenspiel-Variante 2. In der zweiten Variante des Rollenspiels (Video 2.4: 3:26-3:49) gelingt es Herrn Müller sehr gut, die Frau freundlicher anzusprechen, was auch die Mitpatientinnen und -patienten in der Nachbesprechung bestätigen (Video 2.4: ab 3:49).

Nachdem Mitpatientinnen die Rolle der Index-Patientin übernommen haben, ist es sehr bedeutsam, dass noch ausreichend Zeit für das Rollenspiel der Index-Patientin verbleibt. So wird auch im Video Herr Ludwig aufgefordert, seine eigene Rolle auszuprobieren (Video 2.4: ab 5:36). Frau Siegering erklärt sich sofort bereit, die Rolle der Frau zu spielen.

Achtung bei schwierigen Situationen. An dieser Stelle *denken* die Therapeutinnen, dass dies lerntheoretisch nicht die günstigste Variante für Herrn Ludwig werden könnte, da Frau Siegering mit hoher Wahrscheinlichkeit aufgrund ihrer Prägungsgeschichte wieder ein feindseliges Verhalten zeigen wird. Dennoch schreiten sie in dieser Situation nicht ein, da der »Fluss« der Stunde nicht gestört und Frau Siegering auch nicht gestoppt werden soll. Sie bereiten sich nur darauf vor, bei schwierigen Situationen schnell einzuschreiten.

Zur unterstützenden Vorbereitung von Herrn Ludwig werden ihm die neuen hilfreichen Interpretationen und die neuen Verhaltensweisen von der Flipchart nochmals vorgelesen (Video 2.4: ab 6:31). Im Video wird anhand seiner Mimik und Gestik deutlich, wie schwer ihm der Übergang in das erste Rollenspiel fällt (Video 2.4: ab 7:11).

Rollenspiel-Variante 3. Bei Herrn Ludwigs erstem Versuch (Video 2.4: ab 7:21) reagiert Frau Siegering feindselig, sodass Herr Ludwig die Therapeutin hilfesuchend anschaut, da er »nicht mehr weiter weiß«. An diesen Stellen schreitet die Therapeutin sofort ein (Video 2.4: 7:40 oder 9:51). Herr Ludwig wird für seine positiven Veränderungsschritte zunächst verstärkt und bekommt – am besten durch die Mitpatientinnen – Hilfestellungen, wie er auf die feindseligen Antworten der Frau reagieren könnte. Es sei darauf hingewiesen, dass alternativ auch hier direkt das Verhalten von Herrn Ludwig im Kiesler-Kreis, z. B. durch die direkte Rollenspielpartnerin durch Frau Siegering, als eher unterwürfig eingeordnet hätte werden können, um dann direkt die Anfangssituation zu shapen. Am Ende dieser schwierigen Rollenspielsequenz (Video 2.4: 11:19–11:33) macht die Frau den Platz tatsächlich frei, sodass Herr Ludwig Platz nehmen kann, wobei er zunächst nicht erleichtert schaut. Um den lerntheoretisch so wichtigen »Erleichterungsmoment« (vgl. negative Verstärkung, Abschn. 4.2.4) Herrn Ludwig zu ermöglichen und auch sein Verhalten zu Beginn kritischer zu reflektieren, regt die Therapeutin nach der Nachbesprechung an (Video 2.4: 12:36), eine letzte Variante durchzuspielen, in der es die Frau Herrn Ludwig nicht ganz so schwer machen möge. Zuvor erfolgt jedoch Shaping (Video 2.4: ab 13:13): »Was könnte Herr Ludwig noch besser machen? Wie könnte er noch freundlich-dominanter werden?« Frau Stolzenbeck spricht die Körperhaltung an, was die Therapeutin aufnimmt, um auf die Kiesler-Kreis-Körpertherapie hinzuweisen (vgl. 5.6.4). Sie demonstriert, wie durch Körperhaltung ein Auftreten eher submissiv bzw. eher dominant wirken kann. Herr Ludwig richtet sich beim Beobachten mehr auf.

Rollenspiel-Variante 4. In der letzten Variante (Video 2.4: 14:39 -15:12) gelingt es Herrn Ludwig, klar und deutlich seine Bitte zu äußern, worauf die Frau den Platz mit »Ja, natürlich« frei räumt. Schon beim Setzen strahlt Herr Ludwig: Hier wird die negative Verstärkung durch den Erleichterungsmoment nun beobachtbar, der durch den Applaus aller anderen noch weiter positiv verstärkt wird. In der Nachbesprechung (Video 2.4: ab 15:13) geben die Mitpatientinnen und -patienten Herrn Ludwig detailliertes positives Feedback. Wie im Gesamtvideo ersichtlich setzen beide Therapeutinnen bewusst neben der negativen Verstärkung bei Schritt 6 der Explorationsphase sehr viel positive Verstärkung ein.

Abschlussrunde (Video 2.5)

Die Abschlussrunde ist für die Gruppentherapie auch aus lerntheoretischen Gründen sehr bedeutsam, da hier jede Patientin aufgefordert wird, zu den folgenden beiden Fragen Stellung zu nehmen:

- Was nehme ich heute mit (»Take-home-Message«)?
- Kenne ich so eine Situation auch aus meinem Leben? Kann ich das Gelernte auf Situationen aus meinem Leben übertragen?

Hier werden also die Schritte 3 und 4 der Lösungsphase einer Situationsanalyse in der Gruppe vollzogen (vgl. Abschn. 4.2.4). Um auch in der Gruppentherapie den Fokus auf zwischenmenschliche Beziehungen und ggf. neue Erfahrungen zwischen den Teilnehmerinnen zu lenken, kann optional auch eine Frage zur Gruppenatmosphäre eingeführt werden:

- Ist zwischen mir und einem anderen Mitglied der Gruppe heute etwas Positives passiert?

Im Videoausschnitt wird deutlich, dass jedes Gruppenmitglied in dieser Stunde etwas gelernt hat und alle – bis auf Frau Siegering – derartige Situationen auch als schwierig empfinden. Frau Siegering (Video 2.5: ab 6.04) betont, dass sie mit solchen Situationen

»keine Mühe« habe. Die Therapeutin unterstützt sie: »Das ist die Rolle, die Sie kennen, diese eher distanzierte Art«, womit sie indirekt auf die Kindheit, die Prägungen und die ÜH anspielt (sich allein durchzukämpfen, sich zu wehren und keine Schwäche zu zeigen). Frau Siegering bestätigt das, sagt aber auch, dass sie wisse, dass sie daran arbeiten müsse und viel üben wolle. Die Therapeutin formuliert klar das Lernziel: »Sie können für sich etwas einfordern, aber eher auf eine feindselig wirkende Art. Für Sie ist es wichtig zu üben, wie Sie es freundlich hinbekommen, so dass mehr Nähe entsteht.« Abschließend kann Herr Ludwig sein positives Resümee ziehen (Video 2.5: ab 7.10). Wichtig ist, dass Herr Ludwig nochmal viel positive Verstärkung erhält. Die Therapeutin weist auf sein verändertes Aussehen hin und auf die Tatsache, dass alle anderen sich mit ihm mitfreuen. Er nimmt wahr, dass die anderen Mitpatientinnen und -patienten auch lächeln, was er als schön empfindet und seine Übertragungshypothese für die Gruppe entkräftet: *Wenn ich in der in der Gruppe etwas von mir erzähle / mich öffne, dann wird die Gruppe etwas Schlechtes über mich denken bzw. mich für wertlos halten.*

Schließlich beendet die Co-Therapeutin die Stunde durch ihr Feedback (Video 2.5: ab 9.05).

5.6.4 Kiesler-Kreis-Körpertherapie

In einigen Kliniken wurde eine Kiesler-Kreis-Körpertherapie (KKKT) als separate Gruppentherapie neben dem Situationsanalysen-Training eingeführt. Hieraus sind eine Reihe von Übungen, einschließlich eines Empathietrainings, hervorgegangen, von denen einige im Folgenden exemplarisch dargestellt sind. Sollte kein derartiges separates Angebot stationär möglich sein, können Übungen aus dem KKKT auch in der Do!-Gruppe alternativ zu den Situationsanalysen durchgeführt werden.

Setting. Diese Gruppe sollte als offene Gruppentherapie ein- bis zweimal pro Woche mit einer Dauer von 60 bis 90 Minuten stattfinden. Wichtig erscheint bei der Durchführung dieser Gruppe das Prinzip der Integration und des Nicht-Wertens zu beachten. Als hilfreiche Basis empfehlen sich die Bücher »Körper und Gefühl in der Psychotherapie – Basisübungen und Aufbauübungen« von Gudrun Görlitz (2009, 2011).

Bei emotionalen Situationen oder therapieschädigendem Verhalten wird auch hier durch die Therapeutinnen die DPE-Haltung eingenommen, wobei die Technik KPR eingesetzt werden kann, welche nach Möglichkeit mit einer IDÜ (vgl. Abschn. 4.2.5, im Einzelkontakt danach oder durch Übergabe an den Einzeltherapeuten) kombiniert werden sollte.

Ablauf der Gruppenstunden

Die Gruppenstunden umfassen jeweils

- das sogenannte Blitzlicht,
- eine spielerisch-sportliche »Aufwärmung« (warming-up),
- den Hauptteil mit Übungen und
- eine Abschlussrunde.

Blitzlicht
Am Anfang jeder Gruppenstunde wird eine kurze Befindlichkeitsrunde durchgeführt. Diese wird »Blitzlicht« genannt. Die Therapeutin (T) fragt jede Patientin (im Dialog wird Frau M. als Beispiel genannt), ob durch die anderen CBASP-Therapien ein aktuelles Thema entstanden ist, welches sie bearbeiten möchte (s. Beispielkasten).

T: Haben Sie ein bestimmtes Anliegen mitgebracht, an dem Sie gerne weiterarbeiten würden? Vielleicht ein Thema aus der Gruppentherapie?

M: Ja, meine Körperhaltung, ich schau immer auf den Boden, ich schau nicht in die Augen, ich weiß nicht, wie man das richtig macht.

T: Ist das für alle okay, das zum Thema zu machen?

Andere Themen, die an dieser Stelle von den CBASP-Patientinnen häufig genannt werden, können sein:
- selbstbewusstes Auftreten,
- lernen Nein zu sagen oder
- der Umgang mit Wut und Aggression.

Wenn eine Patientin ein Thema benennt und die Gruppe mit diesem einverstanden ist, wird dieses Thema im Hauptteil adressiert (z. B. Frau Morgenstern: »Ich möchte Blickkontakt üben«, Frau Stolzenbeck: »Heute möchte ich mal dominant auf Herrn Müller zugehen«).

Warming-up
Nach dem Blitzlicht wird je nach Gruppenzusammensetzung für 10-15 Minuten eine spielerisch-sportliche Aufwärmung durchgeführt. Bei schwierigen Gruppen können die Gruppensportübungen auch mehr Zeit in Anspruch nehmen, um durch das Spiel alle miteinander in Kontakt zu bringen. In Gruppen, in denen sich die Patientinnen noch nicht gut untereinander kennen oder eine schwierige Gruppendynamik vorherrscht, wird empfohlen, spielerische Gruppensportübungen einzusetzen.
»Escrima«. Zu empfehlen für die Integration neuer Patientinnen und die Stärkung der Gruppenkohäsion sind Stockkampfübungen – auch »Escrima« genannt. Zunächst lernen die Patientinnen, mit den beiden Stäben alleine umzugehen, sie zu drehen, zu werfen und zu fangen. Meist sagen viele CBASP-Patientinnen zu Beginn: »Das kann ich nicht. Das ist zu schwer für mich.« Im Verlauf der Therapie können sie aber die Erfahrung machen, dass es ihnen immer besser gelingt und sie auch physisch lockerer werden. Auch hier wirkt also der Mechanismus der negativen Verstärkung (vgl. Abschn. 4.2.4).

Danach können Paar-Übungen durchgeführt werden, in denen es darauf ankommt, im gleichen Rhythmus zu schlagen und dadurch mit dem Gegenüber zu harmonisieren, zu lernen, ihm zu vertrauen, Misserfolge zu tolerieren, sich gegenseitig Mut zuzusprechen etc. Dabei wird auch immer wieder die Partnerin gewechselt, sodass jede mit jedem in Kontakt kommt. Diese Form der Beziehungserfahrung – mit jedem in Kontakt zu treten – kann für die CBASP-Patientinnen korrigierend und heilsam wirken.

Escrima kann natürlich auch Inhalt der ganzen Stunde sein, wenn von Seiten der Patientinnen keine anderen Themen eingebracht werden oder sie sich gerade dieses Thema explizit wünschen. Voraussetzung dafür ist jedoch, dass die Körper-und Bewegungstherapeutin mit dem Medium der Escrimastäbe vertraut ist und viele Variationsmöglichkeiten kennt. Bei vertiefenden Escrima-Übungen können mit wechselnder Partnerin unterschiedliche Schlagabfolgen durchgeführt werden. Dabei ist es notwendig, sich immer wieder neu auf einen anderen Menschen einzustellen sowie bei den Übungen wach und achtsam zu sein, damit es nicht zu Verletzungen kommt, denn die Stöcke bergen auch Gefahren in sich. Die Therapeutin muss also sehr genau beobachten, wie die Patientinnen die Übungen umsetzen und steuernd eingreifen, wenn zu hart geschlagen wird, wenn die Schläge unkoordiniert ausgeführt werden oder wenn eine Patientin Angst bekommt. Zu beachten ist außerdem, dass diese Übungen vor allem für Patientinnen schwierig sein können, die körperliche Gewalt erfahren haben.

Hauptteil

Im Hauptteil werden körper- und bewegungstherapeutische Übungen durchgeführt, welche den Patientinnen helfen, das eigene Verhalten einschätzen zu lernen und die Verhaltensdimensionen des Kiesler-Kreises auszuprobieren. In Tabelle 5.9 sind die wichtigsten Übungen zusammengefasst dargestellt, wobei der Bezug zu den typischen CBASP-Themen deutlich wird. Im Anschluss werden die Übungen nacheinander beschrieben.

Tabelle 5.9 Kiesler-Kreis-Körperübungen im Zusammenhang mit den CBASP-Themen

Wahrnehmen der Prägungen und Vertrauensaufbau	▶ Führen – Folgen ▶ Nähe – Distanz ▶ Blickkontakt ▶ Vertrauensfall ▶ Mauerübung ▶ Escrima (s. o.)
Kiesler-Kreis-Übungen	▶ Kiesler-Kreis-Zirkeltraining: Körpersprache in Worte fassen ▶ Kiesler-Kreis Pantomime: alle Positionen durchspielen / erraten
Selbstsicherheits-Training	▶ Dominanz-Training: Variationen der Körpersprache und ihrer Wirkung einschl. eines »Wehr-Dich-Trainings«
Empathie-Training	▶ Laufstegübungen

Wahrnehmen der Prägungen und Vertrauensaufbau

Führen – Folgen. Diese Übung hat sich als Einstiegsübung in den Hauptteil gut bewährt. Nachdem die Patientinnen sich in Paaren zusammenfinden, führt Partnerin A ihre Partnerin B mit leichtem Kontakt am Arm. Partnerin B sollte dabei die Augen schließen. Wichtig ist, dass diese Übung (wie alle Übungen) selbstverständlich auf freiwilliger Basis stattfindet. Insbesondere für traumatisierte Patientinnen kann das Augenschließen schwierig sein, sodass hier flexibel variiert werden kann. Eine Anweisung der Therapeutin kann wie folgt lauten:

»Bitte führen Sie Ihre Partnerin durch den Raum. Achten Sie dabei auf die Sicherheit Ihrer Partnerin. Bitte sprechen Sie jetzt nicht mehr.«

Nach ca. 3 Minuten leitet die Therapeutin den Abschluss ein:

»Bitte suchen Sie jetzt einen Platz zum ›Parken‹. Die geführten Patientinnen sollen bitte die Augen noch geschlossen halten und benennen, wo Sie jetzt stehen. Erst danach bitte die Augen öffnen.«

Nach kurzem Austausch wird gewechselt. Beim Austausch sollen die Patientinnen über ihre Erfahrungen anhand folgender Fragen reflektieren:

- Kann ich mich führen lassen?
- Kann ich mich jemandem anvertrauen?
- Wie hat sich das angefühlt?
- Konnte ich meiner Eigenwahrnehmung trauen?

Aber auch:

- Kann ich jemanden führen?
- Wie fühlt sich das an?

Zudem sollte der Kiesler-Kreis in den Austausch einbezogen werden, denn bei dieser Übung wird vor allem die senkrechte Achse im Kiesler-Kreis »trainiert«: dominant die Kontrolle und Führung für jemanden zu übernehmen bzw. submissiv sich jemandem anvertrauen, Kontrolle abgeben und sich führen zu lassen.

Nähe – Distanz. Zu Beginn dieser Übungen markiert jede Patientin ihre persönliche Grenze mithilfe eines Seils. Danach begehen alle Patientinnen den eigenen Raum, aber auch die Räume der anderen Gruppenteilnehmerinnen. Der Raumbedarf der CBASP-Patientinnen ist meist sehr unterschiedlich, was eine sehr eindrückliche Erfahrung sein kann.

Im Anschluss erfolgt eine Partnerinnenwahl, und beide Partnerinnen werden instruiert, sich ca. vier Meter voneinander entfernt aufzustellen. Partnerin A soll stehen bleiben, während Partnerin B mit langsamen Schritten auf Partnerin A zugeht. Diese signalisiert verbal und nonverbal, ab wann es für sie unangenehm wird. Zudem soll sie die auftretenden Körperwahrnehmungen und Gefühle benennen. Diese Übung wird mehrfach wiederholt, oft können die CBASP-Patientinnen erst bei den Wiederholungen die Gefühle benennen. Danach werden die Rollen getauscht. Diese Übung erfordert gerade für Patientinnen, die Schwierigkeiten im Bereich Abgrenzung auf dem Kiesler-Kreis haben, eine genaue Anleitung durch die Therapeutinnen. Video

GT_2.7_Nähe_Distanz stellt daher das Shaping eines freundlich-verschlossenen Patienten, Herrn Unruh, dar, der schrittweise lernt, auf die Annäherung seiner Rollenspielpartnerin mit einer dominanteren Körperhaltung zu reagieren.

Das Setting erlaubt sehr viele Variationen wie Partnerinnentausch, langsam / schnell bzw. dominant / submissiv gehen, Überschreiten der Grenze der Partnerin etc. Die Patientinnen lernen im Spiel mit den anderen Gruppenmitgliedern, verschiedene Reaktionen auf die Annäherung an die eigene Grenze und Grenzverletzungen von außen zu üben (persönliche Abgrenzung). Die Therapeutin weist die Patientinnen darauf hin, dass es wichtig ist, die eigenen Körperempfindungen bei Grenzverletzungen frühzeitig wahrzunehmen, um adäquat reagieren zu können (z. B. Flucht oder Angriff oder geschickte Abwehr). Traumatisierte erleben als Reaktion oft ein Erstarren und können sich aus dieser Anspannung nur langsam wieder lösen. In diesen Fällen ist es wichtig, sehr behutsam vorzugehen und das Recht auf Selbstschutz zu betonen:

»Gehen Sie nur so weit, dass Sie die Situation unter Kontrolle haben. Gehen Sie raus aus der Situation, wenn es Ihnen zu viel wird. Sie können jederzeit wieder einsteigen unter Beachtung Ihrer persönlichen Grenze.«

Bei der anschließenden Reflektion wird besprochen, welche Rollen besonders leicht fielen, ob mit unterschiedlichen Partnerinnen Unterschiedliches erlebt wurde oder ob etwas gar nicht ging, aushaltbar war etc. Häufig fällt den CBASP-Patientinnen auf, dass es schwer ist, die Partnerin anzuschauen, wenn sie auf sie zugeht. Sie können aber auch erkennen, wie wichtig es ist zu sehen, mit welcher Stimmung und Absicht die andere auf sie zukommt (Empathie-Training).

Im Anschluss an diese Übung bietet sich die Übung »Blickkontakt« an.

Blickkontakt. Bei dieser Übung sitzen zwei Patientinnen einander gegenüber, wobei der Abstand der Knie ca. zehn Zentimeter betragen sollte. Die Aufgabe besteht darin, sich nun fünf Minuten lang anzuschauen, wobei die Therapeutin die Übung verbal begleitet. Diese verbale Begleitung besteht in der wiederholten Motivation, dabei zu bleiben, die aufkommenden Gedanken und Gefühle wahrzunehmen, ohne sie in der Situation zu benennen und zu bewerten.

Diese Übung ist für die meisten Patientinnen sehr schwierig. Wenn sie die fünf Minuten jedoch durchgestanden haben, können die Patientinnen häufig mit dem »normalen« Blickkontakt anders umgehen. Meist wird geäußert, dass der Anfang schwer sei, es im Lauf der Zeit jedoch immer einfacher würde, den Blickkontakt zu halten.

Vertrauensfall. Diese Übung ist als Abschluss einer Gruppensitzung gut geeignet, da die Patientinnen durch die vorherigen Übungen meist »warm« miteinander geworden sind, sich besser kennen gelernt und gegenseitiges Vertrauen aufgebaut haben. Das Ziel der Übung besteht darin, auszuprobieren, ob sie den anderen zutrauen, dass sie von ihnen gehalten werden, und dies dann auch zu erfahren.

Eine Person steht in der Mitte, während die anderen einen engen Kreis um sie bilden. Die Aufforderung an die Person in der Mitte lautet:

»Stellen Sie sich so, dass Sie sich sicher fühlen. Jetzt beginnen Sie zu schwanken wie ein Baumstamm im Wind, erst eine kleine Fallbewegung, dann mehr. Sie werden sicher aufgefangen.«

Der Kreis wird instruiert, sicheren Halt zu geben. Die Person in der Mitte kann die Fallbewegungen variieren in Abhängigkeit ihres Vertrauens, von den anderen gehalten und aufgefangen zu werden.

Manchen CBASP-Patientinnen – wie Frau Stolzenbeck – gelingt es nicht oder nicht sofort, sich auf diese Übung einzulassen, was natürlich validiert wird (»Das ist völlig okay. Gut, dass Sie auf sich achten!«). Diese Patientinnen stehen aber trotzdem auch im Kreis und halten die anderen Mitpatientinnen. Frau Stolzenbeck trug später jedoch in ihrer Abschlussgruppenstunde die Bitte vor, diese Übung zu wiederholen, da sie sich nun mutig genug fühlen würde, sie durchzuführen. Da sie sich dann tatsächlich der Gruppe anvertrauen konnte, machte sie noch einmal eine sehr hilfreiche und korrigierende Beziehungserfahrung (vgl. Prägungen im Abschn. 5.1): »Menschen halten mich! Vielleicht kann ich mich doch auf Menschen verlassen ...«

Mauerübung. Eine zunächst häufig auflockernd, im Verlauf jedoch auch oft sehr intensiv wirkende Gruppenübung ist die sogenannte »Mauer-Übung«. Diese Übung passt thematisch sehr gut in die CBASP-Therapie, da McCullough in psychopathologischer Hinsicht davon ausgeht, dass chronisch depressive Patientinnen aufgrund ihrer traumatisierenden Beziehungserfahrungen häufig eine Art »Mauer« zwischen sich und der Umwelt aufgebaut haben (vgl. Abschn. 1.3), weshalb ja auch das CBASP-Patientinnenbuch den Begriff im Titel trägt (Die Mauer überwinden: Wege aus der chronischen Depression; Brakemeier & Buchholz, 2013). Durch diese Übung können Patientinnen selbst erfahren, wie es ist, auf eine Mauer aufzuprallen bzw. auch durch diese durchzulaufen.

Zur Durchführung dieser Übung werden die Patientinnen angeleitet, sich wie eine Mauer in eine Reihe zu stellen. Danach wird jeweils eine Patientin ermutigt, sich ca. fünf Meter vor die anderen zu stellen und auf die Mauer zuzugehen. Die »Mauer« wird zuerst instruiert, sich zu öffnen, wenn die Patientin im Begriff ist, hindurch zu gehen. CBASP-Patientinnen entwickeln bei dieser Übung die unterschiedlichsten Strategien. Beispielsweise war für Frau Stolzenbeck schon das Stehen vor den anderen zu herausfordernd, und sie entschied sich, die Übung nicht zu machen, was – wie in allen CBASP-Therapien – empathisch akzeptiert wird (»Sie müssen hier nichts tun, was Sie nicht wollen!«).

Eine Variante dieser Übung besteht darin, dass die Mauer angehalten wird, sich nicht unbedingt zu öffnen. Das löst bei den Patientinnen folgende Fragen aus:

- Wie bekomme ich die Mauer dazu, sich zu öffnen?
- Wie muss meine Körpersprache sein?
- Wo ist eine mögliche Schwachstelle der Mauer?

Wenn sich die Mauer dann tatsächlich an keiner Stelle öffnet, können die Patientinnen spüren, wie es sich für sie anfühlt, gegen eine Mauer zu laufen.

In einer weiteren Modifikation können die Patientinnen, die sich trauen, die erste Variante mit geschlossenen Augen durchführen, wobei die Mitpatientinnen instruiert werden, »Stopp« zu sagen, sobald die Patientinnen durch die Mauer gegangen sind.

Frau Siegering beispielsweise rannte erst mit offenen, dann mit geschlossenen Augen durch die Wand, da sie dies »so aufregend und spannend« fand. Erst durch die Rückmeldung der Mitpatientinnen und -patienten konnte sie sehen, dass sie zu »High Risk«-Verhalten neigte, was ihr im wirklichen Leben auch schon viel Schaden zugefügt hatte (z. B. früher Drogenkonsum, Sportunfälle etc.).

Kiesler-Kreis-Zirkeltraining: Körpersprache in Worte fassen. Im Rahmen eines Kiesler-Kreis-Zirkeltrainings werden die vier Ecken in einer Turnhalle mit Flipchart-Bögen versehen, auf jedem Bogen wird als Überschrift eine Hauptdimension des Kiesler-Kreises geschrieben. Es können alternativ auch acht Flipchart-Bögen für alle acht Dimensionen aufgehängt werden. Die Patientinnen gehen dann als Paar oder in größeren Gruppen zum jeweiligen Flipchart-Bogen und erarbeiten, welche Adjektive bzw. Beschreibungen bezogen auf die Körpersprache zu der jeweiligen Dimension passen (s. AB 2). AB 2

Im Anschluss treffen sich alle Patientinnen in der Großgruppe und reflektieren gemeinsam die erarbeiteten Umschreibungen.

Kiesler-Kreis-Pantomime. Bei diesen Übungen bilden die Patientinnen körpersprachlich die Positionen des Kiesler-Kreises nach. Eine Variante besteht darin, dass alle Patientinnen gleichzeitig eine Dimension darstellen. Dies kann sehr unterhaltsam und bereichernd werden, wenn gesehen wird, dass die anderen Teilnehmerinnen noch ganz andere Aspekte zeigen. Als hilfreiche Möglichkeit, auch die eher submissiven Patientinnen ins Spiel zu bringen, hat sich das Ratespiel gezeigt: Eine Patientin stellt körpersprachlich eine Position des Kiesler-Kreises dar, die anderen raten, welche Position sie nachstellt. Sie können auch Tipps geben, wie die Dimension noch deutlicher nachgestellt werden kann, falls die Patientin dies wünscht.

Die schwierigere Variante besteht darin, dass jeweils nur eine Patientin eine Dimension demonstriert. Hierfür stellen sich alle Patientinnen in Form des Kiesler-Kreises auf, wobei die Gruppe dann entscheidet, wo oben und unten bzw. rechts und links ist. Danach kann zur Vorbereitung durch eine Art Brainstorming für jede Patientin bzw. jede Dimension gemeinsam überlegt werden, was wichtige Komponenten sind, die die Patientin direkt ausprobieren kann. Anschließend können die Dimensionen pantomimisch (Anweisung: »Alles ist erlaubt, außer die Sprache zu benutzen und sich zu verletzen«) als dynamisches Paar gespielt werden. So kann dann auch experimentell ausprobiert werden, ob die Pfeile im Kiesler-Kreis wirken. Eine Anweisung hierfür wäre beispielsweise: »Eine feindselig-dominante Person trifft auf eine feindselig-submissive Person.« Schließlich wird die Gesamtgruppe instruiert, in ihrer jeweiligen Dimension durch den Raum zu laufen und dabei folgende Fragen zu beantworten:

- Wie fühle ich mich?
- Mit wem komme ich in Kontakt?
- Wen sehe ich überhaupt?
- Kenne ich diese Gefühle aus meinem Alltag?

Selbsterfahrung. Diese Übung eignet sich auch gut für Team-Schulungen oder CBASP-Workshops, da der Kiesler-Kreis so schnell für alle Teilnehmerinnen an der Pantomime erlebbar und erfahrbar wird.

Beispiel

In einer Kiesler-Kreis-Trainingsstunde mit den fünf stationären Patientinnen (vgl. Abschn. 5.1) achteten die Therapeutinnen insbesondere darauf, dass Frau Stolzenbeck, Frau Morgenstern und Herrn Ludwig, die sich noch überwiegend submissiv zeigten, dominante Verhaltensweisen üben konnten. Zudem wurde Frau Siegering dabei beraten, wie sie ihr Verhalten ändern könne, um freundlich, nah und herzlich zu wirken. Für Herrn Müller war es eine »spannende Erfahrung«, mal explizit feindselig-dominant sein zu dürfen, was ihm sogar guttat. Er konnte seine angestaute Wut heraus lassen.

Selbstsicherheits-Training: Variationen der Körpersprache und ihrer Wirkung einschließlich eines »Wehr-Dich«-Trainings. Wie bereits mehrfach in diesem Buch erwähnt, neigen chronisch depressive Menschen zu einem submissiven Stimuluscharakter (vgl. Abschn. 1.3 u. Abschn. 4.2.3). Daher wurde in die KKKT explizit ein Selbstsicherheits-Training aufgenommen. Hierbei werden die Patientinnen zunächst angeleitet, sich bzgl. folgender Fragen in Kleingruppen auszutauschen und auszuprobieren:
- Wie erreiche ich es, dass ich selbstsicher / dominant auf andere wirke?
- Welche Art der Körpersprache hilft mir dabei?

Danach erfolgt das CBASP-Selbstsicherheits-Training, wobei folgende Strategien genutzt werden:
- Wahrnehmen und Benennen des eigenen Verhaltens (Zielverhalten: dominant) anhand verschiedener Aspekte (Körperhaltung, Gang, Blickkontakt, Stimme, Gestik, Mimik, Gesamteindruck, Echtheit im Sinne von Authentizität),
- Unterstützung der anderen Gruppenteilnehmerinnen und der Gruppenleitung in Form einer detaillierten, ehrlichen Rückmeldung bzgl. ihres Verhaltens und ihres Kiesler-Kreis-Profils (Wie wirken Sie auf mich? Wirken Sie dominant?),
- Experimentieren im Gruppenkontext mit der Körpersprache, um zu erfahren und zu erleben, wie man selbst auf sein Gegenüber wirkt, wie das Gegenüber auf einen reagiert und was durch welche Methoden verändert werden kann.

Schließlich kann in diesem Zusammenhang auch explizit ein »Wehr-Dich-Training« eingeführt werden, in denen die Patientinnen durch Körpersprache Angriff und Verteidigung bzw. Kampf und Flucht üben.

Empathie-Training: Laufstegübungen. Bei der Laufstegübung wird die Empathiefähigkeit aktiv trainiert. Dabei versucht eine Patientin den Zustand einer anderen Patientin körpersprachlich nachzuahmen, wobei die Gruppe und die Therapeutinnen dabei aktiv mithelfen: Die Patientinnen finden sich in Paaren zusammen, wobei ein Paar sich bereit erklärt, mit der Übung zu beginnen. Die anderen Paare stellen sich jeweils gegenüber und nebeneinander, sodass sie einen »Laufsteg« bilden.

Patientin A beobachtet Patientin B, die durch den Laufsteg gehen soll. Patientin A fühlt sich ein, um dann die Patientin B genau zu imitieren.

Anweisung für Patientin B: »Gehen Sie ganz normal, wie es Ihrer gegenwärtigen Stimmung entspricht, nichts spielen.«

Patientin A gibt Patientin B ein Zeichen zum Stoppen, wenn sie genug gesehen hat, danach übernimmt sie dann die Rolle.

Anweisung für Patientin A: »Sie beobachten, fühlen sich ein und gehen dann wie B. Es gibt kein »richtig« oder »falsch«, jeder von uns könnte etwas anderes sehen und zeigen, das ist ganz normal.«

Dann gibt Patientin B das Zeichen zum Stopp. Danach wird erst Patientin A befragt, welche Gefühle und Körperwahrnehmungen das Einfühlen in Patientin B ausgelöst hat. Anschließend wird Patientin B diesbezüglich interviewt. Am Ende wird die Gruppe gebeten, ihre Rückmeldung zu geben. Für sehr submissive Patientinnen kann diese Übung ein tatsächlicher »Augenöffner« sein, sodass sie in Folge ihre Körperhaltung tatsächlich ändern.

Rollenspiele. Beim Kiesler-Kreis-Training wird eine für die teilnehmenden Patientinnen schwierige interpersonelle Situation (z. B. etwas Gekauftes zurückgeben, sich im Restaurant beschweren oder eine Speise zurückgehen lassen, sich gegenüber nahestehenden Mitmenschen abgrenzen) in den verschiedenen Verhaltensdimensionen des Kiesler-Kreises im Rollenspiel spielerisch ausprobiert. Hierbei werden für die verschiedenen Rollen die Patientinnen zur Teilnahme motiviert. Insbesondere in diesen Stunden hat es sich als sehr hilfreich und belebend erwiesen, wenn auch die Therapeutinnen und Co-Therapeutinnen Rollen übernehmen. Das Ziel der Rollenspiele besteht in erster Linie darin, das Verhaltensrepertoire der Patientinnen zu erweitern, indem alle möglichen Reaktionen auf eine gegebene Situation geübt und beobachtet werden. Explizit betonen die Therapeutinnen, dass dies auf eine *spielerische* Art stattfinden wird, sodass die Hemmung genommen wird, sich auch mal feindselig bzw. feindselig-dominant zu verhalten. Die einzige Regel, die dabei gilt, ist: »Verletzen Sie sich nicht körperlich!« Gerade bei diesem Training wird explizit das Gelernte aus verbalem Verhalten, Gestik, Mimik, Körpersprache etc. miteinander integriert.

Empathie-Training: Perspektivübernahme. Bei diesem Empathie-Training wird durch zwei Therapeutinnen, die sich als Schauspielerinnen zeigen können, eine vorbereitete interpersonell komplexe Szene zwischen zwei Menschen schauspielerisch dargestellt, wobei die Szene immer wieder durch eine dritte Therapeutin, die die Rolle der Moderatorin übernimmt, »eingefroren«, also unterbrochen wird. Die Patientinnen werden nach dem Einfrieren jeweils gebeten, folgende Fragen zu beantworten:

- »Was denkt und fühlt Person A, was Person B in dieser Situation?«
- »Wie ist das Verhalten von Person A bzw. Person B im Kiesler-Kreis einzuordnen?«
- »Was wird Person A, was Person B vermutlich als Nächstes tun?«

Die dritte Therapeutin moderiert diese Befragungsrunden und befragt am Ende auch die beiden »Schauspielerinnen«, was sie tatsächlich gerade denken, wie es ihnen tatsächlich derzeit ergeht und wie sie das Verhalten des Gegenübers wahrnehmen bzw. interpretieren. Danach lässt die Moderatorin die Szene weiterlaufen, um sie an einer entscheidenden Stelle erneut zu unterbrechen.

Übung

Das Beispiel vom Paar »Paul und Paula« kann gut verwendet werden, wobei die Schauspieler in Kürze folgende »Regieanweisung« umsetzen:

Paula kommt schwungvoll nach Hause, wo Paul zusammengesunken auf einem Sessel sitzt, traurig ausschaut und Zeitung liest. Paula erzählt schnell, laut und aufgedreht diverse Ereignisse vom Tag und fragt Paul, der weiter Zeitung liest und nicht auf sie reagiert, ob er sie nun morgen auf die Eröffnung ihrer Ausstellung begleite. Nachdem er nur mit den Achseln zuckt, sagt Paula, dass sie wahnsinnig enttäuscht von ihm sei, nie würde er was für sie tun, immer nur an sich denken. Daraufhin explodiert Paul, wirft die Zeitung hin und schreit sie an, ob sie eine Ahnung habe, wie es ihm gehe.

Variante 1: Paul verlässt genervt den Raum.

Variante 2: Paul erzählt, dass sein Chef ihm heute mit der Kündigung gedroht hätte.

Das Ziel des Empathie-Trainings besteht darin, dass die chronisch depressiven Patientinnen lernen, sich in die dargestellten Personen einzufühlen und deren Verhalten anhand verschiedener Hinweise (z. B. Stimme, Körperhaltung, Blickkontakt) zu »lesen«. Sie sollen also erkennen lernen, ob die Personen durch ihr Verhalten Nähe oder Distanz aufbauen, offen oder verschlossen handeln etc. (Kiesler-Kreis, Abschn. 4.2.3). Hilfreich ist es, wenn nach Abschluss der Szene die Gruppe dazu angeregt wird, zu überlegen, wie eine derart schwierige Situation für beide Beteiligten von Beginn an besser verlaufen könnte. Hier sollen die Patientinnen darauf kommen, dass beide Personen wenig empathisch mit dem Gegenüber umgegangen sind. Möglichst sollten diese Überlegungen darin münden, dass zwei Patientinnen abschließend die Situation nochmal spielen, jedoch jetzt von Beginn an empathischere Verhaltensweisen zeigen, sodass die Situation nicht eskaliert wie im Fallbeispiel von Paul und Paula.

Abschlussrunde

Jede Stunde wird durch ein Blitzlicht abgeschlossen. Die Therapeutin stellt hierbei jedem Gruppenmitglied folgende Fragen:

- Was können Sie mitnehmen aus den heutigen Übungen?
- Haben Sie Ihr Ziel / Ihre Ziele erreicht?

Abschließend dankt die Therapeutin den Patientinnen für ihre Offenheit und unterstreicht, dass die Patientinnen am meisten von dieser Gruppe profitieren, wenn sie selbst durch das Einbringen von Themen und Anliegen die Gruppe gestalten.

Zusammenfassend stellen alle hier vorgestellten Übungen rund um den Kiesler-Kreis eine willkommene Ergänzung des CBASP-Konzeptes dar, welche von den Patientinnen ausdrücklich begrüßt und extrem gut angenommen wird. Aus diesen Erfahrungen haben wir mittlerweile ein eigenständiges Manual zum Kiesler-Kreis entwickelt und veröffentlicht, das Kiesler-Kreis-Training (KKT), erschienen 2019 im Beltz-Verlag, welches in Abschnitt 6.4 vorgestellt wird.

5.6.5 Musiktherapie

Die CBASP-Musiktherapie findet idealerweise einmal wöchentlich für 60 Minuten und in kleinen Gruppen mit bis zu sechs Patientinnen statt. Wie bereits oben geschildert, sollten Patientinnen gleich mit Beginn der Einführungsphase in die Musiktherapie integriert werden, da in den Komplementärtherapien ergänzende diagnostische Erkenntnisse für die Prägungsgeschichte gewonnen werden können. Im weiteren Behandlungsverlauf fließen immer wieder Themen aus den Einzel- und Gruppengesprächen in die Musiktherapie ein, die in gemeinsamen Improvisationen musikalisch bearbeitet werden. Die Patientinnen treten dabei durch das Medium Musik in Kontakt. Schnell kommen bei den Patientinnen vertraute Gedanken während des Spielens hoch, die in der Nachbesprechung verbalisiert und konkretisiert werden. Der Kiesler-Kreis ist dabei ein wichtiges Hilfsmittel. Themen, die häufig aufkommen lauten:

- »Wie kann ich mich dem anderen öffnen und Nähe erzeugen?«
- »Warum habe ich schnell das Gefühl, nicht gehört zu werden?«
- »Was kann ich tun, um nicht wieder das Gefühl zu haben, ausgegrenzt zu werden?«
- »Darf ich meine Bedürfnisse hier äußern?«
- »Was denken die anderen, wenn sie hören, wie ich spiele? Werten sie mich ab?«
- usw.

Die Musiktherapie im Überblick. Wie alle Gruppentherapien folgt auch die CBASP-Musiktherapie einem dreigliedrigen Aufbau. Die Stunde wird durch eine *Eingangsrunde* eröffnet, in der jede Patientin kurz berichtet, welches Thema gerade aktuell für sie ist. In den meisten Fällen ergibt sich aus dieser Runde bereits eine Zielformulierung für die Stunde oder zumindest ein Fokus für die nachfolgende Improvisation. Im Anschluss daran bildet die Improvisation den *Hauptteil* der Stunde. Sie ist in der CBASP-Musiktherapie die aussagekräftigste und aktivste Form des miteinander In-Kontakt-Tretens. Die Patientinnen werden in der Improvisation aufgefordert, sich zunächst suchend und – im wahrsten Sinne des Wortes – tastend an die Instrumente zu begeben. Nicht selten wird erst gestrichen, gekratzt, geschüttelt und gefühlt, bevor erste Momente der Kontaktaufnahme zu den Mitspielerinnen entstehen. Die Improvisation nimmt so langsam Gestalt an, verändert sich hinsichtlich Tempo, Rhythmus, Instrumentation und Klangfarbe. Die Patientinnen beginnen (mit ihrem Thema / ihrer Zielstellung im Kopf) zu experimentieren, Dinge zu verändern, auf die anderen Gruppenteilnehmerinnen zu reagieren, Erfahrungen mit sich selbst und miteinander zu machen. In der

Nachbesprechung wird die Zielstellung einer jeden Patientin mithilfe von Feedback der anderen Patientinnen und der Therapeutin thematisiert. Die Patientin soll sich fragen: Wo habe ich mich auf dem Kiesler-Kreis bewegt? Wie habe ich den Kontakt zu den anderen gestaltet? Was würde ich beim nächsten Mal anders machen? Wie habe ich auf die anderen gewirkt? Aus dieser Nachbesprechung entstehen dann häufig Erkenntnisse und Themen, die in der Einzeltherapie weitergeführt und vertieft werden können. Tabelle 5.7 enthält eine Übersicht darüber, wie die CBASP-spezifischen Therapieziele im musikalischen Kontext umgesetzt werden können.

Tabelle 5.7 CBASP-Musiktherapie

Therapieziele CBASP Musiktherapie	Umsetzung in den musikalischen Kontext
Erkennen von Konsequenzen des eigenen Verhaltens	Die Patientinnen lernen in der Musiktherapie, dass sie die Beziehung zu anderen selbst gestalten können und werden sich über die Zugkräfte, also Kausalzusammenhänge klar. »Die Art und Weise meines musikalischen Ausdrucks beeinflusst die anderen«. Beispiele: **a)** Ich spiele oft zu laut = die anderen empfinden meine Dominanz als störend **b)** Ich gebe gerne einen Rhythmus vor = der andere ist froh, mir folgen zu können
Entwicklung von authentischer Empathie	Die Patientinnen stellen in der Nachbesprechung einer Improvisation durch die gemeinsam gemachte Erfahrung Bezug zueinander her. Sie werden durch die Improvisation nicht nur im Gespräch, sondern musikalisch aufgefordert, sich in den anderen hinein zu versetzen, mitzuschwingen und authentisch Feedback zu geben.
Anwendung von sozialen Problemlösefertigkeiten	Nimmt eine Patientin beispielsweise zu viel Raum ein, indem sie zu laut spielt, reagieren die Mitpatientinnen schnell schroff auf den »Störenfried«. Es werden Methoden erprobt, auf diesen Störenfried einzuwirken, bevor die Situation eskaliert. »Ich merke, ich explodiere gleich, dann reagiere ich JETZT und nicht erst, wenn es mir aus der Hand gleitet«.
Bewältigungsstrategien im Alltag	Von den musikalischen Erfahrungen in der Therapie wird eine Brücke in den Alltag geschlagen: Wann muss ich rechtzeitig »Stopp« sagen? Wie kann ich auch im Alltag den Kiesler-Kreis im Hinterkopf haben und bewusst eine andere Position einnehmen?

Tabelle 5.7 (Fortsetzung)

Therapieziele CBASP Musiktherapie	**Umsetzung in den musikalischen Kontext**
Interpersonelle Heilungsprozesse bzgl. früherer Traumata	Die Musiktherapie eröffnet Möglichkeiten, konkrete und auch zuvor abgesprochene Lernerfahrungen zu machen: »Ich nehme jetzt bewusst eine ungewohnte Haltung ein (ich werde nicht wie gewohnt laut und expressiv versuchen, gehört zu werden), sondern möchte wissen, ob ich auch leise wahrgenommen werde.« Die musikalische Reaktion der anderen dient als Mittel, Übertragungshypothesen zu testen. So können korrigierende Lernerfahrungen auf der Basis früherer negativer Beziehungserfahrungen gemacht werden.

Manchmal sind die Patientinnen (gerade am Anfang der CBASP-Therapie) noch nicht bereit, sofort miteinander zu improvisieren. Sie brauchen noch ein »Warmlaufen« und Gewöhnen aneinander. Das gemeinsame Musikhören kann dabei hilfreich sein. Ein Lieblingsstück oder ein prägendes Musikstück mitzubringen und auf diese Weise etwas von sich in die Gruppe einzubringen, kann dann ein erster Schritt sein. Neben dem Musikhören ist das Singen eine weitere Möglichkeit, sich mit alten Prägungen (»ich bin unbegabt«, »die anderen werden mich auslachen«) zu konfrontieren. Gemeinsames Singen kann befreien, kann Spaß machen, kann ohne Leistungsdruck stattfinden und lässt Endorphine ausschütten. Von der positiven Wirkung sind nicht selten auch CBASP-Patientinnen überrascht.

5.6.6 Gestaltungstherapie

Sehr gute klinische Erfahrungen gibt es bezüglich der CBASP-Gestaltungstherapie als halboffene Gruppentherapie mit fünf bis neun CBASP-Patientinnen, welche möglichst mehrmals pro Woche mit einer Dauer von 90 Minuten stattfindet.

In der CBASP-Gestaltungstherapie wird das Produkt der gestalterischen Arbeit mit verschiedenen Materialien (Malfarbe, Aquarell, Ton, Papier) als Ausdruck eigener Gefühle und Bedürfnisse, aber auch als »Gegenüber« verstanden, mit dem sich die Patientin auseinandersetzt und umgeht. Auf diese Weise wird dem Üben interpersoneller Fertigkeiten, wie z. B. der Selbstabgrenzung und -behauptung und dem Äußern von Emotionen und Bedürfnissen, entsprechend der Verhaltensdimensionen des Kiesler-Kreismodells, gestalterisch Raum gegeben. Nach einer Eingangsrunde, die wie in allen CBASP-Gruppen durch ein Eingangsblitzlicht und das Definieren eines individuellen erwünschten Ergebnisses für die Gruppentherapie gekennzeichnet ist, bekommt die Patientin im Hauptteil der Stunde über das Gestalten die Möglichkeit, ihre innere Situation zu materialisieren und zu strukturieren, und zwar noch bevor sie sich in eine persönliche Interaktion mit den anderen Gruppenmitgliedern oder der Therapeutin begibt. Das Ergebnis dieser Handlungen kann sie jederzeit wahrnehmen, überprüfen und nahezu beliebig verändern. Erst nach einer Vielzahl von gestalterischen Entscheidungsprozessen wird sie ihr Produkt als fertig erachten und sich in einem weiteren Schritt noch einmal entscheiden, ob und in welcher Form sie sich damit in die Gruppe einbringt. Für viele der CBASP-Patientinnen sind diese kleinen Schritte enorm wichtig, um sich Autonomie und Selbstwert zu erarbeiten. Im Rahmen einer Nachbesprechung bzgl. der Produkte der bearbeiteten Materialien am Ende jeder Gruppenstunde kann die Gestaltungstherapeutin bei Bedarf das KPR anwenden und den Patientinnen zu IDÜs (vgl. Abschn. 4.2.5) anregen. Wenn beispielsweise eine Patientin mit der Übertragungshypothese: »Wenn ich mich vor dem Team/der Gruppe öffne, wird mich das Team/die Gruppe abwerten und sich über mich lustig machen« erstmals in der Gestaltungstherapie am Ende offen und persönlich ihr Produkt der gestalterischen Arbeit beschreibt, sollte die Gestaltungstherapeutin ihre persönliche Meinung offen äußern. Beispielsweise könnte sie in der folgenden Form Feedback geben:

»Ich kann es sehr gut nachvollziehen, was Sie eben erzählt haben. Ich finde es ganz beeindruckend, wie intensiv Sie heute mit Ihren Themen gearbeitet haben. Und am meisten freue ich mich, dass Sie der Gruppe gerade so offen und persönlich über diese Themen berichtet haben.«

Danach kann sie auch die anderen Gruppenmitglieder fragen, wie diese die Patientin erlebt haben. Bei ausreichend Zeit und einem vertrauensvollen Gruppenklima kann die IDÜ in der Gruppe durchgeführt werden (vgl. Abschn. 4.2.5). Sollten die praktischen (Zeit) und psychologischen (Gruppenklima) Voraussetzungen für diese Übung nicht vorhanden sein – was häufiger der Fall ist – nimmt sich stattdessen die Gestaltungstherapeutin selbst Zeit, in einem Einzelgespräch die IDÜ durchzuführen. Sie kann diesen Auftrag jedoch auch an die Einzeltherapeutin oder die Bezugspflegende übergeben.

Themen für den Hauptteil

Die Themen, die für das Gestalten im Hauptteil von der Gestaltungstherapeutin vorgeschlagen werden, sollten sich in ihrer Formulierung möglichst nah am aktuellen Prozess der Gruppe und der aktuellen Problematik der einzelnen Teilnehmerinnen orientieren. Daher gibt es kein strukturiertes Themen-Manual, da kein Thema zu jedem Zeitpunkt oder für jede Gruppenkonstellation passt. Die Gestaltungstherapeutin sollte sich bei der Themenfindung jedes Mal mit einem kritischen Blick auf die zuletzt entstandenen Bilder besinnen und sehr genau die Reaktionen der Gruppe beachten.

Eine allgemeine Einordnung und Strukturierung der Themen lassen sich jedoch mit Hilfe des Kiesler-Kreises durchführen (vgl. Tab. 5.8). Mithilfe der Dimensionen von Submissivität bis Dominanz auf der einen Ebene und Nähe bis Distanz auf der anderen kann die Gestaltungstherapeutin immer wieder reflektieren, wo die Gruppe momentan steht und in welche Richtung der Prozess sinnvoll unterstützt werden könnte.

Es gibt immer wieder Phasen, in denen die Gruppe insgesamt sehr zurückgenommen ist, sich überwiegend submissiv verhält, sich wenig zutraut oder Interaktionen mit anderen als belastend erlebt und vorwiegend im Vermeidungsverhalten verharrt. Hier kann es sehr nützlich sein, mit Serien von Themen zu arbeiten, die aufeinander aufbauen. Damit können kleine positive Entwicklungen für jeden sichtbar gemacht werden. Zudem werden der Austausch sowie die Gruppenkohäsion unterstützt.

Tabelle 5.8 Zusammenstellung der Themen für CBASP-Gestaltungstherapien

Beispiele für (CBASP-) Themen und Zeitpunkte des Einsatzes	Konkrete Benennung und Durchführung
Niederschwellige Anregungen, um Schamgefühle und Stress in der Gruppe zu reduzieren **Wann?** Zum Erleichtern des Einstiegs sowie zur Erholung nach anstrengenden Sitzungen	▶ Spielerisches Verwenden von Zufallstechniken wie Kleckern aus der Flasche, blind Zeichnen u.ä. ▶ Schlichte Materialien, die mit wenig Aufwand verarbeitet werden können, z. B. Fingerfarben, Papierschnipsel, Collagenmaterial, Zeitungspapier als Malgrund
Arbeit mit dem Kiesler-Kreis / Interpersoneller Kontakt **Wann?** Möglichst oft; solche Themen lassen sich gut zur Themenserie entwickeln	▶ Positionen im Kiesler-Kreis bildlich ausarbeiten ▶ Kontaktaufbau mit Themen wie: »zwei Tiere begegnen sich« oder »malerisches Gespräch« mit einer anderen Gruppenteilnehmerin ▶ Gruppenbilder/-aktionen: z. B. eine eigene Position auf einem gemeinsamen Blatt finden, individuell ausgestalten und sich danach bewusst mit den Bildnachbarinnen verbinden oder gegen sie abgrenzen
Erkennen und Überwindung von Prägungen und Übertragungshypothesen **Wann?** Möglichst oft; solche Themen lassen sich gut zur Themenserie entwickeln	▶ »ein glückliches Kind«, ▶ Überwinden von Stolpersteinen (Hot Spots) ▶ »Wenn ich mich ganz mutig fühle, möchte ich ...« ▶ sich jemandem anvertrauen / öffnen ▶ halten / gehalten werden ▶ Wie bin ich unterwegs? Wohin möchte ich mich verändern?
Persönliche Symbole schaffen, die positive Aspekte der eigenen Person repräsentieren und helfen belastende Prägungen auszugleichen **Wann?** Immer wieder zwischendurch notwendig!	▶ einen Ort gestalten, um sich wohl zu fühlen und um zur Ruhe zu kommen ▶ sich in eine Blume oder einen Baum »verwandeln«, um Ressourcen wie Verwurzelung, Stabilität, Lebendigkeit oder Wachstum zu aktivieren ▶ ein »Kraft-Tier« finden und gestalten

Spezifika der CBASP-Patientinnen

Depression und Expression in der CBASP-Gestaltungstherapie. Beim Betrachten von Gestaltungen chronisch depressiver Patientinnen wird man immer wieder mit dem Phänomen der Leere konfrontiert. Die Betrachterin vermisst eine Fülle in allen denkbaren Ausprägungen: Die Abwesenheit von Farbe oder von Dynamik ist auffallend. Die menschliche Gestalt wird häufig reduziert auf Strichmännchen, andere Bildelemente werden lediglich als leere Umrisse dargestellt. Die Spontanität in Gestik und Ausdruck ist zurückgenommen und statt Symbolen, die über das Dargestellte hinaus verweisen, werden häufig eindimensionale Gedankenskizzen (in der Art von Piktogrammen) verwendet. Immer wieder fällt die geringe Bezogenheit der verschiedenen Bildelemente zueinander auf.

Entwicklungsfördernde Bedingungen schaffen. Um diese beschriebenen Phänomene im Kiesler-Kreis-Spannungsfeld von Dominanz und Submissivität fassbar zu machen (vgl. Abschn. 4.2.3), lässt sich vereinfachend sagen, dass sich eine Hemmung darin zeigt, den Bildraum in Besitz zu nehmen. Parallelen dazu, wie eine Patientin mit ihrem realen Lebensraum oder generell mit ihrer Umwelt interagiert, werden über ihren Umgang mit dem Bildraum auf eine sehr konkrete Weise erfasst und auf Veränderungswünsche und -möglichkeiten hin untersucht. Bereits durch das aufmerksame Beachten der im Bild sichtbar werdenden Phänomene lassen sich also Ansätze ableiten, wie die Gestaltungstherapeutin die Patientinnen der Gruppe zu spezifischen, entwicklungsfördernden Bedingungen anregen kann.

»Ich kann nicht«-Aussagen entgegenwirken. In den ersten Stunden äußern CBASP-Patientinnen immer wieder den Satz »Ich kann nicht malen«. Bei der genauen Untersuchung dieser Äußerung, verweist sie zumeist auf grundlegende Überzeugungen und Prägungen, die in der frühen Beziehungsgeschichte gemacht wurden. Das Problem besteht bei vielen CBASP-Patientinnen zumeist generell darin, sich zu zeigen, egal in welcher Form. Die meisten chronisch depressiven Patientinnen haben als Kind häufig sehr eindrucksvoll und traumatisierend erleben müssen, dass sie in ihrem Tun und in ihrer Entwicklung wenig unterstützt oder abgelehnt wurden. Beispielsweise berichtet Frau Stolzenbeck: »Immer, wenn ich eine andere Meinung äußerte, wurde ich auf den Mund geschlagen.«

Herr Ludwig erzählte: »Wenn ich mich zeigte, wurde ich als unerzogen gemaßregelt.« Hier bietet die Gestaltungstherapie – trotz einer zunächst schwierigen Ausgangssituation – ein großes Potential für heilsame Beziehungserfahrungen. In den Online-Materialien dieses Buches stellen wir daher die Entwicklung von Herrn Ludwig über die CBASP-Behandlung im Rahmen der Gestaltungstherapie dar (siehe Info 2).

INFO 2

Ziele

In einer Kunst- und Gestaltungstherapiegruppe passiert nichts, was sich in anderen Therapiemethoden nicht ähnlich ereignen kann. Aber – um den bekannten Satz Gerhard Richters zu nutzen – »Malen ist eine andere Form des Denkens« (Richter, in einem Interview im Dokumentarfilm »Gerhard Richter – Painting«, Regie Corinna

Belz, Produktionsjahr 2011). Wir versuchen, dieses Potential unseren CBASP-Patientinnen verfügbar zu machen. Dadurch sollen sie ein weiteres Werkzeug an die Hand bekommen, um sich von ihren tief eingravierten, depressiven Denkmustern zu lösen. Als Mittel gegen die Depression – hier im wörtlichen Sinn gemeint als das niedergedrückt und reduziert sein auf ein niedriges Stimmungs- und Energieniveau – wollen wir alle Formen der Expression und der Beziehung zur Umwelt verfügbar machen. In der Begrifflichkeit des Kiesler-Kreises bedeutet dies, dass alle Positionen zwischen dominant und submissiv sowie zwischen Nähe und Distanz eingenommen werden können. Für die Sprache der Bilder bedeutet das, dass der persönliche Ausdruck flexibel, autonom und der Thematik und der Situation angepasst eingesetzt werden kann, sei es in Wahl des Formats und der verwendeten Mittel oder in der Formwerdung eines Ausdrucks bis hin zum Umgang mit dem gestalteten Produkt einschließlich der Sprache. Dies zielt nicht darauf ab, den Patientinnen eine Identität als Künstlerinnen zu vermitteln, vielmehr sollen sie beispielhaft lernen, sich frei zu entscheiden, wie sie ihre Möglichkeiten einsetzen wollen, um sie für ihr Wohlbefinden und ihre persönlichen Entwicklungsprozesse zu nutzen.

Dieser Abschnitt soll durch ein Bild abgeschlossen werden, welches im Rahmen einer Gruppenarbeit während der Gestaltungstherapie entstanden ist und ebenfalls für sich spricht (s. Abb. 5.4).

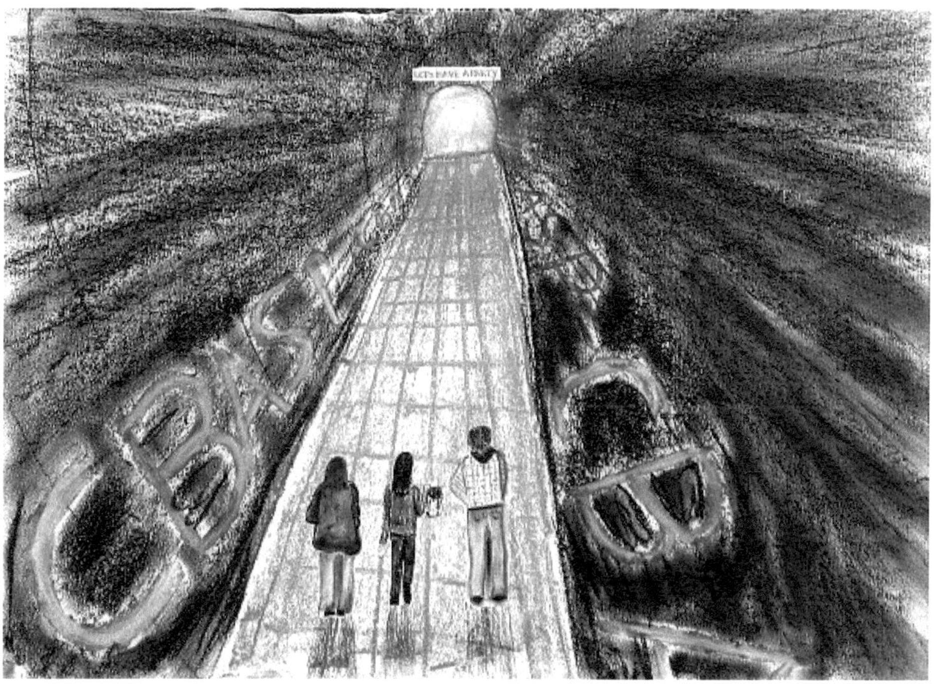

Abbildung 5.4 »Let's have a party«

5.6.7 Ergotherapie

Die ergotherapeutischen Gruppen sind bewusst nicht als »reine« CBASP-Gruppen konzipiert. Hier kommen die CBASP-Patientinnen auch mit anderen Patientinnen in Kontakt. Im Folgenden wird anhand der drei CBASP-Phasen und der fünf stationären Fallbeispiele (vgl. Abschn. 5.1) beschrieben, inwiefern mit den chronisch depressiven Patientinnen in den ergotherapeutischen Gruppen CBASP-spezifisch im Einzelkontakt gearbeitet werden kann.

Spezifika der CBASP-Patientinnen in der Anfangsphase

Basisgruppe. Alle Patientinnen, auch die CBASP-Patientinnen, können ihre Ergotherapie in der sogenannten Basisgruppe starten, in welcher folgende kreative Materialien angeboten werden: Speckstein, Ton, Seide und Farben. Diese Materialien werden kompetenzzentriert eingesetzt. Das Setting hierbei ist die Einzelarbeit in der Gruppe.

In der CBASP-Anfangsphase geht es zunächst ganz allgemein darum, die Patientin im Rahmen der ergotherapeutischen Basisgruppe durch kreative Betätigung eine gewisse Tagesstruktur vorzugeben. Insbesondere wenn die Erarbeitung der Prägungen, die in dieser Phase in der Einzeltherapie durchgeführt wird (vgl. Abschn. 5.6.1), sehr aufwühlend und emotional ist, nutzen einige CBASP-Patientinnen die Basisgruppe zunächst oft zur Ablenkung und Erdung. Durch die frühe Therapieeinbindung soll zudem das Ankommen in der Klinik erleichtert werden. Allerdings fällt es gerade CBASP-Patientinnen oft schwer, sich auf diese Therapie einzulassen. Gründe hierfür sind meist in den Prägungen zu finden, die jedoch ganz am Anfang noch nicht erarbeitet worden sind. Beispielsweise zeigen bestimmte Patientinnen in dieser Phase gemäß des Kiesler-Kreises eher feindseligen Widerstand und Vermeidungsverhalten, was folgende Zitate der Fallbeispiel-Patientinnen und -Patienten belegen:

- Herr Ludwig: »Ich habe zwei linke Hände, ich mach' eh alles falsch. – Weil ich mich daher so schäme, will ich jetzt lieber gehen.«
- Frau Stolzenbeck: »Ich kann das nicht! Ich hatte in der Schule schon immer schlechte Noten in Kunst und wurde ständig von den anderen ausgelacht.«
- Frau Siegering: »Das ist nicht mein Ding – das lass ich lieber, bringt eh nichts!«

Anderseits zeigen einige CBASP-Patientinnen und -Patienten auch sehr angepasstes Verhalten, was im Kiesler-Kreis eher bei freundlich-submissiv oder rein submissiv einzuordnen ist. Dabei schwingt oft die Erwartungshaltung mit, viel Hilfe und Unterstützung zu bekommen:

- Frau Morgenstern: »Wenn das dazu gehört, ich mache alles mit – zeigen Sie mir bitte nur, wie ich es machen soll.«
- Herr Müller: »Wenn Sie meinen – ich kann es versuchen.«

Eine bewusste Beziehungsgestaltung unter Nutzung des Kiesler-Kreises erscheint von Beginn an als sehr bedeutsam. Die Ergotherapeutin ist daher am Anfang bemüht, diesen Patientinnen trotz der häufig gezeigten Feindseligkeit und Submissivität wertschätzend, offen und verständnisvoll zu begegnen (Kiesler-Kreis: v. a. freundlich-dominant). Die zitierten Äußerungen werden zunächst alle positiv als entgegengebrachtes Vertrauen gewürdigt. Hierdurch sollen die Patientinnen ermutigt werden, ihre Vorbehalte und Ambivalenzen offen zu äußern. Die Therapeutin macht sich hierbei immer wieder klar, dass aufgrund der negativen frühen Beziehungserfahrungen diese Reaktionen ihre Berechtigung haben – selbst wenn sie die genauen Prägungen zu diesem Zeitpunkt der Therapie noch nicht kennt.

In der Anfangsphase werden ganz individuelle, auf die konkreten Bedürfnisse der Patientinnen ausgerichtete ergotherapeutische Ziele formuliert. Dafür werden die aktuelle Alltags-, Arbeits- und Freizeitsituation der Patientinnen sowie ihre Veränderungswünsche in diesen Bereichen exploriert. Das folgende Fallbeispiel über die Patientin Frau Siegering verdeutlicht das CBASP-spezifische Arbeiten in der Anfangsphase der Ergotherapie (vgl. Beispielkasten).

Beispiel

Frau Siegering berichtet in der ersten Stunde der Ergotherapie-Basisgruppe, dass sie sehr unzufrieden sei mit Ihrer Freizeitsituation, da sie viel arbeite, unregelmäßige Dienste habe und auch am Wochenende manchmal arbeiten müsse. So habe sie weniger Möglichkeiten, ein soziales Netzwerk aufzubauen, geschweige denn zu pflegen – sie fühle sich allein und isoliert. Demensprechend hat sie gemeinsam mit der Ergotherapeutin folgende Ziele herausgearbeitet:

- Den ergotherapeutischen Rahmen nutzen, um mich im Tun mit anderen zu erleben.
- Die Möglichkeit wahrnehmen, neue kreative Erfahrungen zu erleben, die ich möglichst auch in meinem Lebensalltag als Hobby aufgreifen und weiterentwickeln kann.

Frau Siegering kann sich nur widerwillig auf diese Ziele einlassen: »Was bringt das schon? An meiner Situation ist eh nichts zu ändern!«

In dieser frühen Phase sollte die Ergotherapeutin noch keine negative KPR anwenden. Sie sollte hier weiter eine wohlwollend freundliche DPE-Haltung beibehalten und der Patientin Mut machen:

»Ich kann gut verstehen, dass Sie an dieser Stelle nicht sehen, was das alles bringen soll. Sie sind jedoch erst in der Anfangsphase der CBASP-Therapie. Vielleicht schaffen Sie es ja mit meiner Unterstützung, diese schwierige Zeit trotzdem zu nutzen, um für sich etwas tun, was in Ihrem Stress-Alltag sonst nicht möglich ist.«

Diese wohlwollende Haltung ermöglichte Frau Siegering, sich doch Schritt für Schritt auf die Ergotherapie einzulassen. Bei gemeinsamer Betrachtung und positiver Anteilnahme ihrer ersten Arbeiten durch die Ergotherapeutin, zeigte sie jedoch erneut eher feindselig-dominantes Verhalten durch abwertende, überlegene und unnahbare Verhaltensweisen. Durch die Fallvorstellung im Team konnte die

Ergotherapeutin jedoch verstehen, warum dieses feindselig-dominante Verhalten bei Frau Siegering entstanden ist (vgl. Abschn. 5.1) und in Folge unter Nutzung der CBASP-Strategien mit ihr zunehmend in einen näheren interpersonellen und letztlich auch heilsamen Kontakt treten.

Spezifika der CBASP-Patientinnen in der Hauptphase

In der Hauptphase der CBASP-Therapie arbeiten die Patientinnen zunächst über weitere drei bis vier Wochen an ihren festgelegten ergotherapeutischen Zielen. Da die Ergotherapeutinnen und die Patientinnen jetzt jedoch die Prägungen und Übertragungsbereiche kennen und die Patientinnen sowohl im Kiesler-Kreis als auch in der Situationsanalyse versiert sind, können diese Strategien vermehrt in die Ergotherapie einfließen. Nach dem Ende der Basisgruppe überlegen Patientin und Ergotherapeutin gemeinsam, ob sie an weiterführenden Ergotherapiegruppen teilnehmen möchte (wie z. B. das Atelier, das Radioprojekt, Freies Werken, Computertraining etc.). Das folgende Fallbeispiel von Frau Siegering dient dazu, das CBASP-spezifische Arbeiten in der Hauptphase zu demonstrieren (vgl. Beispielkasten).

Beispiel

CBASP-Hauptphase – Frau Siegering

Für Frau Siegering war das Erarbeiten der Prägungen sehr aufwühlend. Durch die empathisch-annehmende Art des ganzen Teams konnte sie immer mehr zeigen, wie es ihr wirklich geht. So kam sie teilweise auch sehr verweint in die Ergotherapie, äußerte jedoch, dass sie froh sei, etwas zu tun zu haben und sich etwas zerstreuen zu können. Ihr Wissen, dass das ganze Team ihre Prägungen kannte, gab der Ergotherapeutin die Möglichkeit, fürsorglich mit ihr umzugehen sowie sie immer häufiger auf die Prägungen anzusprechen. Frau Siegering konnte dadurch lernen, dass sie öfter feindselig wirkte, als sie dachte. Zudem lernte sie, dass ihre weiche Seite doch angenommen wird. So konnte sie zunehmend ihr feindseliges Verhalten abbauen und weicher und authentischer (im Kiesler-Kreis offener / dominanter und freundlicher) mit der Ergotherapeutin in Kontakt treten. Sie konnte punktuell mehr Nähe zulassen, was ihr die Ergotherapeutin durch Nutzung des Kiesler-Kreises und positivem KPR immer wieder rückmeldete. Zudem zeigte sich gerade in dieser Therapie ein bestimmtes Problemverhalten von ihr: Frau Siegering erweckte lange Zeit den Anschein, keine Unterstützung von anderen zu benötigen. Um der Patientin (im folgenden Dialog S) zu zeigen, was dieses Verhalten in anderen auslöst, hat die Ergotherapeutin (T) KPR mit anschließender IDÜ wie folgt angewendet:

T: Ich möchte Ihnen heute Rückmeldung geben, wie Sie auf mich wirken. Ist das okay für Sie?

S: Ja, schon. Ich vertrage alles.

T: Durch Ihre enorme Unabhängigkeit vermitteln Sie mir, dass Sie niemanden brauchen, der Ihnen hilft. Sie scheinen alles selbst zu können und alles besser zu wissen als ich. Natürlich hat es auch eine gute Seite, unabhängig zu sein. Aber um mit Ihnen in Kontakt zu kommen, bleiben mir nur anerkennende Worte meinerseits. Wissen Sie, wie ich mich daher mit Ihnen ganz oft fühle?

S: Nee, keine Ahnung.

T: Ich fühle mich einfach überflüssig, so richtig überflüssig. Wollen Sie das?

S: Eigentlich nicht, nicht bewusst. Das überrascht mich jetzt. Aber – das kann doch eigentlich nur gut für Sie sein, dann haben Sie mit mir weniger Arbeit.

T: Aber ich möchte ja gerade mit Ihnen arbeiten. Wir hatten doch am Anfang besprochen, dass es ihr Wunsch ist, in Ihrem Alltag mehr Kontakt zu anderen Menschen zu haben. Ich spüre jetzt an meiner Reaktion, dass es wahrscheinlich ist, dass andere gar nicht wissen, wie sie mit Ihnen in Kontakt kommen können. Kennen Sie das auch von ihren Prägungen?

S: Eigentlich ja, ich musste immer für mich allein sorgen. Ich kenne das nur so. Das fühlt sich seltsam an, dass Sie mit mir arbeiten und mir tatsächlich helfen wollen...

Spezifika der CBASP-Patientinnen in der Abschiedsphase

Oft nutzen die Patientinnen gegen Ende der CBASP-Therapie die Möglichkeit, mit den verschiedenen Materialien der Ergotherapie Werkstücke zu bearbeiten, die für sie durch die CBASP-Therapie eine wichtige Bedeutung bekommen haben. Beispielsweise erstellte die Patientin Frau Stolzenbeck am Ende ein sehr großes Plakat, auf welchem der Kiesler-Kreis in ihrer eigenen Farbgestaltung zu sehen war. In der Katamnese berichtete sie, dass sie dieses plakativ im Wohnzimmer aufgehängt habe. So kenne jetzt auch ihr Mann den Kiesler-Kreis gut, und beide würden diesen nutzen, um sich gegenseitig auf ihr Verhalten aufmerksam zu machen. Viele CBASP-Patientinnen bearbeiten auch Speckstein oder Ton, um CBASP-typische Elemente hineinzuarbeiten.

Was lernen die CBASP-Patientinnen in der Ergotherapie?

Abschließend soll die Ergotherapie hinsichtlich des CBASP-spezifischen Lerngewinns beleuchtet werden. Hierbei stehen im Vordergrund:

(1) Das Entkräften alter Prägungen durch neue Erfahrungen und
(2) das Überwinden zwischenmenschlicher Isolation.

Prägungen entkräften durch neue Erfahrungen. Generell sollen alle Patientinnen in der Ergotherapie durch ein kreatives Betätigen auf der kompetenzzentrierten Ebene die Auseinandersetzung mit den eigenen Fähigkeiten lernen. CBASP-Patientinnen haben jedoch häufig in der kindlichen Entwicklung durch die wichtigen Bezugspersonen wenig oder vorzugsweise negative Resonanz erfahren bezüglich des Sich-Ausprobierens in verschiedenen Betätigungen. Daher geht es in der Ergotherapie darum, diesen Patientinnen konstruktive Rückmeldungen zu geben, sodass sie lernen können, Vertrauen bezüglich ihres eigenen Handlungsspielraums aufzubauen. Diese Patientinnen sollen erleben, dass sie gesehen werden, und zwar nicht nur leistungsbezogen, sondern auch in ihrer Unsicherheit, ihren Schwächen und in ihrer Hilflosigkeit.

Diese Rückkopplung übernehmen in diesem ergotherapeutischen Setting nicht nur die Therapeutinnen, sondern auch die Mitpatientinnen in der Gruppe. Patientinnen geben sich Rückmeldung, tauschen sich über gemeinsame Erfahrungen aus, bekommen Anregungen für Neues, können etwas an andere weitergeben und erfahren häufig positive Gegenseitigkeit. Wichtig für die CBASP-Patientinnen erscheint insbesondere die Erfahrung, sich mit ihren vermeintlichen Defiziten nicht verstecken zu müssen.

Hohe Ansprüche. Meist zeigen die CBASP-Patientinnen einen sehr hohen Anspruch an das Gelingen ihrer Werkstücke. Sie schauen oft zu Beginn durch eine sehr kritisch gefärbte »Prägungs-Brille« auf ihr Werkstück, was die Äußerungen jeweils in der zweiten Spalte der Tabelle 5.9 unterstreichen. Was können die Patientinnen sehen, wenn sie die »Prägungs-Brille« ablegen? Welche Möglichkeiten des Umgangs mit dem Werkstück sind möglich, und wie lassen sich diese Erfahrungen in den Alltag übertragen? In der dritten Spalte der Tabelle 5.9 sind Äußerungen dieser Patientinnen und Patienten gegen Ende der Behandlung aufgeführt, die beispielhaft verdeutlichen, dass Prägungen tatsächlich bearbeitet und zumindest teilweise überwunden werden können.

Tabelle 5.9 Veränderungen der Prägungen durch die Ergotherapie

Durch die Ergotherapie getriggerte Prägung	Aussage zu Beginn der Ergotherapie	Aussage gegen Ende der Ergotherapie
Herr Müller		
»Ich muss mich um andere kümmern, aber niemand kümmert sich um mich.«	»Ich brauch keine Hilfe, ich komme schon klar.«	»Es tat so gut zu erfahren, dass sich jemand um mich und meine Probleme kümmert – und sei es nur, mir zu helfen, die richtige Farbmischung zu finden ...«
Frau Stolzenbeck		
»Wenn ich nicht beste Leistung zeige, werde ich bestraft.«	»Gut schaut anders aus! Ich gebe auf.«	»Ich habe gelernt, dass es kein Drama ist, wenn ich etwas nicht hinbekomme – im Gegenteil: dann bekomme ich Hilfe!«
Herr Ludwig		
»Ich fühle mich weniger wertvoll als andere.«	»Ich krieg' das nicht hin. Die anderen können das eh alle besser.«	»Ich hätte nie gedacht, dass ich so ein schönes Seidentuch machen kann. Es ist nicht perfekt, aber meiner Frau gefällt es. Ich glaube allmählich, dass ich doch nicht so wenig kann, wie ich immer dachte ...«

Tabelle 5.9 (Fortsetzung)

Durch die Ergotherapie getriggerte Prägung	Aussage zu Beginn der Ergotherapie	Aussage gegen Ende der Ergotherapie
Frau Siegering		
»Ich bin nichts, ich kann nichts und muss mich alleine durchkämpfen.«	Zur Therapeutin: »Sie müssen das ja positiv bewerten, damit ich weitermache. Aber Sie meinen das nicht ernst, oder?«	»Ich habe gelernt, mit meinem Frust in Kontakt zu gehen und mir Unterstützung zu holen. Es tut so gut zu erleben, dass mir doch jemand hilft – und so schlecht ist der Speckstein ja auch wirklich nicht geworden, da hat die Ergotherapeutin wohl recht ...«

Zwischenmenschliche Isolation überwinden

Die in Tabelle 5.9 beschriebene positive Erfahrungsebene stellt eine wichtige »Brücke« für den Transfer in den Alltag dar. Um Isolation entgegenzuwirken, werden die Patientinnen und Patienten ermutigt, Situationen mit anderen Menschen auch außerhalb der stationären Therapie aufzusuchen. Beispielsweise werden sie motiviert, an Kursen teilzunehmen, sich neue Netzwerke zu schaffen, sich in Neuem auszuprobieren, ehrenamtliche Tätigkeiten anzustreben – generell freundlich-dominant den eigenen »Radius« zu erweitern.

5.6.8 Sozialdienst

Da chronisch depressive Patientinnen häufig bedeutsame und schwerwiegende psychosoziale Probleme haben (vgl. Abschn. 1.1.2), nimmt der Sozialdienst eine wichtige Rolle in der stationären CBASP-Behandlung ein. Daher erscheint es wichtig, dass auch die Kollegin vom Sozialdienst in der CBASP-Therapie geschult ist, regelmäßig an den Team-Besprechungen und den Oberärztin-Visiten teilnimmt und im engen Austausch mit dem Bezugsteam der jeweiligen Patientin steht. Für alle Kontakte mit den CBASP-Patientinnen ist es hilfreich, die Prägungen zu kennen. Somit können schwierige Situationen im Vorfeld vermieden und das Verhalten der Patientinnen besser eingeordnet werden. Zudem kann die Sozialarbeiterin in problematischen interaktionellen Situationen auch der Patientin auf den Zusammenhang zwischen ihrem Verhalten und ihren Prägungen hinweisen sowie den Kiesler-Kreis und DPE anwenden.

Während des gesamten stationären Aufenthaltes besteht Kontakt zwischen der Sozialarbeiterin und den CBASP-Patientinnen. Dies ist wichtig, um auf eventuell neu hinzukommende schwierige Situationen rechtzeitig reagieren zu können. Hierbei sind die wöchentlich stattfindenden Teamsitzungen hilfreich, da gewisse psychosoziale Themen schambesetzt sein können, sodass die Patientinnen diese Themen nur den engsten Therapeutinnen – wie der Einzeltherapeutin oder ihrer Bezugspflegenden – anvertrauen. Im Team erfolgt ein offener Austausch über die Probleme (worüber die Patientinnen informiert sind, vgl. Behandlungsvertrag in Abschn. 5.5), sodass die Sozialarbeiterin die Patientinnen danach empathisch und behutsam auf ihre schambehafteten psychosozialen Probleme ansprechen kann.

Einführungsphase

Während der ersten zwei Wochen der stationären Behandlung findet ein Vorgespräch zwischen der Sozialarbeiterin und der CBASP-Patientin statt. Dieses dient zum Beziehungsaufbau und zum Erfassen der aktuellen psychosozialen Situation. Die Sozialarbeiterin arbeitet gemeinsam mit der Patientin die jeweiligen schwierigen psychosozialen Bereiche heraus und bespricht offen und transparent das weitere Vorgehen. Häufig kristallisieren sich im Verlauf der CBASP-Behandlung weitere Bereiche heraus, in welchen Unterstützungsbedarf durch den Sozialdienst besteht. Die Probleme lassen sich dabei in folgende fünf Bereiche unterscheiden:

(1) **Wohnen**: z. B. sozial oder praktisch schwierige Wohnsituation
(2) **Finanzen**: angespannte finanzielle Situation bis hin zu Insolvenzverfahren, Verarmungsängste etc.
(3) **Beruf**: fehlende berufliche Perspektive, gravierende Konflikte oder Mobbing bei der Arbeit, Berentungsanliegen
(4) **Tagesstruktur**: keine oder ungenügende Tagesstruktur
(5) **Soziales Netzwerk**: fehlende bzw. ungenügende soziale Kontakte.

Nach der Exploration der Problembereiche formulieren die Patientin und die Sozialarbeiterin gemeinsam Therapieziele, die – wie in der SA – in der Patientin verankert und realistisch sein müssen. In Tabelle 5.10 sind beispielhaft die »Sozialdienst-Therapieziele« von Patientinnen und Patienten aufgelistet.

Tabelle 5.10 Exemplarische Therapieziele des Sozialdienstes

Herr Müller (hat finanzielle Probleme)	▶ Ich möchte einen Überblick über meine finanzielle Situation erhalten und deshalb gemeinsam mit der Sozialarbeiterin Briefe öffnen, durchsehen und anstehende Überweisungen tätigen. ▶ Ich möchte Arztrechnungen bei der Krankenkasse einreichen, damit diese baldmöglichst beglichen werden können. ▶ Ich möchte mein Einkommen mit den laufenden Ausgaben gegenüberstellen, um eine realistische Einschätzung meiner finanziellen Möglichkeiten zu erhalten. ▶ Ich möchte die formulierten Ziele mit Unterstützung der Sozialarbeiterin erreichen, auch wenn es mir sehr schwer fällt Unterstützung anzunehmen. Deshalb werde ich regelmäßige Termine beim Sozialdienst wahrnehmen.

Tabelle 5.10 (Fortsetzung)

Frau Stolzenbeck (nennt in allen 5 Bereichen Unzufriedenheit)	▶ Ich fühle mich von meiner zuständigen Betreuerin nicht richtig unterstützt, weshalb ich während des Klinikaufenthaltes ein gemeinsames Gespräch mit ihr führen möchte. Inhalt soll die Gestaltung der zukünftigen Zusammenarbeit sein. ▶ Ich möchte mich nach der Klinik ehrenamtlich engagieren, weshalb ich Interessen und Einsatzmöglichkeiten herausfinden und ggf. eine Stelle von der Klinik aus organisieren möchte. ▶ Ich möchte eine Struktur in meinen Alltag bekommen und regelmäßig Kontakte zu anderen Menschen haben. ▶ Ich möchte meine finanzielle Situation erfassen und eine Möglichkeit erarbeiten, wie ich meine Ausgaben im Blick behalten kann.

Hauptphase

In der Hauptphase werden die besprochenen Themen gemeinsam bearbeitet, wobei die Sozialarbeiterin die Patientin als Entlastung und Unterstützung bei Schwierigkeiten immer wieder auf den Zusammenhang zu den Prägungen und Übertragungshypothesen hinweisen kann. Der Schwerpunkt liegt hier jedoch klar auf der konkreten und praktischen Arbeit. Die Sozialarbeiterin unterstützt die Patientinnen beispielsweise, indem ein Wohnungsbesuch durchgeführt wird, um die reale Wohnsituation zu erfassen. Daraus können weitere Handlungsaufträge abgeleitet werden. Die Begleitung bei Behördengängen, Gespräche mit Vorgesetzten, die Planung der Wiedereingliederung, das Stellen von Anträgen (z. B. Frühberentung, Krankengeld, Arbeitslosengeld, Nahtlosigkeitsleistungen, Reha-Anträgen) gehören ebenso zu den Arbeiten wie die konkrete Unterstützung und Begleitung bei gerichtlichen Verfahren wie einer Scheidung. Wenn psychologische Blockaden die Patientinnen hindern, derart aktiv und praktisch die Probleme mit Unterstützung anzugehen, gibt häufig die Sozialarbeiterin diese Themen an das Bezugsteam weiter.

Dominanzfalle. Auch im Sozialdienst sollte darauf geachtet werden, die sogenannte »Dominanzfalle« zu umgehen (vgl. Abschn. 4.2.3): Der Sozialdienst sollte nicht die Aufgaben für die Patientin übernehmen, geschweige denn ihr diese abnehmen, sondern vielmehr die Patientin dabei unterstützen, die Aufgaben möglichst selbstständig zu erledigen (vgl. »Empowerment« in der psychiatrischen Arbeit; Galuske, 2003; Knuf et al., 2007).

Negative KPR bei Vermeidungsverhalten. Es kann vorkommen, dass die CBASP-Patientinnen bei besonders belastenden Themen ein Vermeidungsverhalten zeigen. Sie nehmen dann vereinbarte Termine nicht wahr oder erledigen die besprochenen Telefonate, Schreiben etc. nicht. In diesen Fällen erscheint es wichtig, dass sich die Sozialarbeiterin unter Nutzung der KPR (mit IDÜ) entgegen der Prägungen und Übertragungshypothesen verhält (vgl. Beispielkasten). Hierzu ist ein enger Austausch mit der Einzeltherapeutin unabdingbar.

Beispiel

Nachdem Herr Müller zu einem Termin nicht erschienen ist, sucht ihn die Sozialarbeiterin auf und fragt zunächst besorgt, warum er denn nicht gekommen sei. Durch KPR teilt sie ihm mit, dass sie sich Sorgen gemacht habe und auch enttäuscht gewesen sei, da sie so viel vorgehabt hätte, um ihm möglichst schnell zu helfen. Herr Müller zeigt sich sehr überrascht von dieser Selbstoffenbarung. Er sei davon ausgegangen, dass sich die Sozialarbeiterin eher gefreut hätte, dass sie eine Stunde zu ihrer freien Verfügung hat. Eine kurze IDÜ, in der das Verhalten der Sozialarbeiterin (sich kümmern, Sorgen machen, unbedingt helfen wollen) dem der Mutter (sich nicht kümmern, sondern nur über eigene Probleme sprechen) gegenübergestellt wird, bringt klar die Unterschiede hervor. Herr Müller kann dadurch lernen, dass sich heute Menschen um ihn wohlwollend kümmern und er nicht mehr alles allein machen muss. Diese Erkenntnis erleichtert ihn einerseits, anderseits berührt sie ihn emotional sehr, da er erkennt, auf was er alles als Kind verzichten musste. In Folge erscheint er regelmäßig und dankbar zu allen vereinbarten Terminen.

Auf diese Weise kann gemeinsam mit der Patientin ein geeigneter Weg gefunden werden, sie einerseits durch das entgegengebrachte Verständnis zu entlasten, ihr anderseits jedoch klar die Konsequenzen ihres Verhaltens zu verdeutlichen und in Folge mit Unterstützung ihre Ziele zu erreichen. Während der sozialpsychiatrischen Arbeit kann es sehr wichtig sein, der Patientin nicht nur die Folgen ihres Verhaltens im interpersonellen Kontext aufzuzeigen, sondern auch ganz pragmatisch auf der realen, praktischen Ebene.

Beispiele hierfür können sein:

- »Wenn Sie diese Rechnungen nicht öffnen und überweisen, müssen Sie sich nicht wundern, wenn eines Tages der Gerichtsvollzieher erscheint.«
- »Wenn Sie nicht mit Ihrem Vermieter reden, kann es sein, dass Sie bald die Kündigung im Briefkasten vorfinden.«
- »Wenn Sie sich weiter in Ihrer Wohnung verkriechen, werden Sie niemals Freunde finden.«

Dieses Herstellen von Zusammenhängen fällt insbesondere chronisch depressiven Patientinnen aufgrund des vermuteten präoperatorischen Denkniveaus schwer (vgl. Abschn. 1.3). Die Patientinnen sollen auch im Sozialdienst erleben und erfahren: »What you do matters«.

Positive KPR zur Förderung der Zielerreichung. Selbstverständlich werden die Patientinnen wann immer passend durch positives KPR (einschl. IDÜ) bestärkt, gelobt, ermutigt und wertgeschätzt. Auch positive KPR sollten jedoch mit der Einzeltherapeutin vorbesprochen werden, da chronische depressive Patientinnen zu viel Lob oftmals als unangemessen und damit nicht authentisch wahrnehmen.

Beispiel

Beispielsweise begleitete die Sozialarbeiterin Frau Stolzenbeck zu einem Behördengang, wo ein Beamter zunächst recht dominant nicht dem klar geäußerten Anliegen von Frau Stolzenbeck folgen wollte. Sie schaffte es jedoch bei ihrem Ziel zu bleiben und dieses freundlich-dominant durchzusetzen, ohne dass die Sozialarbeiterin einspringen musste. Diese reflektierte im Anschluss unter Nutzung einer positiven KPR den Fortschritt dieses Verhaltens (»Wissen Sie, was ich gefühlt habe, als Sie so freundlich-dominant geblieben sind? Große Freude und fast ein bisschen Stolz, wie gut und selbstsicher Sie die Situation ohne Unterstützung meistern«).

Persönliche Öffnung. In der Arbeit mit den Patientinnen kann es – je nach Prägungen und vorheriger Absprache im Team – hilfreich sein, die persönliche Sichtweise der Sozialarbeiterin bzw. eigene Themen und Erfahrungen (zum Beispiel bei familiären Schwierigkeiten oder Problemen im Beruf) einzubringen. Die Patientinnen profitieren von den Erfahrungen und erhalten somit einen veränderten Blick auf die Situation.

Beispiel

Zum Beispiel erzählte die Sozialarbeiterin Frau Siegering, dass sie auch in dem Alter, in dem Frau Siegering war, längere Zeit Single gewesen sei. Zuvor hatte sich Frau Siegering nämlich wie folgt geäußert: »Ach, Sie haben ja keine Ahnung, wie es ist, Single zu sein. Sie hatten bestimmt immer schon einen netten Partner, der Sie liebt und unterstützt.« Frau Siegering zeigte sich überrascht durch die Selbstöffnung der Sozialarbeiterin und verhielt sich im weiteren Verlauf deutlich weniger feindselig und misstrauisch im Kontakt.

DO-Gespräch. Bei den Patientinnen mit gravierenden psychosozialen Problemen ist es aus unserer klinischen Erfahrung sehr hilfreich, dass auch die Sozialarbeiterin im DO-Gespräch (vgl. Abschn. 5.5) anwesend ist. Zum einen können neue psychosoziale Probleme während der Besprechung der Zeit nach der Entlassung zum Vorschein kommen, die bisher noch nicht thematisiert wurden. Zum anderen wird im Gespräch die bisherige Entwicklung der Patientin für alle an der Therapie Beteiligten gut nachvollziehbar. Darauf aufbauend werden bei Bedarf neue Ziele formuliert. Beispielsweise wird an dieser Stelle häufig die Einleitung einer Belastungserprobung besprochen, welche die Sozialarbeiterin in Folge in die Wege leitet. Auch können ein Wohnungsbesuch oder ein Gespräch mit der Arbeitgeberin sinnvoll erscheinen und geplant werden. Bei gravierenden Problemlagen werden die Unterstützungsmöglichkeiten im Anschluss an die stationäre Behandlung im DO-Gespräch konkret erörtert und geplant.

Abschiedsphase

Während der Abschiedsphase geht die Sozialarbeiterin gemeinsam mit der Patientin in Ruhe nochmal alle fünf Bereiche durch und überprüft die Zielerreichung. Bei Bedarf kann sie noch ambulante Maßnahmen zur weiteren Unterstützung einleiten. Hierbei kann es sich zum Beispiel um die Vermittlung zu anderen Fachdiensten wie sozialpsychiatrischen Diensten, Integrationsfachdiensten, Schuldnerberatungsstellen, Selbsthilfegruppen, Freiwilligenagenturen etc. handeln. Es können auch Maßnahmen zur beruflichen Rehabilitation oder ambulant betreutes Einzelwohnen eingeleitet werden. Häufig wird in dieser Phase die Freizeit- und Tagesstrukturierung nochmals thematisiert.

CBASP-Patientinnen zeigen sich meist bezüglich dieser konkreten praxisnahen Unterstützung sehr dankbar, da viele in dieser Form noch nie unterstützt wurden. Zudem erfahren Patientinnen hier auch häufig die für chronisch depressive Patientinnen so wichtige negative Verstärkung besonders deutlich (vgl. Abschn. 1.3), wenn lange Zeit sehr belastende Probleme plötzlich gelöst sind, z. B. die Stellung/Bewilligung eines Antrages, die Einleitung eines Umzuges, Entdeckung neuer Freizeitmöglichkeiten oder eine erfolgreich bestandene Belastungserprobung.

Grenzen. Wie unter 5.3 erwähnt haben wir schwierige Erfahrungen mit Patientinnen gemacht, die schwerwiegende psychosoziale Probleme hatten, welche im stationären Rahmen kaum lösbar sind, jedoch erheblich zur Depression beitragen. Am schwierigsten gestaltet sich die sozialarbeiterische Unterstützung bei den Patientinnen, die aus anderen Städten in Deutschland kommen, sodass keine Termine »vor Ort« etc. möglich sind. Beispielsweise kristallisierte sich bei einer CBASP-Patientin im Verlauf der Behandlung heraus, dass sie sich aufgrund eines massiven Konfliktes von ihrem Partner trennen wollte, von dem sie jedoch beruflich, finanziell und wohnungsmäßig abhängig war. Da ihr soziales Netz ansonsten lediglich aus ihrem Vater bestand, der sie als Kind schwer körperlich und emotional missbraucht hatte und sie bis heute nicht unterstützen wollte, gab es auch keine anderen Möglichkeiten, sich Hilfe oder Unterstützung von Freunden etc. zu holen. Diese Patientin haben wir schließlich in eine heimatnahe Klinik verlegt, damit sie zunächst diese psychosozialen Probleme vor Ort lösen kann.

5.6.9 CBASP-Selbsthilfegruppen und Fresh-up-Kurse

CBASP-Selbsthilfegruppen

Zur Erhaltung und Vertiefung der Fortschritte und des Therapieerfolges empfehlen wir spezielle Selbsthilfegruppen von (ehemaligen) Patientinnen, die an einer chronischen Depression leiden bzw. litten und mit dem hier beschriebenen psychotherapeutischen Konzept bereits vertraut sind. Ehemalige CBASP-Patientinnen treffen sich dazu auf freiwilliger Basis wöchentlich, um sich ähnlich der CBASP-Gruppentherapie bzgl. schwieriger interpersoneller Situationen auszutauschen und Situationsanalysen mit Rollenspielen durchzuführen. Insgesamt ist die Selbsthilfegruppe etwas weniger strukturiert als die stationäre Gruppe, sodass auch ein empathischer Austausch und Unterstützung auf allen Ebenen (emotional, praktisch, informativ) wichtige Bestandteile sind (vgl. auch Abschn. 2.4). Wir empfehlen jedoch, dass Situationsanalysen der entscheidende Bestandteil einer jeden Sitzung sind, wodurch vermieden wird, dass Patientinnen sich lediglich ihr Leid klagen oder es zu einer Kaffeerunden-Atmosphäre kommt. Zudem sollten CBASP-Therapeutinnen der Station als Ansprechpartnerinnen für Krisen fortlaufend zur Verfügung stehen (z. B. wenn eine Teilnehmerin der Selbsthilfegruppe über akute Suizidalität berichtet). Es hat sich auch bewährt, dass CBASP-Therapeutinnen in gewissen Abständen die Gruppe besuchen (z. B. alle 3 Monate). So können Konflikte gemäß der CBASP-Strategien mit therapeutischer Unterstützung bearbeitet werden. Zudem stellt dieses »sich Kümmern« und »in Kontakt bleiben« für die meisten CBASP-Patientinnen heilsame Beziehungserfahrungen dar. Für Therapeutinnen sind die Besuche der CBASP-Selbsthilfegruppe ebenfalls meist sehr bereichernde und berührende Stunden, da sie erleben können, wie ihre ehemaligen Patientinnen die gelernten Strategien weiter nutzen, Fortschritte machen und sich empathisch unterstützen.

CBASP-Fresh-up-Kurs

Das Angebot, dass die Patientinnen nach ca. einem halben Jahr nach Entlassung für einen intensiven kürzeren CBASP-Aufenthalt von ca. vier Wochen noch einmal stationär aufgenommen werden, erleichtert viele Patientinnen bei ihrer Entlassung und soll die erreichten Erfolge zu stabilisieren helfen sowie der vergleichsweise hohen Rückfallgefahr entgegenwirken (vgl. Abschn. 2.1 und 2.2). Die Bedingung für den CBASP Fresh-up-Kurs besteht darin, dass die Patientinnen nach der Entlassung *versuchen*, weiter CBASP-Strategien anzuwenden. Wir empfehlen, als »Eintrittskarte« zu dem Fresh-up-Kurs eine ausgefüllte Situationsanalyse der Patientin festzulegen. Nach unseren Erfahrungen nimmt ca. 10-20 Prozent der Patientinnen das Angebot aus folgenden Gründen wahr:

- Remitter und Responder bei Entlassung: Rückfall in die Depression
- Non-Responder: Vertiefung und Intensivierung der Strategien
- Neue schwierige Lebensumstände (z. B. Todesfall eines Angehörigen, Berentung, Angehöriger wird Pflegefall, Trennung etc.)

Beim Fresh-up-Kurs steigen die Patientinnen direkt ohne Einführungsphase in die Hauptphase ein, da sie ihre Prägungen und Übertragungshypothesen ja bereits von ihrem ersten Aufenthalt kennen. Diese werden in der Einzeltherapie und Bezugspflege reflektiert, da sich in der Zwischenzeit diesbezüglich Veränderungen ergeben haben können. Zudem werden zu Beginn des Fresh-up-Aufenthaltes konkrete und erreichbare Ziele festgelegt. Ziele von CBASP-Fresh-up-Patientinnen lauten beispielsweise

- »Ich will mich weiter im freundlich-dominanten Verhalten üben, da ich noch zu oft submissiv abrutsche.«
- »Ich möchte bearbeiten, wie ich jetzt mit meiner Mutter im Altenheim umgehen kann, die von mir verlangt, dass ich sie täglich besuche.«
- »Ich möchte Situationsanalysen zu meiner Arbeitssituation durchführen, da ich mich hier immer noch eher feindselig-submissiv verhalte.«
- »Ich möchte lernen, mich gegenüber meinen Kolleginnen zu wehren.«

5.7 Nutzen und Grenzen des stationären Ansatzes

Die bisherigen Erfahrungen zeigen, dass dieses stationäre Behandlungskonzept sehr gut durchführbar ist, von den Patientinnen akzeptiert und angenommen wird und vielversprechende Erfolge erzielen kann (vgl. Abschn. 2.2).

Der »Nutzen« vom stationären CBASP-Konzept besteht ohne Zweifel darin, dass bestimmte Patientinnen, die zuvor als therapieresistent galten, deutlich bis hin zur dauerhaften Remission profitieren. Ausgelöst durch die heilsamen Beziehungserfahrungen durch mehrere Personen des Behandlungsteams sowie verschiedene Mitpatientinnen kann es bei einigen Patientinnen tatsächlich zu der »interpersonellen Revolution« kommen, die McCullough (2000) beschreibt. Die schwierigen zentralen Prägungen können durch die neuen Beziehungserfahrungen am Ende der Therapie »umgeschrieben« sowie die Übertragungshypothesen entkräftet werden. Unsere Patientinnen beschreiben diese »Revolution« am Ende der Therapie in ihren Worten wie folgt:

- »Es ist fast so, als wäre ich neu geboren, als sehe ich plötzlich mich und meine Mitmenschen aus einer anderen Perspektive.«
- »Danke, Sie und Ihr Team haben mein Leben verändert; das erste Mal in meinem Leben will ich nicht mehr lieber tot sein als zu leben. Endlich traue ich mich, Kontakte und Beziehungen einzugehen, und erfahre dabei so viel Wärme und Zuneigung. Das hätte ich nie gedacht! Und wissen Sie was? Auch die Alpträume und Flash-backs tauchen kaum mehr auf.«
- »Ich habe Ihnen allen so viel zu verdanken. Mein Leben ist seit der CBASP-Therapie wieder greifbarer und wirklicher als vor der Therapie. Ich habe das Gefühl, ich lebe mein Leben und endlich nicht mehr das Leben in irgendeinem »Prägungs-Film«, der vor mir abläuft.«

Diese Patientinnenbeispiele zeigen, dass sich die stationäre CBASP- Therapie kurz- und langfristig sowohl auf die chronische Depression als auch komorbide Störungen positiv auswirken kann.

Die Grenzen bzw. Herausforderungen beim stationären CBASP-Konzept sind in folgenden Aspekten zu sehen:

- Welche Nebenwirkungen und Risiken birgt dieses Konzept in sich? (vgl. Abschn. 2.3)
- Wie lässt sich das Konzept für die Non-Responder weiter optimieren?

Da der letztgenannte Aspekt auch auf die ambulante CBASP-Therapie zutrifft, wird er im abschließenden und für diese Auflage neu verfassten Kapitel 6 adressiert.

6 Individualisierte Modifikationen der traditionellen CBASP-Therapie

Die Zeit verwandelt uns nicht, sie entfaltet uns nur.
(Max Frisch)

6.1 Warum erscheinen individualisierte Modifikationen der traditionellen CBASP-Therapie sinnvoll?

Dieses Zitat von Max Frisch stellen wir diesem Kapitel bewusst voran: Im Folgenden werden individualisierte Modifikationen vorgestellt, welche in den letzten Jahren entstanden sind und sich von der traditionellen CBASP-Therapie aus *entfaltet* haben. Der CBASP-Therapie liegt generell kein statisches Konzept zugrunde. Auch James McCullough entwickelt die Techniken von CBASP stets weiter, worauf wir v. a. in Kap. 4 immer wieder hinweisen. Die in diesem Buch beschriebenen Anwendungen des CBASP-Konzeptes in der Gruppe (Abschn. 4.3) und im stationären Setting (Kap. 5) sind auch bereits Modifikationen seiner ambulanten Einzeltherapie, wobei hier in erster Linie das Setting verändert wurde bei grundsätzlicher Beibehaltung der sechs CBASP-Techniken (und keiner expliziten Hinzunahme von weiteren psychotherapeutischen Techniken oder Methoden). Die im Folgenden vorgestellten Modifikationen gehen über die Veränderung des Settings jedoch hinaus. Sie verfolgen alle das Ziel, CBASP noch besser auf die oft sehr vielfältigen Probleme, Komorbiditäten und Bedürfnisse des Patienten abzustimmen, sie also genau für das Individuum, welches im Therapieraum vor uns sitzt, maßzuschneidern bzw. zu individualisieren. Das kann eine Augmentation (also Hinzunahme) durch andere psychotherapeutische Techniken erfordern, was jedoch möglichst durch evidenzbasierte Heurismen (und nicht in Abhängigkeit der Vorlieben, Kenntnisse, Motivation oder Tagesform des Therapeuten) geschehen sollte. Hiermit greifen wir den aus der somatischen Medizin stammenden Gedanken der Personalisierung – »Personalized Medicine« – auf, was international auch unter den Begriffen »Personalized Therapy«, »Precision Mental Health« oder »Tailoring Treatments« und national unter »Patientenzentrierung« diskutiert wird. Da bei Ansätzen der personalisierten Medizin der Patient häufig reduziert wird auf molekularbiologische Konstellationen, plädieren wir dafür, in der Psychotherapie dieses Forschungsparadigma auf das konkrete biographische Individuum mit seiner unverwechselbaren Individualität zu erweitern. Diese unverwechselbare Individualität beinhaltet natürlich die biologische Realität, bezieht sich jedoch auf die Person als Ganzes, weshalb wir in diesem Zusammenhang (zumindest deutschsprachig) den Begriff »individualisiert« statt »personalisiert« präferieren (vgl. Brakemeier & Herpertz, 2019).

Anlass zu den individualisierten Modifikationen geben uns zwei Quellen: Die Forschung und die Praxis. Zunächst zur Forschung: Wie im Abschnitt 2.1 beschrieben, kann CBASP durch eine wachsende Anzahl positiver Studien (vgl. Tabelle 2.1) als »empirically supported treatment« bezeichnet werden. Um jedoch nicht dem sogenannten »Allegiance-Effekt« zu verfallen, müssen sich auch begeisterte CBASP-Wissenschaftler und Therapeuten die positiven Studien genau anschauen und die negativen Studien nicht unterschlagen (wie z. B. Kocsis et al., 2009; Rief et al., 2018). Vor allem aufgrund der vergleichsweise hohen Non-Response- (40-60%), Non-Remissions- (60-80%) und Rückfallraten (bis zu 50% nach zwei Jahren) sowie verbesserungswürdigen langfristigen Verläufen, die auch in den positiven Studien gefunden werden , bedarf es unserer Meinung nach weiterer Optimierungen der CBASP-Therapie. Empirisch untermauerte Ansatzpunkte der Optimierung geben Studien, welche Prädiktoren, Moderatoren oder Mediatoren eines Ansprechens untersuchen, deren Zahl erfreulicherweise zunimmt (vgl. Abschn. 2.1). Diese weisen – wenn auch nicht eindeutig (vgl. Assmann et al., 2018; Erkens et al., 2018) – darauf hin, dass vermutlich u. a. bestimmte Komorbiditäten, welche bei der chronischen Depression ja eher die Regel als die Ausnahme sind, das Ansprechen negativ beeinflussen (vgl. Furukawa et al., 2018).

Allerdings sollten (Weiter-)Entwicklungen der Psychotherapie auch durch praktische Erfahrungen stimuliert werden, sodass die Kluft zwischen Praxis und Forschung minimiert wird. Entsprechend sind die folgenden Modifikationen auch durch unsere klinischen Erfahrungen aus Psychotherapien, Supervisionen und Workshops stimuliert und inspiriert worden. Die Praxis weist interessanterweise deutlicher auf das Problem der Komorbiditäten hin, was sicherlich auch daran liegt, dass in den auch als sogenannte »Elfenbein-Studien« bezeichneten RCTs die schweren Komorbiditäten (wie z. B. die Borderline-Persönlichkeitsstörung) ausgeschlossen werden. Insbesondere erscheinen Komorbiditäten relevant, welche nicht primär als interpersonelle Störungen verstanden werden können, somit nicht in das Störungsmodell von McCullough direkt integrierbar sind und daher weitere Techniken sinnvoll erscheinen lassen, die eher intrapersonelle Probleme adressieren. Daher sind viele der Weiterentwicklungen auf diese Komorbiditäten der chronisch depressiven Patienten ausgerichtet.

Zudem wurde durch die Praxis deutlich, dass die Lebensspanne besser adressiert werden sollte. Beispielsweise fragen Workshop-Teilnehmer immer wieder nach dem Einsatz von CBASP für Kinder und Jugendliche, was das Projekt CBASP@YoungAge (vgl. 6.2.2) stimulierte. Auch altersspezifische Modifikationen für Hochbetagte erscheinen Praktikern sinnvoll (vgl. CBASP@OldAge 6.2.1). Zudem zeigt unsere Supervisions- und Workshoperfahrung, dass immer mehr Psychotherapeuten CBASP-Techniken bei Patienten wirkungsvoll anwenden, welche nicht primär eine chronische Depression haben. Was jedoch alle Patienten, bei denen der Einsatz von CBASP sinnvoll erscheint, vereint, sind interpersonelle Probleme, welche meist aus frühen Misshandlungserfahrungen resultieren. Dies hat die Entwicklung des Kiesler-Kreis-Trainings (vgl. 6.5) motiviert.

Mit den im Folgenden vorgestellten neueren Modifikationen ist also die Hoffnung verbunden, dass bestimmte Patienten(-gruppen) bzw. Individuen noch besser von diesen *Entfaltungen* profitieren. Dieses Buch bietet die Gelegenheit, die Modifikationen einem CBASP-interessierten Publikum vorzustellen, auch wenn diese noch nicht durch den Goldstandard der Psychotherapieforschung – randomisiert-kontrollierte Studien – hinsichtlich ihrer Wirksamkeit überprüft wurden. Die im folgenden referierten Modifikationen mögen also basierend auf diesen einleitenden Worten gelesen und eingeordnet werden.

Wir erhoffen uns, dass dieses Kapitel sowohl Praktiker als auch Wissenschaftler motiviert, die Konzepte in der Praxis auszuprobieren und in Studien zu untersuchen.

6.2 Individualisierte Konzepte zur Anpassung an das Alter

6.2.1 CBASP@OldAge

Rollenwechsel wie der Übergang ins Rentenalter, Krankheiten, Trauer um Angehörige oder Freunde und Einsamkeit können im höheren Alter Depressionen auslösen oder bereits bestehende verstärken bzw. zu chronifizierten Verläufen führen. So überrascht es nicht, dass – abgesehen von der Demenz – Depressionen zu den häufigsten psychischen Erkrankungen im höheren Lebensalter zählen. Aufgrund des demographischen Wandels nehmen Depressionen im Alter zudem noch zu. Studien weisen darauf hin, dass depressive Erkrankungen im Alter sogar häufiger chronifizieren als in jüngeren Altersstufen (in Deutschland ca. 45%; vgl. Gallagher et al., 2013). Da auch das Suizidrisiko mit zunehmendem Alter ansteigt (insb. bei Männern), erscheint es relevant, älteren Patienten, welche an chronischen Depressionen leiden, CBASP anzubieten. Bei der Durchführung sollten allerdings die Besonderheiten des Alters berücksichtigt werden, was bedeutet, Psychotherapien wie CBASP altersspezifisch auszurichten (vgl. auch Bollmann et al., 2017; Maercker, 2015). Durch die theoretischen Verknüpfungen zwischen den von McCullough formulierten ätiologischen Grundannahmen und spezifischen Alterscharakteristika – z. B. Veränderungen in der Ressourcenlage (mehr Schwierigkeiten mit »Theory of Mind«-Aufgaben im höheren Lebensalter; Henry et al., 2013) sowie der Kohortenzugehörigkeit (bestimmte interpersonelle Vernachlässigungs- und Missbrauchserfahrungen bedingt durch den Erziehungsstil der 1930er- bis 1950er-Jahre; Koethe et al., 2014) – ergeben sich besonders durch das Fokussieren auf den interpersonellen Heilungsprozess im CBASP Chancen und Implikationen für die Arbeit mit älteren chronisch depressiven Patienten. Insbesondere kann durch die explizite Verknüpfung früherer interpersoneller Lernerfahrungen mit heutigen Schwierigkeiten im interpersonellen Verhalten die Realisierung des psychodynamischen Wirkfaktors Einsicht auch in der Arbeit mit chronologisch älteren Patienten gelingen.

Detailliertere Darstellungen der Verknüpfung genereller Altersbefunde mit den spezifischen CBASP-Elementen und-Techniken finden sich bei Bollmann et al. (2015a). Für das stationäre Konzept wurde eine vierwöchige manualisierte interpersonelle Fertigkeiten-Gruppe (IFG) basierend auf CBASP-Gruppentherapieelementen mit insgesamt acht Sitzungen konzipiert und im Rahmen einer kleinen offenen

Pilotstudie mit 13 älteren Patienten (M = 77.3, Range 66–87 Jahre) evaluiert (Bollmann et al., 2020). Neben einer hohen Zufriedenheit und Akzeptanz der Patienten mit der Gruppe finden sich bei einer Responserate von 100% und Remissionsrate von 38,4% auch vielversprechende Outcome-Daten. Die einzelnen Inhalte der IFG sind in einem bisher noch unveröffentlichten Manual für die stationäre Arbeit ausführlich dargestellt, welche sich durchaus auf die ambulante Arbeit im Einzelsetting übertragen lassen.

Einen Überblick der bisher wichtigsten Modifikationen der einzelnen CBASP-Behandlungselemente für ältere (chronisch) depressive Patienten gibt Tabelle 6.1.

Tabelle 6.1 Modifikationen einzelner CBASP-Behandlungselemente für ältere chronisch depressive Patienten nach Bollmann & Brakemeier (2017, 2019)

CBASP-Strategien	Die wichtigsten Modifikationen bei älteren Patienten
Liste prägender Bezugspersonen und Übertragungshypothese	▶ Beschränkung auf die zwei bis drei (statt sechs) wichtigsten Bezugspersonen und Prägungen oft sinnvoll ▶ Wenn Kindheit schwer bis gar nicht erinnerbar, (zunächst) Fokus auf Bezugspersonen aus der jüngeren Vergangenheit legen (z. B. verstorbene Partner, Ex-Partner etc.) ▶ Exploration von (frühen) Bezugspersonen unterstützen durch Erinnerungshilfen (Fotos, Briefe, Imaginationen wie Zeitreisen, Fragen nach konkreten Lebensereignissen wie Geburtstagen, Weihnachten etc.) unter Einbezug von Lebensrückblickinterventionen (vgl. Forstmeier & Maercker, 2012) ▶ Emotionale Reaktivierung der Erinnerung mit konsequenter aktiver empathischer Unterstützung des Therapeuten (positive KPR mit IDÜ, z. B. »Ich freue mich gerade sehr, dass Sie mir das alles anvertrauen – wie hätte denn früher Ihr Vater reagiert, wenn Sie ihm Ihre Probleme erzählt haben?«) sowie durch Perspektivübernahme des jüngeren Ich (z. B. Betrachten eines Fotos aus der Kindheit: »Wie hat sich das kleine Mädchen mit der Puppe gefühlt?«) ▶ Kernaussagen als Prägungen formulieren ▶ Bei der Erarbeitung mehrmalige Wiederholung der Aufgabe in möglichst einfacher Formulierung; häufige Verwendung bildhafter Synonyme (z. B. Stempel für Prägungen) ▶ Herausarbeiten einer klaren Übertragungshypothese, wobei auf Therapeutenseite auf (Groß-)Eltern-Übertragung geachtet werden sollte

Tabelle 6.1 (Fortsetzung)

CBASP-Strategien	Die wichtigsten Modifikationen bei älteren Patienten
Kiesler-Kreis	▶ Einführung und Nutzung der Oberbegriffe »Offen-Aktiv« statt »Dominanz«, »Verschlossen-Passiv« statt »Unterwürfig«, »Distanz« statt »Feindseligkeit« und »Nähe« statt »Freundlichkeit« (besser verständlich; Ausschluss negativer Konnotation) ▶ Häufige kurze Wiederholungen der komplementären Positionen in Verbindung mit aktiven (Körper-)Übungen zum Kiesler-Kreis (wird besser erinnert und gelernt) ▶ Empfehlung der Durchführung von Kiesler-Kreis Übungen in Gruppentherapien
Situationsanalyse	▶ Zunächst gemeinsame Erarbeitung vorgefertigter Beispiele (z. B. Situationsanalyse der *Geschichte mit dem Hammer;* Watzlawick 1983) mit anschließenden Rollenspielen dieser Beispiele ▶ Statt »Interpretationen« im Schritt 2 die Begriffe »Gedanken« oder »Bewertungen« nutzen (besser verständlich); bei der Revision der Gedanken (Lösungsphase) »nur« danach fragen, wie hilfreich der Gedanke für die Zielerreichung ist; wiederholten Einbezug der Prägungen bei der Revision der Gedanken als Validierungsstrategie nutzen (»Aufgrund Ihrer Prägung ist es nachvollziehbar, dass Sie so denken, aber – wie wir jetzt sehen - ist dieser Gedanke heute nicht hilfreich.«) ▶ Stärkerer Fokus auf viele kurze Rollenspiele unter konsequenter Zuhilfenahme des Kiesler-Kreises und Shaping (mit viel positiver Verstärkung) ▶ Empfehlung der Durchführung von SAs in Gruppentherapien
DPE (KPR und IDÜ)	▶ Geeignete (v. a. positive) Situationen für positives KPR mit anschließender IDÜ konsequent nutzen ▶ Bei negativem KPR die »Dosis« anpassen und immer direkt positive Wertschätzung folgen lassen (»Dieses Verhalten macht mich ja nur wütend, weil ich Sie eigentlich mag und Ihnen so gerne helfen möchte.«).

Einzelfallanalysen (Bollmann & Brakemeier, 2017), die erwähnte Pilotstudie (Bollmann et al., 2020) sowie unsere klinischen Erfahrungen weisen darauf hin, dass durch CBASP@OldAge auch chronisch depressiven älteren Patienten Wege aus der Hilf- und Hoffnungslosigkeit aufgezeigt werden können und ein interpersoneller Heilungsprozess auch im Alter angestoßen werden kann. RCT Studien zum Wirksamkeitsnachweis stehen noch aus. Aktuelle Informationen zu dem Konzept finden sich hier: https://psychologie.uni-greifswald.de/43051/lehrstuehle-ii/klinische-psychologie-und-psychotherapie/forschung/cbaspoldage/

6.2.2 CBASP@YoungAge

Depressionen sind relevante Erkrankungen des Kindes- und Jugendalters, wobei in den letzten Jahrzehnten die Anzahl der Kinder und Jugendlichen, die über depressive Symptome berichten, zunimmt (z. B. Keyes et al., 2019). Studien weisen darauf hin, dass bei einer frühen Erstmanifestation von depressiven Erkrankungen die Verläufe im Erwachsenenalter insgesamt schwerer und chronischer sind (vgl. Kap. 1). Bei Erwachsenen mit chronifizierten Depressionen sind diese mehrheitlich durch einen Beginn in der Kindheit oder Adoleszenz gekennzeichnet (vgl. Abschn. 1.2). Es ist somit von großer klinischer Relevanz, Depression im Kindes- und Jugendalter frühzeitig zu erkennen und adäquat zu behandeln. Metaanalysen weisen jedoch darauf hin, dass die Wirksamkeit von Psychotherapien bei Kindern oder Jugendlichen mit Depressionen generell sehr gering ist (z. B. $g = 0.29$ nach der Therapie und $g = 0.22$ im Follow-up; Weisz et al., 2017). Da sich CBASP besonders bei Patienten, die Kindesmisshandlung (Vernachlässigung, Missbrauch) erlebt haben, als wirksam gezeigt hat (Nemeroff et al., 2003; Klein et al., 2018b, vgl. Abschn. 2.1), erscheint es sinnvoll, CBASP für Kinder und Jugendliche, welche eine depressive Symptomatik und interpersonelle Probleme zeigen, altersspezifisch zu modifizieren, was im Rahmen des Projektes CBASP@YoungAge derzeit vollzogen wird (Dippel et al., 2020). Bis dato wurde CBASP weder für diese Altersgruppe in Studien angewendet noch gibt es ein publiziertes Konzept oder Manual. Die in Abschn. 2.1 beschriebene »Individual Participant Data Network Metaregression«, welche auf drei RCT CBASP-Studien basiert (Furukawa et al., 2018), fand allerdings, dass Drop-out-Raten bei jüngeren Patienten höher ausfielen als bei älteren Patienten, wobei jedoch berücksichtigt werden muss, dass erst Patienten ab 18 Jahren in die drei Studien eingeschlossen wurden. Dieser Befund sowie klinische Erfahrungen geben Anhaltspunkte, CBASP bzgl. der altersentsprechenden Probleme und Bedürfnisse von Kindern und Jugendlichen zu adaptieren. Derzeit wird CBASP daher als individualisierte und modularisierte Intervention für Kinder und Jugendliche mit depressiven Erkrankungen und interpersonellen Problemen modifiziert. Dabei werden die sechs traditionellen bewährten Techniken von CBASP (s. Kap. 4 und 5) für verschiedene Altersgruppen (Kleinkinder, Grundschulkinder, Adoleszente, Transitionsalter »emerging adulthood«) angepasst. Die oben erwähnte Metaanalyse zur Wirksamkeit von Psychotherapie bei Kindern und Jugendlichen mit Depression (Weisz et al., 2017) legt nahe, dass der Einbezug von Bezugspersonen generell bei der Psychotherapie dieser Altersgruppen relevant ist. Da CBASP als primär interpersonelle Therapie einen besonderen Fokus auf Beziehungserfahrungen mit prägenden Bezugspersonen legt, erscheint es sehr ratsam, die prägenden Bezugspersonen auch direkt in die Therapie einzubeziehen. Insbesondere sollen durch ein interpersonelles Kiesler-

Kreis-Training (vgl. Abschn. 6.5) für die Eltern und Kinder wechselseitige dysfunktionale Beziehungsdynamiken zwischen den darin beteiligten Eltern und Kindern aufgedeckt und anschließend verändert werden. Da die Depression auch in diesen Altersgruppen häufig mit weiteren komorbiden Störungen einhergeht, werden bereits bewährte Therapiemodule aus anderen Methoden (wie Konfrontationstechniken für komorbide Angststörungen oder Skills-Training für instabile Persönlichkeitszüge) bei Indikation modular integriert. Das Konzept CBASP@YoungAge soll zunächst im Rahmen der ambulanten Psychotherapie von Kindern und Jugendlichen in einer Pilotstudie geprüft werden. Aktuelle Informationen zu dem Konzept finden sich hier: https://psychologie.uni-greifswald.de/43051/lehrstuehle-ii/klinische-psychologie-und-psychotherapie/forschung/

6.3 Individualisierte Konzepte für Patienten mit chronischer Depression und bestimmten Komorbiditäten

6.3.1 CBASP@Sucht

Studienergebnisse zeigen, dass 33-50% aller alkoholabhängigen Patienten komorbid an einer Depression leiden (vgl. Abschn. 1.2.4). Bis dato existieren wenig spezifische Psychotherapien, welche beide komorbide Störungen gezielt gleichermaßen behandeln. Da zudem die Alkoholabhängigkeit bzw. generell Abhängigkeitserkrankungen nicht rein als interpersonelle Störungen, sondern als ein durch Vielfältigkeit geprägtes Störungsbild und der Suchtmittelkonsum als häufige, universelle und zumindest kurzfristig wirksame Problemlösestrategie (Rau, 2017) aufgefasst werden können, erscheint eine Anpassung von CBASP für die Patienten mit beiden Diagnosen sinnvoll. Zusätzlich zu den CBASP-Zielen bezogen auf die Verbesserung der depressiven Symptomatik (vgl. 4.2) sollte selbstverständlich das Ziel einer mittel- und langfristigen Änderung des Konsumverhaltens verfolgt werden (Rau, 2017). Bereits Kim Penberthy von der University of Virginia, USA, die seit den 90er-Jahren mit McCullough zusammenarbeitet, entwickelte eine für chronisch depressive Patienten mit komorbider Alkoholabhängigkeit adaptierte CBASP-Behandlung in einer Tagesklinik (Penberthy, 2013; Penberthy et al., 2014). Ähnlich diesem Ansatz wurden im Rahmen eines stationären Settings, welches ausgerichtet war auf die Psychotherapie der Alkoholabhängigkeit (vgl. z. B. Rau, 2017), in Anlehnung an bestehende CBASP-Gruppentherapien (s. Abschn. 4.3, 5.6.3 und 5.6.4) die CBASP-Strategien Situationsanalyse und Kiesler-Kreis in sechs halboffenen stationären Gruppentherapiesitzungen für Patienten mit Abhängigkeitserkrankungen und komorbider Depression implementiert und integriert (Knies et al., 2016). Insbesondere scheint es zur Adressierung der Alkoholabhängigkeit hilfreich, Situationsanalysen mit Situationen, in denen Craving-Verhalten oder ein Rückfall das TE ist, durchzuführen. So können alternative interpersonelle Ziele (z. B. statt ein Bier zu trinken [TE], einen Freund anrufen [EE]) und hilfreiche Gedanken entwickelt sowie adäquates Verhalten geübt werden. In dem

Zusammenhang hat sich die Einschätzung des jeweiligen Kiesler-Kreis-Profils in Abhängigkeit des Alkoholkonsums (alkoholisiert/intoxikiert vs. nüchtern) als sehr hilfreich erwiesen, da so Verhaltensdefizite im nüchternen Zustand erkannt und gezielt bearbeitet werden, jedoch auch die teilweise dramatischen interpersonellen Konsequenzen (also Zugkräfte) bei extremer Trunkenheit aufgezeigt werden können (z. B. feindseliges Verhalten löst feindselige Reaktion aus, was Schlägereien erklärt; feindselig-dominantes Verhalten löst feindselig-submissive Reaktion aus, was erklärt, warum sich häufig viele Menschen von der Person distanzieren).

Die Ergebnisse einer ersten Pilotstudie (Knies et al., 2016) zeigen ein zufriedenstellendes Outcome (signifikanter Rückgang der Depressionswerte, keine Alkoholrückfälle während der Therapie, positive Veränderungen im Kiesler-Kreis). Zudem demonstrieren die Ergebnisse eine gute Durchführbarkeit (d. h. eine hohe Zufriedenheit und Akzeptanz, kein Drop-out) des Behandlungsansatzes.

6.3.2 CBASP@Trauma

Bereits im Abschnitt 1.2.4 wird die hohe Komorbidität zwischen der chronischen Depression und der PTBS aufgezeigt sowie die Gemeinsamkeiten und Unterschiede der beiden Störungen erläutert. Eine Anpassung der CBASP-Strategien erscheint aus unserer Sicht sinnvoll für Patienten, welche zusätzlich zur chronischen Depression eine PTBS aufweisen. Wenn die Symptome einer PTBS im Vordergrund stehen (wie z. B. Wiedererleben wie Flashbacks und belastende Träume, Vermeidung aller auslösenden Stimuli und Übererregung) und die chronische Depression sich erst nach dem auslösenden PTBS-Trauma entwickelt hat, empfehlen wir selbstverständlich eine evidenzbasierte PTBS-spezifische Psychotherapie (für einen Überblick vgl. z. B. Böttcher & Knaevelsrud, 2017). Sollte der Patient allerdings eine derartige spezifische PTBS-Psychotherapie bereits absolviert haben oder die PTBS-Symptomatik eher sekundär sein, erscheint eine Anpassung der CBASP-Techniken samt Augmentationen von trauma-spezifischen Techniken sinnvoll, was wir als CBASP@Trauma bezeichnen.

Bereits Todd Favorite von der University of Michigan, USA, hat ein für Kriegsveteranen mit Depression und komorbider PTBS adaptiertes ambulantes CBASP-Gruppentherapieprogramm entwickelt und dies mit der in seiner Einrichtung üblichen Behandlung (supportive Therapie) verglichen. Eine bislang leider unveröffentlichte Studie weist darauf hin, dass die CBASP-Gruppentherapie im Vergleich zu der üblichen Behandlung zu einer signifikanten Symptomreduktion (gemessen durch den BDI) führte. Dieser Effekt war auch zum Nachbeobachtungszeitpunkt noch erhalten (Favorite, 2013).

In Anlehnung an das Konzept von Favorite (2013) schlagen wir folgendes Vorgehen vor, welches sich insbesondere für eine Einzeltherapie mit begleitenden Gruppentherapie(n) anbietet, sich also beispielsweise sehr gut in einem stationären Konzept integrieren lässt.

Adaption der klassischen CBASP-Techniken

Wir empfehlen, die Liste prägender Bezugspersonen (vgl. 4.1) bei chronisch depressiven Patienten mit einer PTBS durch das oder die jeweils individuelle(n) bedeutsame(n) traumatische(n) Ereignis(se) zu ergänzen. Wenn das auslösende Trauma als »man-made« (also ein interpersonelles Trauma) vom Typ-I (einmalig, kurzfristig) oder Typ-II (mehrfach, langfristig) zu klassifizieren ist, dann sollte dieses Teil der klassischen Liste prägender Bezugspersonen sein (z. B. Typ-I: einmaliger sexueller Missbrauch durch eine Bezugsperson; Typ-II: emotionale Vernachlässigung durch eine Bezugsperson). Wie in den Kapiteln 4 und 5 beschrieben, empfehlen wir hier insbesondere die Konsequenzen des Traumas gemeinsam zu erarbeiten, was Favorite als »Impact Conclusion« (Trauma-Prägung) bezeichnet. Anschließend können die sogenannten »Trauma Hotspots« (also Hauptthemen) benannt und die trauma-spezifische Übertragungshypothese samt interpersoneller Konsequenz formuliert werden. In der Tabelle 6.2 ist dies beispielhaft für eine Patientin dargestellt, die durch ihren Vater sexuell missbraucht wurde und sich nun in CBASP-Therapie mit einem männlichen, deutlich älteren Therapeuten befindet.

Tabelle 6.2 Beispiel der Adaption von klassischen CBASP-Strategien einer chronisch depressiven Patientin mit PTBS (auslösendes Trauma: sexueller Missbrauch durch den Vater; männlicher Therapeut)

Trauma-spezifische Prägung (Impact Conclusion)	Andere Männer sind unberechenbar und können mir weh tun, daher kann ich keinem Mann mehr vertrauen und halte mich von Männern möglichst fern. Wenn das nicht geht, versuche ich, den Kontakt maximal zu kontrollieren.
Trauma Hotspot(s)	Vertrauen, Kontrolle, Nähe
Trauma-spezifische Übertragungshypothese	Wenn ich mich meinem Therapeuten anvertraue und ihm näher komme, dann wird er das ausnutzen. Daher vertraue ich ihm nicht und versuche, den Verlauf der Stunden zu kontrollieren und ihn auf Distanz zu halten.

Auch wenn das die PTBS auslösende Ereignis ein akzidentelles Trauma (wie z. B. ein Verkehrsunfall, eine Naturkatastrophe) ist, sollte dies als prägendes Ereignis zusätzlich auf die Liste genommen werden. Auch bei einem akzidentellen Trauma kann eine Prägung herausgearbeitet werden, bei welcher möglichst auch auf interpersonelle Konsequenzen fokussiert werden sollte. Beispielsweise hat eine Patientin, welche einen schweren Verkehrsunfall überlebt hat, folgende Prägung formuliert: »*Ich vermeide es unterwegs zu sein, weil mir jederzeit etwas Unvorhergesehenes passieren kann. Daher treffe ich kaum mehr Freunde.*«

Insbesondere beim Vorliegen von einem oder mehreren interpersonellen Trauma(ta) erscheint die Haltung des DPE unter möglichst häufigem Einsatz der Techniken KPR und IDÜ besonders wichtig, da der Therapeut selbst als »Trigger« des Traumas fungieren kann. Bei dem oben genannten Beispiel der Patientin mit dem sexuellen Missbrauch verstärkt der Therapeut, der hier deutlich der Trigger des Traumas ist, beispielsweise immer wieder positiv, wenn die Patientin sich öffnet, Kontrolle abgibt und Nähe zulässt. Wenn sie sich gegenteilig verhält (z. B. sich verschließt und vermeidet), sagt er ihr, was dieses Verhalten in ihm auslöst (z. B. »*Ich merke, dass Sie mir wenig darüber erzählen, wie es Ihnen wirklich geht. Sie halten mich quasi auf Abstand. Auch wenn ich das auf Basis dessen, was Ihnen zugestoßen ist, nachvollziehen kann, macht es mich ein wenig hilflos, weil ich so nicht weiß, wie ich Ihnen helfen kann. Dabei möchte ich das sehr gern.*«). Die klassische CBASP IDÜ kann zu einer Situations- und Trauma-Diskriminierungsübung modifiziert werden. In einem solchen Fall wird die Aufmerksamkeit gezielt auf den Vergleich zwischen Aspekten der traumatischen Situation und Aspekten der momentanen Situation gelenkt. Zunächst werden die Aspekte des früheren traumatischen Ereignisses exploriert (z. B. Vater sitzt an ihrem Bett) und im Anschluss daran die momentane Situation (z. B. Therapeut sitzt ihr schräg gegenüber). Hierbei können alle Sinne angesprochen werden. Bei der Beschreibung der gegenwärtigen Situation wird ein Fokus auf die detaillierte Beschreibung der Umgebung (z. B. den Therapieraum) und die Anwesenheit der Personen (z. B. des Therapeuten) gelegt, wobei die Ähnlichkeiten (z. B. beide Männer mit Bart, Brille und tiefer Stimme) und Unterschiede (Vater kam ihr näher, Therapeut bleibt ruhig entfernt sitzen) der beiden Situationen herausgearbeitet werden. Anschließend benennt der Therapeut offen, was er gerade fühlt und denkt, sodass dieser immer mehr als Sicherheitssignal (vgl. therapeutische Beziehung als Sicherheitszone, Abschn. 4.2.1) etabliert wird, was langfristig korrigierende Beziehungserfahrungen ermöglicht (Bsp: »*Ich kann Männern doch trauen.*«). Dieses Vorgehen ähnelt ein wenig der Elaboration der traumatischen Erinnerungen und Diskriminierung von Triggern durch eine Traumakonfrontation, wie es Ehlers und Clark (2000) im Rahmen ihres kognitiven Modells der PTBS vorschlagen.

Schließlich erscheint die Durchführung von Situationsanalysen einschließlich der Arbeit mit dem Kiesler-Kreis hilfreich, um Strategien gegen das PTBS-spezifische interpersonelle Vermeidungsverhalten zu entwickeln (z. B. Tatsächliches Ergebnis: *Ich verlasse sofort das Studentencafé, als sich ein deutlich älterer Kommilitone aus meinem Seminar an meinen Tisch setzt.* Erwünschtes Ergebnis: *Ich bleibe sitzen, atme tief durch, konzentriere mich auf das Hier und Jetzt und sage: Hey, wie geht's Dir?*). Auch können Wutausbrüche, welche durch die anhaltende Übererregung bei manchen Patienten ausgelöst werden, aufgrund der Prägungen validiert und anschließend mit Hilfe der Situationsanalyse und Kiesler-Kreis-Strategien in funktionales Verhalten verändert werden.

Augmentation der klassischen CBASP-Techniken durch weitere Techniken

Wenn das intrusive Wiedererleben des Traumas in Flashbacks oder Alpträumen stark ausgeprägt ist, schlagen wir vor, die CBASP-Therapie durch Traumakonfrontationen zu augmentieren. In der Praxis hat sich hierbei das Vorgehen analog der »Imagery Rescripting & Reprocessing Therapie« (IRRT, Schmucker & Köster, 2017) bewährt, was auch kurz als »Imagery Rescripting« bezeichnet wird (vgl. Niemeyer & Knaevelsrud, 2017). In einer drei Phasen umfassenden Imagination werden die wiederkehrenden negativen Erinnerungsbilder schrittweise modifiziert. In der ersten Phase (Imaginatives Wiedererleben) wird das belastende Ereignis zunächst aus der Perspektive des damaligen Selbst (z. B. als Kind) und in der Gegenwartsform nacherlebt. Die ursprüngliche Erinnerung wird dann im schlimmsten Moment (»Hot Spot«) in der zweiten Phase (Imaginatives Umschreiben: Bewältigungserfahrung) umgeschrieben, indem der Patient sein erwachsenes Selbst in die Imagination holt, das z. B. den Täter vertreibt und für das Kind sorgt, was als Phase 3 (Imaginatives Erleben von Selbstfürsorge) bezeichnet wird. Das Entwickeln von Bildern der Beruhigung, Tröstung und Versöhnung zwischen dem erwachsenen Selbst und dem traumatisierten Selbst bzw. Kind erweist sich in der Praxis als besonders wertvolle Ergänzung der klassischen CBASP-Strategien. Ziel der Interventionen sind eine Veränderung der Bedeutung der Erinnerung und eine emotionale Bewältigung des Traumas.

Da Imagery Rescripting gut in die Kognitive Verhaltenstherapie (KVT) integriert werden kann und die Durchführung eine tragfähige therapeutische Beziehung voraussetzt, erscheint es auch passend als Augmentationstechnik von CBASP. Imagery Rescripting erscheint insbesondere dann sinnvoll, wenn die Patienten als vorherrschende Emotion Scham, Schuld oder Wut erleben (vgl. Niemeyer & Knaevelsrud, 2017). Abgesehen von Wirksamkeitsnachweisen in der Behandlung der PTBS liegen erste Nachweise auch für die Behandlung der Depression vor (Überblick in Niemeyer & Knaevelsrud, 2017), was auch empirisch die Augmentation von CBASP fundiert.

6.3.3 CBASP@Borderline

Die klinische Praxis zeigt, dass sich die Behandlung von CBASP-Patienten insbesondere dann als schwierig bzw. kompliziert gestaltet, wenn die Patienten zusätzlich emotional-instabile Persönlichkeitszüge bzw. -akzentuierungen zeigen bzw. eine schwere komorbide Borderline-Persönlichkeitsstörung (BPS) aufweisen. Leider wissen wir nicht, wie sich eine BPS in RCT Studien auf das (differentielle) Ansprechen auswirkt, weil die unter 2.1 referierten Studien alle das Vorliegen einer BPS-Störung als Ausschlusskriterium benannt haben. Was wir jedoch wissen, ist, dass sich bzgl. der Lebenszeitkomorbidität der BPS am häufigsten (in ca. 80% der Fälle) eine affektive Störung findet (vgl. Stiglmayr, 2017a).

Uns ist extrem wichtig, darauf hinzuweisen, dass bei einer BPS (mit chronischer Depression) zunächst stets eine auf die BPS ausgerichtete störungsspezifische und evidenzbasierte Psychotherapie – wie z. B. die Dialektisch-Behaviorale Therapie (DBT) oder die Mentalisierungsbasierte Therapie (MBT) – zum Einsatz kommen sollte. Das nun folgende Vorgehen CBASP@Borderline empfehlen wir nur für die Fälle, bei denen bei einer bestehenden BPS bereits eine störungsspezifische Therapie wie die DBT durchgeführt wurde, welche die Symptomatik der BPS reduziert hat. In diesen Fällen wird oft die zuvor gleichsam hinter der BPS verborgene chronische Depression erst sicht- und dann spürbar. Zudem kann es angewendet werden, wenn die Borderline Symptomatik nur in milder Form bzw. Akzentuierung vorliegt.

Im Rahmen von CBASP@Borderline erscheint es sinnvoll, CBASP heurismengeleitet durch Strategien der DBT zu augmentieren, was sich anbietet, da beide Störungsbilder Ähnlichkeiten aufweisen. So kennzeichnet sowohl die chronische Depression als auch die BPS frühe Traumatisierungen und interpersonelle Probleme bzw. Störungen der sozialen Interaktion. Entsprechend hat bereits Lynn DBT für Depressionen angepasst (Lynn et al., 2007). Aber auch die beiden Methoden CBASP und DBT zeigen Gemeinsamkeiten: Ähnlich wie die DPE-Haltung in CBASP ist auch die DBT-Haltung durch Authentizität und Validierung gekennzeichnet, das Vorgehen ist ebenfalls recht direktiv und durch klare Strukturen (Manual) vorgegeben, Beziehungsmuster werden bearbeitet und Analysen von Situationen (in dem Fall Verhaltensanalysen) möglichst häufig durchgeführt. In Abgrenzung zur kognitiven Therapie betonen beide zudem die Notwendigkeit einer Verhaltensänderung, um intrapersonelle Veränderungen zu bewirken. Hierzu formuliert Marsha Linehan in ihrer Biographie sehr treffend: »You can't think yourself into new ways of acting; you can only act yourself into new ways of thinking." (Linehan, 2020, S. 147) – ein Zitat, das auch McCullough in der Form zugeschrieben werden könnte.

Die folgenden Ergänzungen und Modifikationen der klassischen CBASP-Therapie setzen an den borderline-spezifischen Charakteristika an, welche bei einer chronischen Depression ohne BPS (eher) nicht vorliegen und beinhalten die Augmentation durch DBT-Strategien, die in CBASP nicht vorgesehen sind.

Ergänzung des Skillstraining bei Affektregulationsstörungen. CBASP zielt nicht primär auf den Aufbau bzw. die Verbesserung von funktionalen Strategien zur Emotionsregulation und somit die Bearbeitung einer Affektregulationsstörung ab. Daher schlagen wir vor, bei Patienten mit chronischer Depression, welche eine Affektregulationsstörung aufweisen, spezifische Fertigkeiten (»Skills«) im Rahmen eines Skillstraining zu vermitteln, um extreme Emotionalität zu verändern und fehlangepasste Verhaltensweisen zu reduzieren (vgl. Linehan, 2015). Das Skillstraining (Linehan, 2015) ist gut in der Gruppe jedoch auch im Einzel vermittelbar.

Therapeutische Grundannahmen, Formulierung von Behandlungszielen mit Behandlungsvertrag sowie dialektischer Beziehungsgestaltung bei dysfunktionalen Verhaltensweisen. Wenn chronisch depressive Patienten mit BPS sich auch durch lebensbedrohliches (Suizidandrohungen, Suizidversuche) und/oder schweres selbstverletzendes Verhalten (SVV) präsentieren, sollte der Therapeut und der Patient die therapeutischen DBT Grundannahmen (Stiglmayr, 2017b) nicht aus den Augen verlieren (z. B. *Borderline-Patienten wollen sich verändern.* Oder *Borderline-Patienten haben ihre Schwierigkeiten nicht selbst verursacht, müssen sie aber selbst lösen.*) Zudem sollte in diesen Fällen das gesamte Vorgehen primär gemäß der DBT erfolgen, was u. a. bedeutet, bereits in den ersten Sitzungen eine Therapievereinbarung mit Anti-Suizid Vertrag zu schließen. Auch die Gestaltung der therapeutischen Beziehung wird auf das situative Verhalten des Patienten bzw. seine Bedürfnisse in den einzelnen Sitzungen sowie auf die jeweils im Vordergrund stehenden gemeinsam vereinbarten Therapieziele abgestimmt. Der Therapeut sollte sich gemäß der dialektischen Beziehungsgestaltung, also der sogenannten »DBT Wippe« (Ausbalancieren von Nähe und Distanz, vgl. gemeinsamer Tanz auf einer energiegeladenen Tanzfläche) verhalten, wenn der Patient dysfunktionales lebensbedrohliches oder SVV-Verhalten zeigt (sehr gute videobasierte Demonstrationen dieser Beziehungsgestaltung finden sich bei Brakemeier & Jacobi, 2017b und bei Brakemeier, 2019). Wenn der Patient sich entgegen seiner Prägungen verhält oder weniger dramatisch dysfunktional, kann die DPE-Haltung einschließlich KPR mit IDÜ gezeigt werden, was – v. a. bedingt durch die IDÜ – explizitere korrigierende Beziehungserfahrungen ermöglicht als die dialektische Haltung (vgl. videobasierte Demonstration bei Brakemeier, 2019).

Stärkerer Fokus auf Akzeptieren / Verändern von schwerem Leid auf der emotionalen Ebene sowie Akzeptanz und Lösung von Problemen der Lebensführung. Diese Ziele der zweiten und dritten Therapiephase einer DBT erscheinen auch hilfreich in eine CBASP-Therapie bei Vorliegen von BPS integrierbar, da CBASP – zumindest explizit – keine Akzeptanz-Strategien beschreibt, welche ja eher intrapersoneller Natur sind. Insbesondere scheinen Techniken zur Steigerung der Selbstachtung und des achtsamen Selbstmitgefühls, der Wertschätzung gegenüber anderen und sich selbst sowie der Selbstfürsorge, als sinnvolle Ergänzung für diese Subgruppe.

Erste Einzelfallanalysen im ambulanten Kontext (Bollmann et al., 2016) und Erfahrungen aus stationären Konzepten (vgl. 6.3.5) weisen auf eine viel versprechende Akzeptanz und Wirksamkeit dieser Modifikationen hin. Abschließend soll jedoch noch einmal betont werden, dass dieses Vorgehen bei einer ausgeprägten BPS mit chronischer Depression nur gewählt werden sollte, wenn zuvor eine auf die BPS ausgerichtete störungsspezifische und evidenzbasierte Psychotherapie – wie die DBT oder die MBT – zum Einsatz gekommen ist, auf welche der Patient auch angesprochen hat, sodass lebensbedrohliches (Suizidandrohungen, Suizidversuche) und / oder SVV bereits abgebaut wurde. Die stärkere Traumatisierung von Patienten mit einer Borderline-Persönlichkeitsstörung im Vergleich mit Patienten mit chronischer Depression (vgl. Brakemeier et al., 2018) lässt darauf schließen, dass Patienten interpersonell noch stärkere Schwierigkeiten aufweisen, so zum Beispiel verortet auf dem Kiesler-Kreis häufiger und / oder extremer feindselig-dominant auftreten. Wenn Patienten nicht in der Lage sind, jemandem zu vertrauen (und somit auch nicht dem Therapeuten), dann erscheint CBASP nicht indiziert.

6.3.4 CBASP@Narzissmus

Manche Patienten mit chronischer Depression zeigen zeitgleich narzisstische Persönlichkeitsakzentuierungen oder -störungen, was in der Therapie zu spezifischen interpersonellen Herausforderungen führen kann. Die gemeinsame Arbeit eines Experten, der auf Patienten mit narzisstischen Störungen spezialisiert ist (Claas-Hinrich Lammers), und ELB hat ein Konzept ergeben, welches basierend auf Theorien zum Narzissmus CBASP mit der Schematherapie (Young, 2005; Lammers, 2014) verbindet und *CBASPersonalized-Narzissmus* (kurz: CPN) benannt wurde (Brakemeier und Lammers, 2021). Gemäß dem Modell der doppelten Selbstwertregulation (Sachse et al., 2011) weisen narzisstisch gestörte Patienten sowohl einen grandiosen Selbstanteil (u. a. charakterisiert durch Selbstidealisierung, Empathiearmut, Größenideen, Abwertung anderer, Anspruchsdenken) als auch einen vulnerablen Selbstanteil auf (u. a. gekennzeichnet durch Scham, Hilflosigkeit, Angst, Einsamkeit). Im Rahmen ihrer pathologischen Selbstwertregulation sind die Patienten fortlaufend mit der Vermeidung bzw. Unterdrückung der Aktivierung ihres vulnerablen Selbstanteils beschäftigt. Hierzu dienen die narzisstischen Verhaltensweisen, die in Verbindung mit einer hohen und häufig unrealistischen Anspruchshaltung darauf ausgerichtet sind, andere Menschen zu Bewunderung, Anerkennung, Unterwerfung u. ä. Reaktionen zu veranlassen und gleichzeitig Nähe zu meiden, um den vulnerablen Selbstanteil zu schützen. Diese dominanten bis feindseligen Verhaltensweisen führen wiederum zu einer Instabilität sozialer Kontakte im privaten und beruflichen Bereich mit krisenhaften Zuspitzungen, welche wesentlich zum Leiden der Patienten beitragen (Kealy & Ogrodniczuk, 2011). Die Inhalte sowie die Abfolge der Module des *CBASPersonalized-Narzissmus* werden in Abbildung 6.1 schematisch visualisiert.

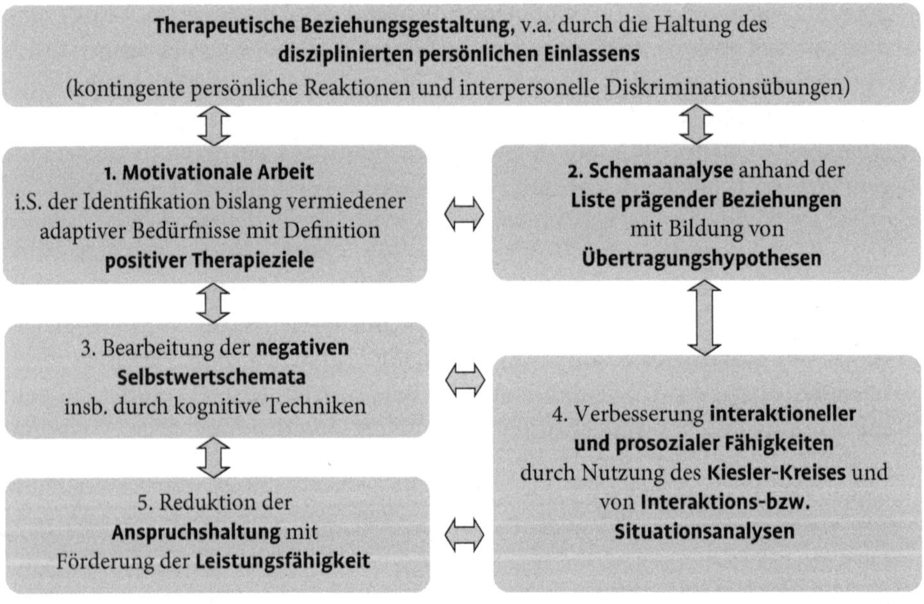

Abbildung 6.1 Module von CBASPersonalized-Narzissmus (adaptiert nach Brakemeier & Lammers, 2021)

Therapeutische Beziehungsgestaltung angepasst für Patienten mit Narzissmus. Die therapeutische Beziehung ist ein zentrales Geschehen des therapeutischen Prozesses mit narzisstischen Patienten, da von ihr die Bereitschaft der Patienten zur Einnahme einer Patientenrolle insbesondere in Form von Mitarbeit und Öffnung abhängt

(Lammers, 2014). Hierfür sollte der Therapeut in der ersten Phase der Therapie ein Beziehungsangebot machen, das von einer empathisch-validierenden Grundhaltung insbesondere in Bezug auf das vulnerable Selbst und einer Fokussierung auf positive, bedürfnis- und ressourcenorientierte Eigenschaften und Ziele geprägt ist. Im Rahmen einer motivorientierten Beziehungsgestaltung (vgl. Caspar & Belz, 2017) verhält sich der Therapeut anfänglich gegenüber den expliziten narzisstischen Motiven des Patienten (z. B. nach Kontrolle, Bewunderung oder spezieller Behandlung) soweit komplementär, wie es für deren Therapiemotivation förderlich ist. Im Verlauf der Therapie richtet sich die motivorientierte Beziehungsgestaltung dann zunehmend gezielt auf die Befriedigung zentraler, aber vernachlässigter interpersoneller Bedürfnisse der Patienten aus (z. B. Bedürfnisse nach Geborgenheit, Zugehörigkeit, grundsätzlicher Akzeptanz und Bindung). Erst bei bestehender Therapiemotivation und gefestigter therapeutischer Beziehung sollte die Haltung des DPE eingenommen und mit KPR und IDÜs gearbeitet werden. Es empfiehlt sich vorher, explizit den Sinn und Zweck der DPE-Haltung zu thematisieren (»Ich gebe Ihnen Rückmeldung darüber, was Ihr Verhalten in mir auslöst, damit Sie daraus lernen können.«) und sich die Erlaubnis des Patienten einzuholen (»Dies schließt auch kritische Rückmeldungen ein, weil ich Ihnen helfen möchte, Ihre Beziehungen zu verbessern. Ist das in Ihrem Sinne?«). So kann der narzisstische Patient exemplarisch mit seinem Therapeuten eine korrigierende heilsame Beziehungserfahrung machen, die durch eine größere emotionale Offenheit und das Erleben von Nähe, Wertschätzung, Gleichberechtigung und Reziprozität geprägt ist.

Übertragungshypothesen zur Erklärung des grandiosen und vulnerablen Selbst. Besonders wichtig erscheint es, bei den Prägungen und Übertragungshypothesen die im Abschnitt 4.2.2 beschriebene heutige Konsequenz zu integrieren, da so nachvollziehbar wird, wie die beiden Selbst-Anteile entstanden sind und sich heute auf Beziehungen auswirken. Folgende Übertragungshypothesen verdeutlichen dies:

- Übertragungshypothese (grandioses Selbst): »Wenn ich in der Therapie keine Erfolge erziele bzw. nicht etwas Besonderes zeige, wird meine Therapeutin schnell das Interesse verlieren und die Therapie beenden. Daher versuche ich, ein besonders interessanter und erfolgreicher Patient / Mensch zu sein.«
- Übertragungshypothese (vulnerables Selbst): »Wenn ich mich in der Therapie so zeige, wie ich mich wirklich oft fühle, wird meine Therapeutin mich abwerten und verletzen. Daher verstecke ich diese Seite in der Therapie (und auch sonst im Leben).«

Verbesserung interaktioneller und prosozialer Fähigkeiten. Wenn eine stabile Beziehung zum Therapeuten aufgebaut wurde und die Patienten sich ihre interpersonellen Probleme und deren Konsequenzen eingestehen und motiviert sind, diese zu bearbeiten, kann die Arbeit an den interpersonell-orientierten Therapiezielen beginnen. Da das Leiden narzisstischer Patienten wesentlich durch die negativen interaktionellen Folgen ihrer narzisstischen Verhaltensweisen in Privatleben und Beruf entsteht (Kealy & Ogrodniczuk, 2011), ist es wichtig, dass die veränderungsorientierte therapeutische Arbeit auf die Verbesserung ihrer kognitiven Empathie und den Aufbau interaktioneller Fertigkeiten abzielt. Hierdurch können sie lernen, die Bedürfnisse und Motive ihrer Interaktionspartner besser zu verstehen und ihr Verhalten diesen besser anzupassen, was wesentlich zu dem adaptiven Ziel der Stabilisierung ihrer Beziehungen beiträgt. Interaktions- bzw. Situationsanalysen und die Arbeit mit dem Kiesler-Kreis erscheinen hier sehr hilfreich. Zur besseren Einschätzung bzw. Visualisierung des bisherigen Interaktionsstils des Patienten und des angestrebten Interaktionsstils kann der Kiesler-Kreis verwendet werden, in dem sich auch das vulnerable und grandiose Selbst gut einordnen lassen.

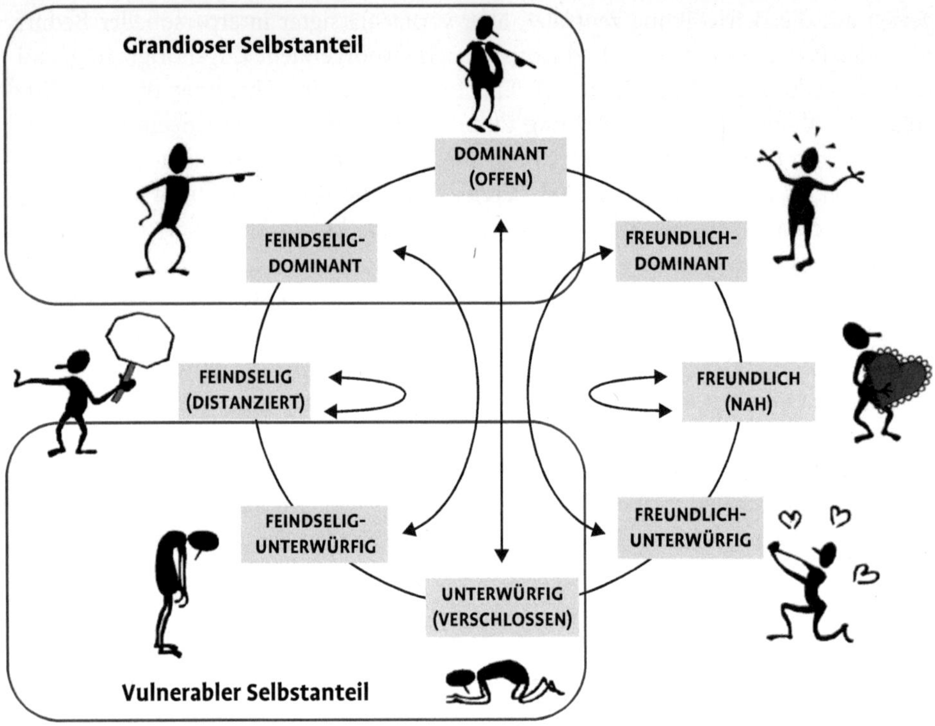

Abbildung 6.2 Verortung des grandiosen sowie vulnerablen Selbstanteils im Kiesler-Kreis (nach Brakemeier & Lammers, 2021)

Reduktion der Anspruchshaltung mit Förderung der Leistungsfähigkeit. Narzisstische Patienten haben eine sehr hohe und oftmals unrealistische Anspruchshaltung nicht nur gegenüber anderen Personen, sondern auch in Bezug auf sich selbst. Diese Anspruchshaltung führt zu Frustration und erheblichen Belastungen, da die Patienten entweder nur durch einen extrem hohen Arbeitsaufwand, verbunden mit einem erheblichen Stress, ihren Ansprüchen in Beruf und Privatleben Genüge tun können oder sich wegen der Unerfüllbarkeit ihrer Ansprüche zurückziehen und passiv verbleiben (z. B. wenn der Patient sich wegen Versagenssituationen bzw. -ängsten vom Berufsleben zurückgezogen hat). Während die erfolgreichen narzisstischen Patienten wegen der hohen Belastung häufig ein Burn-out, eine Depression oder andere psychische Erkrankung entwickeln, zeigen langfristig erfolglose narzisstische Patienten das Bild einer chronischen Depression. Das Ziel der therapeutischen Arbeit in diesem Modul besteht deswegen in einer Reduktion von Ansprüchen und einer Steigerung von Leistung bzw. Erfolgen. Für die beruflich erfolglosen Patienten zielen die Interventionen insbesondere auf die Entwicklung realistischer Ansprüche sowie darüber hinaus auf die konkrete Verbesserung der Arbeitsleistungen ab, damit die Patienten ihr adaptives Bedürfnis nach Anerkennung, Beachtung und Respekt durch reale Erfolge befriedigen können.

Das Konzept CPN wurde in einem Kapitel ausführlich beschrieben (Brakemeier & Lammers, 2021) und sollte zukünftig in Studien untersucht werden.

6.3.5 CBASP@Autismus

Die differentialdiagnostische Abgrenzung zwischen chronisch Depressiven und Patienten mit einer Autismus-Spektrum-Störung (ASS) kann schwierig sein, da für beide Störungsbilder Defizite in der sozialen Kommunikation und Interaktion charakteristisch sind (vgl. Abschn. 1.2.4). Etwa die Hälfte der chronisch depressiven Patienten zeigt erhöhte autistische oder autismusähnliche Züge (Radtke et al., 2019). Wenn Patienten mit ASS komorbid eine chronische Depression haben oder Patienten mit chronischer Depression autistische Züge aufweisen, erscheint der Einsatz von CBASP aufgrund der Fokussierung auf interpersonelle Situationen sowie der hohen Authentizität und Transparenz des Therapeuten sinnvoll. Allerdings sollten die CBASP-Strategien auf die Besonderheiten und speziellen Bedürfnisse von Menschen mit autistischen sozialen Beeinträchtigungen angepasst werden, welche sich aus der Kernsymptomatik der Störung ableiten (Radtke, 2017). Abgesehen von den Defiziten in der sozialen Kommunikation und Interaktion zählen zu den Kernsymptomen die restriktiven und repetitiven Verhaltens- und Interessensmuster. Konkret bedeutet dies, dass Menschen mit ASS Probleme haben, Beziehungen und Kontakte zu Mitmenschen aufzubauen und aufrechtzuerhalten. Die Fähigkeiten, soziale Interaktionen durch nonverbales Verhalten zu regulieren sowie dieses adäquat zu interpretieren, sind eingeschränkt. Zudem bestehen Defizite in der sozioemotionalen Gegenseitigkeit, beispielsweise durch die Schwierigkeit, Blickkontakt aufbauen und halten zu können. Weiterhin haben die Betroffenen häufig eine starke Aversion gegen Veränderungen und halten stark an Routinen und gleichen Abläufen fest. Dies manifestiert sich z. B. auch in Bereichen wie Kleidung und Essen. Ferner zeigen sich bei vielen Menschen mit Autismus hochgradig eingegrenzte, fixierte Interessen (sog. Sonderinteressen) wie auch Besonderheiten in der Wahrnehmung (wie akustische, visuelle, taktile und / oder olfaktorische Überempfindlichkeiten) sowie Defizite der Feinmotorik und Koordination (vgl. Radtke, 2017).

Im Rahmen einer CBASP-Therapie gilt es insbesondere die Tatsache zu beachten, dass die genannten Kernsymptome des Autismus nicht grundsätzlich »wegtherapiert« werden können. Die CBASP-Interventionen sollten bei komorbider ASS-Symptomatik vielmehr darauf abzielen, Umgangs- und Kompensationsstrategien im Hinblick auf die Kerndefizite zu erlernen (Radtke, 2017). Da die chronische Depression bei autistischen Menschen vermutlich aus einem ständigen Erleben von Defiziten und Erfahrungen des Scheiterns resultiert, können diese Patienten von CBASP profitieren, wenn hier der Fokus auf den Umgang mit den interpersonellen Defiziten gelegt wird.

Anpassung der CBASP-Strategien an die autistischen Züge und Verhaltensweisen. Die Erarbeitung der Prägungen samt Übertragungshypothesen kann Patienten mit ASS-Symptomatik helfen, zu erkennen, wie ihre heutigen Probleme mit früheren Beziehungserfahrungen im Zusammenhang stehen. Hier sollte der Fokus jedoch mehr auf die kognitive Erkenntnis und weniger auf das emotionale Nachspüren gelegt werden. Da Menschen mit ASS abgesehen von den engsten Bezugspersonen oft nur wenig Kontakt zu anderen Menschen haben, kommt der therapeutischen Beziehung eine wichtige Rolle zu (Preißmann, 2013). Wohlwollen und Verständnis für die autistischen Besonderheiten und die daraus resultierenden Schwierigkeiten sind für die Betroffenen sehr wichtig. Häufig stellen Therapeuten für autistische Menschen ein soziales Rollenvorbild dar. Authentizität und ein offener Umgang mit eigenen Fehlern und Wissenslücken sind daher besonders hilfreich (Riedel, 2016), was sehr gut zu der DPE-Haltung in CBASP passt, wobei auf emotionale KPR-Sequenzen verzichtet werden kann. Auch die IDÜ scheint insbesondere durch die kognitive Diskriminierung zu greifen und weniger durch emotionales Nachspüren. Nicht selten übersteigt das theoretische Wissen der Betroffenen zur Thematik das des Therapeuten. Dies sollte jedoch nicht generell vor einer Behandlung abschrecken, vielmehr sollte die Therapie als wechselseitiger Prozess des Lernens mit- und voneinander verstanden werden (vgl. Radtke, 2017). Bei der Beziehungsgestaltung sollte auf eine klare und deutliche Ausdrucksweise sowie möglichst wenig Verwendung von bildhafter Sprache, Metaphern (deutlicher Gegensatz zur klassischen CBASP-Therapie, vgl. Mauer-Metapher Abschn. 1.3, Film-Metapher Abschn. 4.2.4) und Ironie geachtet werden. Missverständnisse müssen ausführlich geklärt werden und jede Sitzung sollte klar und transparent strukturiert sein, was sich wiederum sehr gut mit CBASP vereinbaren lässt. Die Therapie von ASS Patienten erfordert häufig vom Therapeuten noch mehr Geduld bei jeglicher Zielfindung als bei der Behandlung der chronischen Depression ohne ASS, auf jegliches Drängen auf Veränderungen sollte verzichtet werden.

Insbesondere zeigen unsere klinischen Erfahrungen, dass die Arbeit mit dem Kiesler-Kreis (v. a. das kognitive Aufzeigen der Zugkräfte) und mit Situationsanalysen (vgl. Kap. 4 und 5) für Patienten mit ASS Symptomatik sehr hilfreich sein kann. Bei Situationsanalysen sollte unbedingt bei der Wahl des erwünschten Ergebnisses beachtet werden, dass Patienten hier nicht vermeintlich sozial erwünschte Ziele wählen sollten (wie z. B. auf Partys gehen, Einladungen zusagen, sich mit Freunden treffen), da diese sie überfordern. Die CBASP-Therapeuten sollten die Patienten bei der Wahl des erwünschten Ergebnis vielmehr darin unterstützen, die sozialen Nischen zu finden, die ihren individuellen autistischen Bedürfnissen entsprechen (z. B. Partys freundlich abzusagen und sich stattdessen mit nur einem Freund zu treffen oder allein zuhause zu bleiben).

Wenn die ASS-Symptomatik stark ausgeprägt ist bzw. eine ASS im Vollbild vorliegt, sollten Elemente aus Programmen für Autismus gezielt einbezogen werden. Beispielsweise können in diesen Fällen das Erlernen von Techniken zum Umgang mit Stress, die Unterstützung bei der optimalen Nutzung von Stärken sowie dem gezielten Suchen von beruflichen und sozialen Nischen zur Kompensation von Schwächen in die Therapie fokussiert integriert werden. Weitere Ziele bestehen in der Förderung der Selbstakzeptanz und der Akzeptanz durch das Umfeld. Sinnvoll erscheint schließlich – wann immer möglich – der gleichzeitige Besuch von gruppentherapeutischen ASS-Ansätzen (z. B. das Freiburger Asperger Spezifische Therapiekonzept für Erwachsene, FASTER; Ebert et al., 2013; Peters et al., 2016). Ein Gruppensetting bietet den Vorteil eines engen Austausches der Betroffenen untereinander. So kann die Akzeptanz für das Störungsbild gestärkt und das Gefühl des »Anders-Seins« der Betroffenen verringert werden (Peters et al., 2016). Zudem bietet die Gruppe ein sehr praxisnahes, ressourcenorientiertes Übungs- und Lernfeld. Im sozialpsychiatrischen Bereich sollte auf die spezifischen Bedürfnisse von Patienten mit ASS eingegangen werden, z. B. bei der Gestaltung der beruflichen Tätigkeit. Ein Einbeziehen des Umfeldes, z. B. im Rahmen gemeinsamer Sitzungen, ist häufig sehr sinnvoll insbesondere in Bezug auf psychoedukative Anteile und zur Entlastung der Angehörigen von Schuldgefühlen (vgl. Radtke, 2017). In den letzten Jahren wurden zudem einige computergestützte Programme entwickelt, welche mithilfe von Bild- und Tonmaterial Betroffenen helfen, Komponenten der sozialen Interaktion zu trainieren (z. B. Social Cognition Training Tool; SCOTT; Dziobek, 2011). Die Besonderheit von CBASP@Autismus soll abschließend an folgendem Beispiel eines Patienten mit einer schweren chronischen Depression und komorbider ASS, welcher stationär behandelt wurde, skizziert werden.

Beispiel

Herr Xaver berichtete am Ende der CBASP@Autismus-Therapie, dass die wichtigste Hilfe seiner Therapeutin sowie des gesamten Behandlungsteams darin bestanden habe, dass sie ihm stets geduldig und zugewandt zugehört und ihn bei zwei Entscheidungen wohlwollend und unterstützend begleitet hätten: (1) aus der turbulenten WG auszuziehen (wofür viele Situationsanalysen vonnöten waren) und mit seinem Hund in eine kleine Einraumwohnung zu ziehen sowie (2) sich von seiner seit Jahren nicht zum Abschluss gebrachten Doktorarbeit zu verabschieden (was vor allem durch die DPE Haltung seiner Therapeutin getriggert wurde: Sie sind ein liebenswerter und intelligenter Mann – ganz egal, ob Sie promoviert sind oder nicht) und stattdessen einen Job zu suchen, der ihm unmittelbar viel Freude bereitet (Arbeit in einer Tischlerei). So habe er sowohl beruflich als auch sozial seine individuellen Nischen finden können, wobei ihm – abgesehen von den Einzel- und Gruppentherapeuten – insbesondere die Sozialarbeiterin (vgl. Abschn. 5.6.8) entscheidend geholfen habe.

6.4 CBASPersonalized als ein individualisiertes und modulares Konzept für Patienten mit chronischer Depression und Komorbiditäten

CBASPersonalized integriert als individualisiertes und modulares Konzept für Patienten mit chronischer Depression und Komorbiditäten alle bisher unter 6.3 vorgestellten Ansätze, da dieses individualisierte und gleichzeitig modulares Konzept für die Behandlung von Patienten mit chronischer Depression und diversen Komorbiditäten ausgerichtet ist (vgl. Brakemeier & Herpertz, 2019). Es wurde als ein multidisziplinäres Behandlungskonzept entwickelt und im April 2017 auf der Station 8 der Schön Klinik Bad Arolsen in der Routineversorgung implementiert. Abgesehen von den klassischen CBASP-Strategien werden in dem neuen CBASPersonalized-Konzept individuell auf die Problematik (v. a. Komorbiditäten) der Patienten zugeschnittene evidenzbasierte Behandlungsstrategien auf Heurismen fußend integriert. Die Ein- und Ausschlusskriterien ähneln denen in Tabelle 5.2. Um dieses »maßgeschneiderte« Vorgehen zu realisieren, wird zunächst eine umfassende Diagnostik durchgeführt. Wir empfehlen, abgesehen von dem Einsatz der klassischen störungsspezifischen Fragebögen und Interviews (wie z. B. das SCID-5-CV und das SCID-5-PD-Interview zur Erfassung der Komorbiditäten) auch das Personality Inventory for DSM-5 – Brief Form Plus (PID5BF+; Bach et al., 2020) – ein Fragebogen zur Erfassung der Persönlichkeitsstörungen gemäß des alternativen dimensionalen Modells im DSM-5 (vgl. Zimmermann & Benecke, 2017) – einzusetzen. In Teambesprechungen, welche bereits in der

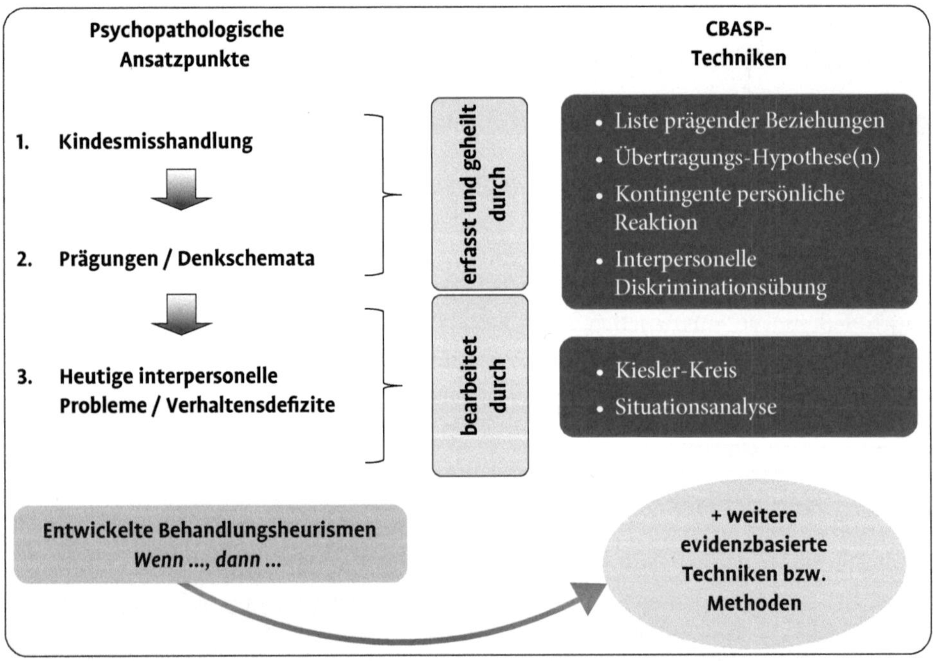

Abbildung 6.3: Vorgehen der stationären CBASPersonalized-Behandlung (modifiziert nach Brakemeier & Herpertz, 2019)

ersten Woche nach Aufnahme und anschließend wöchentlich stattfinden, erfolgt basierend auf der Diagnostik die individuelle Therapieplanung, wofür abgesehen von den klassischen CBASP-Strategien bestimmte zusätzliche Module zur Verfügung stehen. Dieses Vorgehen der CBASPersonalized-Behandlung ist in Abbildung 6.3 veranschaulicht.

Die Abbildung 6.4 gibt sämtliche Einzel- und Gruppentherapien des CBASPersonalized-Konzeptes wieder. An dieser Stelle möchten wir darauf hinweisen, dass keine zusätzlichen Therapien oder zusätzliches Personal zur Umsetzung des Konzeptes in einer psychosomatischen Klinik herangezogen wurden. Es wurden jedoch jegliche in der Routineversorgung angebotenen Therapien in das Konzept integriert.

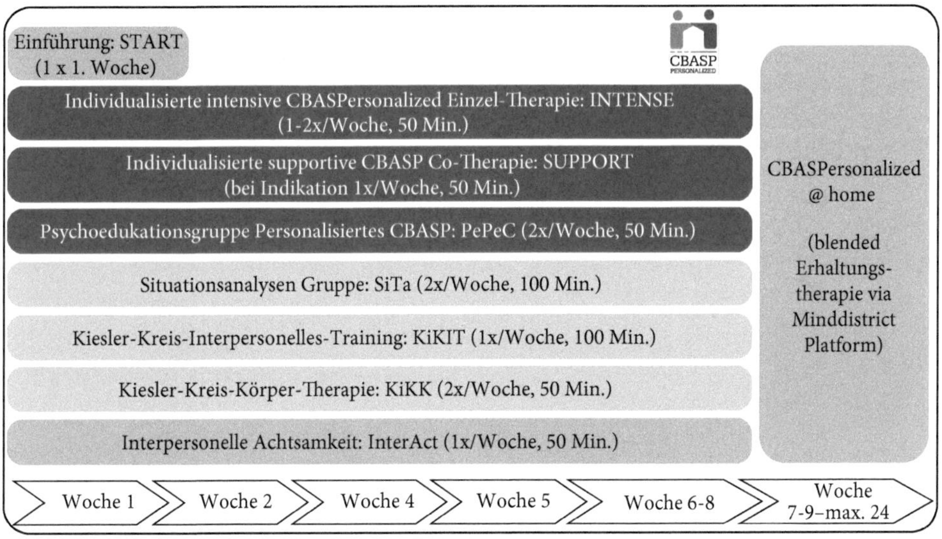

Abbildung 6.4: Bausteine der stationären CBASPersonalized-Behandlung. Anmerkung: Dunkle Felder = personalisierte Therapien bzw. Module; helle Felder = traditionelle CBASP Therapien bzw. Module; gestrichelte Felder = Vereinen von traditionellen CBASP Strategien und personalisiertem Vorgehen; CBASPersonalized@home vgl. Abschn. 6.6.1

Die drei Gruppentherapien SiTa (Situationsanalysen Gruppe), KiKIT (Kiesler-Kreis-Interpersonelles-Training) und KiKK (Kiesler-Kreis-Körper-Therapie), die auf den traditionellen CBASP-Strategien basieren, werden in sehr ähnlicher Form in Kapitel 5 beschrieben. Hinzu kommen die für die Patienten einmalige Gruppe START, in welcher das individualisierte CBASP-Konzept praxisnah und individuell eingeführt wird, sowie die Gruppe InterAct, in der der CBASP-spezifische interpersonelle Fokus mit dem Konzept der Achtsamkeit verbunden wird. Diese beiden Gruppen verbinden also die traditionellen CBASP-Strategien mit den individualisierten bzw. zusätzlichen Techniken (wie der Achtsamkeit). Die evidenzbasierte Individualisierung wird insbesondere durch die Einzel-Therapien INTENSE (individualisierte intensive CBASPersonalized Einzel-Therapie) und SUPPORT (individualisierte supportive CBASP Co-Therapie, welche in anderen Kliniken auch durch die (Bezugs)Pflege übernommen werden kann) sowie – auf modularer Ebene – die Gruppe PePeC (Psychoedukationsgruppe Personalisiertes CBASP) erreicht. In der Gruppentherapie PePeC werden bestimmte in einem Manual vorbereitete Module bearbeitet, wobei die Auswahl von der Zusammensetzung der Gruppe und deren jeweiligen Bedürfnisse und komorbiden Problemen abhängt (vgl. Tabelle 6.3). Die Konzeptualisierung der Module wurde entsprechend der Häufigkeit der Komorbiditäten von Patienten mit einer chronischen Depression vorgenommen (vgl. Abschn. 1.2.4), wobei Strategien aus evidenzbasierten Psychotherapieverfahren und -methoden ausgewählt wurden, die sich gut in einem zeitlich begrenzten Gruppenkontext realisieren lassen.

Tabelle 6.3 Module der PePeC-Gruppe einschließlich Strategien, Quelle und Ziel-Komorbidität

	Name	Strategien	Quelle	Ziel-Komorbidität
1	Umgang mit Ängsten und erlebten traumatischen Ereignissen	Psychoedukation zu Angstkreisläufen und zu Konfrontations- bzw. Expositionsübungen	KVT, insb. IRRT	Angststörungen und PTBS
2	Umgang mit starken und schnell wechselnden Emotionen	Skillstraining und Achtsamkeitsübungen	DBT	emotional instabile bzw. Borderline-Persönlichkeitsstörungen und -akzentuierungen
3	Umgang mit ausgeprägten Scham- und Schuldgefühlen bzw. Selbstkritik	Selbstmitgefühls-Übungen	Self-Compassion Therapie	Persönlichkeitsprobleme, welche gemäß des alternativen Modells für Persönlichkeitsstörungen in den Bereichen Identität und Selbststeuerung zu verorten sind
4	Umgang mit resistenten, nicht veränderbar erscheinenden Problemen und Einschränkungen	Werte einschl. werteorientierter Verhaltensaktivierung	ACT und Verhaltensaktivierung	therapieresistente Störungen, insb. therapieresistente Schmerzstörungen
5	Rückfallprophylaxe	Therapierückblick und »Koffer packen mit individuell hilfreichen Strategien« (vgl. Guhn & Brakemeier, in press)	v. a. KVT	alle Komorbiditäten

Die in den PePeC-Modulen vorgestellten Strategien werden bei Indikation in den beiden Einzeltherapien INTENSE und SUPPORT individualisiert intensiviert. Beispielsweise erfolgt bei Patienten mit einer komorbiden PTBS und intensivem intrusiven Wiedererleben des Traumas in Flashbacks die Psychoedukation über Traumakonfrontation in der Gruppentherapie PePeC während die tatsächliche Konfrontation gemäß IRRT (vgl. 6.3.2) im sicheren geschützten Rahmen der Einzeltherapie INTENSE durchgeführt wird, bei Bedarf unterstützt durch die Co-therapeutische Einzeltherapie SUPPORT.

Für die Patienten existiert ein anschauliches Patientenhandbuch, welches insbesondere diverse Arbeitsblätter beinhaltet. Den Therapeuten steht ein umfassendes Therapeutenmanual zur Verfügung, welches u. a. auch die unter 6.3 skizzierten Anpassungen von CBASP an bestimmte Komorbiditäten in ausführlicher Form umfasst. Wie in Abschnitt 5.4 beschrieben sind Fortbildungen, teambildende Maßnahmen, die CBASP-Teambesprechungen, Supervision und das Einnehmen einer gemeinsamen therapeutischen DPE-Haltung essentiell für ein solches intensives Konzept. Begleitet werden diese Therapieelemente durch eine zusätzliche wöchentliche (Leitungs-)Visite, in der der individuelle aktuelle Stand des betreffenden Patienten mit ihm besprochen wird, um die evidenzbasierte Anpassung der Therapie an die Probleme und Bedürfnisse des Patienten fortlaufend sicherzustellen.

Da Patienten einer psychosomatischen Klinik in der Regel nicht länger als sechs Wochen behandelt werden können, wurde dieses Konzept für sechs (bis maximal acht Wochen) konzipiert. Um dennoch eine längere Dauer und Dosis zu gewährleisten (vgl. Abschn. 5.5), wird den Patienten nach Entlassung eine sechs- bis zwölfwöchige guided Online-Erhaltungstherapie CBASPersonalized@home angeboten, welche unter 6.6.1 beschrieben wird.

Aktuelle Informationen zu dem Konzept finden sich hier: https://psychologie.uni-greifswald.de/pl/43051/lehrstuehle-ii/klinische-psychologie-und-psychotherapie/forschung/

Dieses und andere modulare Konzepte werden derzeit im Rahmen von offenen Pilotstudien oder randomisiert-kontrollierten Studien hinsichtlich Machbarkeit und Wirksamkeit untersucht.

6.5 Das Kiesler-Kreis-Training zur Behandlung interpersoneller Probleme

Wie aus dem zuvor dargestellten modularen Ansatz hervorgeht, lassen sich gezielt bestimmte CBASP-Strategien auch auf die Behandlung anderer Störungsbilder anwenden. Dies ist insofern nicht verwunderlich, als dass auch McCullough CBASP aus einer Reihe von bereits bestehenden Theorien und Techniken heraus entwickelt hat.

Die Interpersonale Theorie beispielsweise, die Mitte des 20. Jahrhunderts in den USA begründet wurde (Sullivan, 1953), postuliert, dass sich zwei Personen, die miteinander interagieren, permanent gegenseitig beeinflussen (Leary, 1957). Aus dieser Annahme und einer Reihe von empirischen Untersuchungen wurde ein Circumplexmodell zur heuristischen Beschreibung von Interaktionsverhalten entwickelt, welches als sogenanntes Kiesler-Kreismodell in das CBASP-Konzept Eingang gefunden hat (Kiesler, 1983, 1996, vgl. Abschn. 4.2.3 und 5.6.4). Probleme in zwischenmenschlichen Beziehungen spielen jedoch für die Entstehung und Aufrechterhaltung von vielen psychischen Problemen eine wesentliche Rolle. Im Kontext von CBASP wurden in diesem Buch bereits die interpersonellen Besonderheiten von chronisch depressiven Patienten beleuchtet (vgl. Abschn. 1.3), aber auch bei Angststörungen, z. B. der Sozialen Phobie, Abhängigkeitserkrankungen oder Persönlichkeitsstörungen lassen sich interpersonelle Probleme, beispielsweise in Form von Vermeidung, Impulsivität oder dependenten Verhaltensweisen, aufzeigen. Auf dieser Grundlage wurde ein transdiagnostisches Manual, das sog. Kiesler-Kreis-Training entwickelt, das sich sowohl für die Augmentation einer Einzel- als auch Gruppentherapie eignet (Guhn et al., 2019a), selbstverständlich auch im Rahmen einer stationären CBASP-Behandlung. Im Folgenden stellen wir die Besonderheiten des Manuals vor, wobei neue Videosequenzen die Umsetzung illustrieren.

Erarbeitung des Störungsmodells. Allen Störungsbildern mit interpersonellen Problemen liegt die Annahme zugrunde, dass diese im biographischen Kontext – bzw. um im CBASP-Vokabular zu sprechen: im Kontext prägender Beziehungserfahrungen – entstanden sind. Die Erarbeitung eines Störungsmodells sollte also dementsprechend dem Kiesler-Kreis-Training vorausgehen. Dies hat einerseits den Vorteil, ein Verständnis für die Entstehung von z. B. feindseligen oder submissiven Verhaltensweisen zu erzeugen, andererseits bietet es die Möglichkeit, diese Verhaltensweisen mit den Konsequenzen im Hier und Jetzt zu kontrastieren und Motivation für Verhaltensänderungen (meist in Richtung freundlich und/oder dominant) hervorzurufen. Abweichend von der in Kapitel 4 und 5 dieses Buches dargestellten ausführlichen Erarbeitung von bis zu 6 prägenden Bezugspersonen ist eine solch umfassende biographische Anamnese für das Kiesler-Kreis-Training nicht notwendig. Wir schlagen daher vor, die Thematisierung problematischer interpersoneller Verhaltensweisen in den Vordergrund der diagnostischen Gespräche zu stellen und diese anschließend durch ein bis zwei wesentliche Prägungen zu beschreiben und zu validieren. Beispiele für interpersonelle Probleme können sein: Konfliktvermeidung, Aggressivität, Schwierigkeiten, Bedürfnisse anzusprechen, Schwierigkeiten, nein zu sagen, Schwierigkeiten, Kontakte zu initiieren, etc. Anschließend werden die Auswirkungen der interpersonellen Probleme auf der Verhaltensebene mithilfe des Kiesler-Kreises visualisiert.

Rückmeldung des Kiesler-Kreis-Profils (Stimuluscharakter) (Video ET_1.7_IMI-Rückmeldung)

Die Rückmeldung von schwierigen Verhaltensweisen an den Patienten stellt für viele Therapeuten eine Herausforderung dar. Schließlich ist denkbar, dass diese Situation im Therapeuten selbst eigene Übertragungshypothesen aktiviert wie beispielsweise »*Wenn ich meinem Patienten eine kritische Rückmeldung gebe, dann wird er sich verletzt fühlen und sich einen anderen Therapeuten suchen.«* Aus unserer klinischen Erfahrung können wir Therapeuten jedoch nur ermutigen, schwierige Verhaltensweisen behutsam anzusprechen.

Video ET_1.7 stellt exemplarisch die Rückmeldung eines Kiesler-Kreis-Profils mit feindselig-dominantem Verhalten der Beispielpatientin Frau Instabil dar. Vor dem Hintergrund eines gewalttätigen Vaters hat Frau Instabil u. a. die folgende Prägung entwickelt: »*Wenn ich mich in die Ecke gedrängt fühle, dann verteidige ich mich mit allen Mitteln.*« Dementsprechend zeigt sie mitunter feindselige Verhaltensweisen, die auch die Therapeutin in einer vorangegangenen Stunde erleben konnte. Dort hatte die Patientin wütend ihre Sachen zusammengepackt und war aus dem Therapiezimmer gestürmt, nachdem sie freundlich auf das Ende der Stunde hingewiesen wurde. Unter Nutzung des Impact Message Inventory (IMI, s. Abschn. 4.2.3), den auch die Patientin über ihre Therapeutin ausgefüllt hat, meldet die Therapeutin ihr dieses Erlebnis als konkretes Beispiel für feindselig-dominantes Verhalten zurück und schildert zudem, dass sie in diesem Moment Angst vor der Patientin hatte und auch verärgert war (KPR). Da die Therapeutin befürchtet, dass die Patientin die Sitzung abbrechen könnte, betont sie wiederholt, dass sie der Patientin mit der Rückmeldung ihres Kiesler-Kreis-Profils helfen möchte, ihre bestehenden Beziehungsprobleme zu verstehen und zu bearbeiten. Anhand dieses Videos lassen sich folgende Empfehlungen zur Rückmeldung von schwierigen interpersonellen Verhaltensweisen veranschaulichen:

- Der Patient sollte zunächst angeregt werden, sich selbst auf dem Kiesler-Kreis einzuschätzen. So beginnt die Therapeutin im Video damit, die Patientin zu einer Reflektion ihres Verhaltens anzuregen: »Wo würden Sie sich denn selbst einschätzen auf dem Kiesler-Kreis?« (Minute 1.32)
- Schwierige Verhaltensweisen sollten als solche benannt und mit konkreten Beispielen untermauert werden. Die Therapeutin im Video führt exemplarisch für die Ausprägung von feindselig-dominantem Verhalten die oben beschriebene Situation aus einer vorangegangenen Sitzung an (Minute 3.15)
- Mithilfe einer KPR können dem Patienten die interpersonellen Folgen seines Verhaltens verdeutlicht werden. So offenbart die Therapeutin im Video mehrmals ihre eigene Reaktion auf das Verhalten der Patientin, um die Zugkräfte des Kiesler-Kreises bewusst zu machen (z. B. »Ich merke dann richtig, wie ich Angst vor Ihnen bekomme«, Minute 5.10)
- Zuvor erarbeitete Prägungen und Übertragungshypothesen helfen, aktuell schwierige Verhaltensweisen vor der Prägungsgeschichte zu validieren. Im Video betont die Therapeutin die frühere Funktionalität der Entstehung des feindselig-dominanten Verhaltens (»Es macht Sinn, dass dieser Schutzpanzer entstanden ist, denn früher mussten Sie sich ja wehren, z. B. gegen Ihren Vater.«). Sie sensibilisiert jedoch gleichzeitig dafür, dass dieses Verhalten im aktuellen Leben der Patientin negative Konsequenzen hat (»Ich glaube aber,

dass das heute anders ist und dass Sie heute Menschen verschrecken und die dann Reißaus vor Ihnen nehmen.«, Minute 5.38).

Die fünf Module des Kiesler-Kreis-Trainings. An die Erarbeitung des Störungsmodells und die Definition von ein bis zwei Therapiezielen schließt sich ein Fertigkeitentraining, das Kiesler-Kreis-Training (KKT), an, welches in fünf Module gegliedert ist:
(1) Kennenlernen des Kiesler-Kreises
(2) nonverbale Kommunikation
(3) verbale Kommunikation
(4) Konflikttraining
(5) Empathietraining und korrigierende Beziehungserfahrungen

Alle Module enthalten psychoedukative und erlebnisorientierte Übungen. So kann bereits die Erarbeitung der Zugkräfte des Kiesler-Kreises in der Gruppentherapie als spielerische Demonstration durch die Therapeutin erfolgen (siehe Video GT_2.7_Demonstration_Kiesler-Kreis). Einige Übungen des Kiesler-Kreis-Trainings sind bereits ausführlich im Rahmen der Kiesler-Kreis-Körpertherapie beschrieben worden (vgl. Abschn. 5.6.4). In Abhängigkeit davon, in welchem Bereich Fertigkeitendefizite identifiziert worden sind, können die geeigneten Module und Übungen frei ausgewählt und kombiniert werden. In der letzten Behandlungsphase oder in geschlossenen Gruppen am Ende der Therapie kann eine Reflektion über die Veränderungen im Verhalten anhand des Kiesler-Kreises erfolgen. In der Gruppentherapie können analog hierzu Beobachtungen der anderen Gruppenmitglieder zu Verhaltensänderungen auf dem Kiesler-Kreis zusammengetragen werden.

Interpersonelle Diskriminationsübung (IDÜ) in der Gruppe (Video GT_2.8_IDÜ,)
In der geschlossenen Gruppentherapie findet in der vorletzten Stunde eine Reflektion über die Erfahrungen statt, die die Teilnehmer miteinander in der Gruppe gemacht haben. Hierbei werden die Patienten angeregt, ihre zu Beginn der Gruppe aufgestellten Übertragungshypothesen für die Mitpatienten und die Gruppentherapeuten einer Realitätsprüfung zu unterziehen. Im Video schildert die Patientin Frau Panzer, dass sie in der Eingangsrunde einer zurückliegenden Gruppensitzung ihrer Meinung nach viel zu ausführlich über einen Streit mit ihrem Mann berichtet hat. Angeleitet durch die Therapeuten kontrastiert sie die dabei in der Gruppe gemachten Erfahrungen (angenommen werden, gehört werden) mit den Prägungen durch ihre Mutter und ihre Schulfreundin. Auf diese Weise wird eine korrigierende Beziehungserfahrung in der Gruppe explizit gemacht, sodass Patienten motiviert werden, auch Menschen außerhalb der Therapie mit ihren neu erlernten Fertigkeiten zu begegnen.

Weiterhin thematisiert das Kiesler-Kreis-Training den Einsatz und die Durchführung von Paargesprächen bei bestehenden partnerschaftlichen Problemen, da sich das

Kiesler-Kreis-Modell auch hier hervorragend zur Identifikation problematischer Interaktionsmuster und der Formulierung von gewünschten Veränderungen in der Paarbeziehung nutzen lässt.

Das Kiesler-Kreis-Training wurde bisher als Gruppentherapie im Rahmen einer stationären CBASP-Behandlung, also ausschließlich mit chronisch depressiven Patienten, evaluiert. Die Gesamtbeurteilung des Trainings durch die Patienten fiel dabei sehr positiv aus. Zudem ließ sich ein positiver Zusammenhang zwischen dem selbstberichteten Zuwachs interpersoneller Fertigkeiten und der Zufriedenheit in zwischenmenschlichen Beziehungen am Ende der Therapie zeigen (Guhn et al., 2019a). Aktuell sind Studien in Planung, die den Einsatz des Kiesler-Kreis-Trainings als Augmentationsstrategie in Form einer transdiagnostischen Gruppentherapie prüfen.

6.6 Technologische Unterstützung der CBASP-Therapie

Smartphone, Laptop, Tablet und Co sind die alltäglichen Begleiter der meisten Menschen. Daher ist es nicht verwunderlich, dass die Digitalisierung auch vor der Psychotherapie nicht Halt macht. In der Behandlung psychischer Erkrankungen kommen immer häufiger Online-Trainings, Apps, soziale Medien und Videokonferenz-Therapien zum Einsatz – insbesondere seit der Covid-19 Pandemie. Ein in der Wissenschaft genutzter Oberbegriff lautet Internet- und mobilbasierte Interventionen (IMIs) (Leider kommt es hier zu einer Dopplung des Akronyms, da ja auch das Impact Message Inventory, welches in keinem Zusammenhang zu den Internet- und mobilbasierte Interventionen steht, durch das Akronym IMI abgekürzt wird [vgl. z. B. Abschn. 4.2.3]). IMIs bieten die Möglichkeit, Betroffene im Alltag engmaschig zu begleiten und helfen, Inhalte aus der Therapie in den Alltag zu transferieren. Als besonders wirksam haben sich therapeutisch begleitete IMIs herausgestellt (Fachbegriff: guided IMIs), in denen Patienten bei der Nutzung der IMIs also therapeutisch angeleitet und begleitet werden (Carlbring et al., 2018; Baumeister et al., 2014; Andersoon & Cuijpers, 2009; Johansson & Anderson, 2012; Richards & Richardson, 2012).

IMIs erscheinen zur Optimierung von CBASP interessant und wertvoll, da deutliche und langfristige Therapieerfolge durch eine lange Therapiedauer und eine konstante Anwendung der erlernten CBASP-Strategien im Alltag – also eine Steigerung der Therapiedosis, der Intensität und Dauer – begünstigt zu werden scheinen (vgl. Cuijpers et al., 2010; Hom et al., 2017; Schramm et al., 2017; Wiersma et al., 2014). Zudem können sie auch die Dissemination unterstützen, denn obwohl sich CBASP immer weiter verbreitet, gibt es bisher vor allem in ländlichen Gegenden kein flächenendeckendes CBASP-Therapieangebot und somit noch zu wenig freie Therapieplätze (vgl. Homepage des CBASP Netzwerkes, Abschn. 2.3). Der Einsatz von IMIs bietet hier eine Möglichkeit, Betroffene über einen längeren Zeitraum zu unterstützen und insb. stationäre Therapien nach Entlassung auch über die Distanz als Erhaltungstherapien fortzuführen.

CBASP erscheint auch wegen der vergleichsweise hohen Struktur, dem Fokus auf das interpersonelle Lernen sowie der zahlreichen Übungen besonders geeignet, durch IMIs ergänzt zu werden, sodass Betroffene im Alltag beim Anwenden der Strategien unterstützt werden (Hilfe zur Selbsthilfe). Es kann – abgesehen vom Nachhaltigkeitsvorteil bedingt durch Einsparung von Papier – angenommen werden, dass die daraus resultierende höhere Therapiedosis und längere Anwendung den Therapieerfolg langfristig verbessert und die Autonomie und Selbstwirksamkeit der Patienten steigert. Da die Beziehungsgestaltung in CBASP jedoch gezielt zur Korrektur der negativen Prägungen und Übertragungshypothesen eingesetzt wird, die therapeutische Haltung des DPEs sowie die Technik KPR nicht von einer Technologie übernommen werden kann sowie begleitete IMIs wirksamer sind als unbegleitete, empfehlen wir, nur guided bzw. blended IMIs (also therapeutisch begleitete bzw. mit der Präsenztherapie verzahnte IMIs) in die CBASP-Therapien zu integrieren.

Im Folgenden werden zwei IMIs vorgestellt, welche die soeben beschriebenen Ziele verfolgen und sich insb. bezüglich der Technologie (Laptop oder PC vs. mobile App) sowie des Zeitpunktes des Einsatzes (nach vs. während der Akut-Therapie) unterscheiden.

6.6.1 CBASPersonalized@home

Im Rahmen des CBASPersonalized-Konzeptes (s. Abschn. 6.4) wurde CBASPersonalized@home als eine Step-down Online-Erhaltungstherapie konzipiert, welche über die Online-Plattform Minddistrict angeboten wird. Patienten, die von der stationären CBASPersonalized-Therapie bereits profitiert haben, dient die sechs- bis zwölfwöchige Erhaltungstherapie zur Verlängerung der Therapiezeit, zur Stabilisierung der erreichten Erfolge sowie zur Rückfallprophylaxe. Insbesondere soll sie helfen, die häufig als schwierig erlebte Zeit nach Entlassung gut zu bewältigen und die CBASP-Strategien und weitere individuell wichtige Techniken mit Hilfe von sieben CBASP-spezifischen und zusätzlichen individualisierten Modulen und Übungen in den Alltag zu integrieren.

Ca. eine Woche vor Entlassung beginnen Patienten nach einer ausführlichen Einführung in diese Erhaltungstherapie mit der Bearbeitung des ersten CBASP-spezifischen Moduls. Nach Entlassung können dann wöchentlich ein weiteres Modul und zusätzlich in Abhängigkeit von den individuellen Problemen bei Entlassung weitere evidenzbasierte KVT-Module mit verschiedenen Schwerpunkten bearbeitet werden. Folgende Themen werden in den CBASPersonalized-Modulen bearbeitet: Bilanz über die während des stationären Aufenthalts erreichten Erfolge, Übungen zur Vertiefung des Kiesler-Kreises, Übungen zum Erstellen einer Situationsanalyse, Empathietraining und eine abschließende Rückfallprophylaxe. Alle Module enthalten neben Wissensteilen spezifische Übungen, um das erlernte Wissen zu vertiefen und regen Patienten an, Inhalte im Alltag zu erproben. Die KVT-basierten Zusatz-Lektionen bieten Schwerpunkte zu Angst, Stressbewältigung, Selbstwert, Emotionsregulation und werteorientiertem Handeln (nach ACT), sodass die Arbeit an den stationär begonnenen, individuell als relevant identifizierten gewählten Modulen fortgesetzt werden kann (vgl. Abb. 6.4 und Tabelle 6.3). Zu Beginn und im Verlauf der Online-Erhaltungstherapie können zusätzlich videokonferenzgestützte Therapiesitzungen mit dem Bezugstherapeuten stattfinden, in denen Erfolge gewürdigt und vor allem Schwierigkeiten in der Umsetzung der während des stationären Aufenthalts erlernten CBASP-Strategien im Alltag besprochen und Lösungsstrategien erarbeitet werden.

CBASPersonalized@home wurde in dieser Form in der psychosomatischen Schön Klinik Bad Arolsen implementiert, wobei hier geschulte Studienmitarbeiter das Situationsanalyse-Feedback übernehmen und die Einzeltherapeuten zwei videokonferenzgestützte Therapiesitzungen anbieten. Derzeit werden im Rahmen einer Pilotstudie Machbarkeit, Benutzerfreundlichkeit, Plausibilität und Zufriedenheit mit der Erhaltungstherapie sowie Veränderung der depressiven Symptomatik zu Prä- und Postmesszeitpunkt untersucht (Netter et al., 2019b). Diese Pilotstudie verfolgt das Ziel, die Interventionen anzupassen, zu optimieren und anschließend CBASP-Stationen und ambulanten Therapeuten als guided Erhaltungstherapie zur Verfügung zu stellen. Langfristig könnten derartige CBASP-spezifische Erhaltungstherapien möglicherweise helfen, Rückfällen vorzubeugen und somit Behandlungserfolge zu stabilisieren. Aktuelle Informationen zur CBASPersonalized@home-Erhaltungstherapie finden sich hier: https://psychologie.uni-greifswald.de/43051/lehrstuehle-ii/klinische-psychologie-und-psychotherapie/forschung/internet-basierte-interventionen/cbaspersonalizedhome/

6.6.2 CBASPath

Um auch schon den Behandlungserfolg von Akut-Therapien zu optimieren, werden IMIs in einer sogenannten blended Therapy in die Akut-Therapie eingebunden, was bedeutet: IMI und Vor-Ort-Psychotherapie werden verzahnt (englisch blended). So wird zum Beispiel eine ambulante oder stationäre Behandlung mit dem Einsatz einer App intensiviert und die Therapiedosis somit erhöht.

In Kooperation mit der als Medizinprodukt zertifizierten App Moodpath wurde eine solche blended CBASP-Therapie konzipiert. Begleitend zur ambulanten oder stationären CBASP-Therapie nutzen Patienten die App Moodpath mit dem CBASP-spezifischen Kurs CBASPath. Der app-basierte Kurs CBASPath unterstützt Patienten im Sinne der Hilfe zur Selbsthilfe, die in der Therapie erarbeiteten Inhalte selbstständig mit Übungen zwischen den Sitzungen zu vertiefen. Appinhalte können in der Therapiesitzung bearbeitet, vor- oder nachbesprochen werden (Netter et al., 2019a). CBASPath besteht aus insgesamt acht aufeinander aufbauenden Modulen mit bis zu sieben Übungen pro Modul, die begleitend zur Therapie bearbeitet werden und vier zusätzlichen unabhängigen Übungen (Situationsanalysen und IDÜs), die jederzeit bearbeitet werden können. Die Abbildung 6.5 gibt vier Einblicke in die App. Patienten können zum Beispiel interaktive Übungen zum Kiesler-Kreis durchführen, durch eine videobasierte Übung lernen, eine Situationsanalyse zu erstellen oder in der Therapie erarbeitete Prägungen und Übertragungshypothesen reflektieren und protokollieren.

Durch die zusätzlichen Übungen erhalten Patienten die Möglichkeit, verschiedene Situationsanalysen (v. a. die interpersonelle, jedoch bei Passung auch Zukunfts- und innere Situationsanalysen, vgl. Abschn. 4.2.4), sowie die Interpersonelle Diskriminationsübung immer wieder durchzuführen. Patienten können diese flexibel am Smartphone bearbeiten und werden dabei Schritt für Schritt durchgeleitet. Am Ende erhalten sie eine Zusammenfassung, die sie dann in der nächsten Sitzung einbringen können, was umweltfreundlich auch Arbeitsblätter erübrigen lässt.

Durch den blended Einsatz während einer ambulanten oder stationären CBASP-Therapie können die Therapieinhalte bequem zuhause oder unterwegs am Smartphone vertieft, spezifische CBASP-Strategien in den Alltag integriert und in der nächsten Sitzung mit dem Therapeuten nachbesprochen werden. Dabei kann die Intensität und Frequenz der IMI und der Präsenz-Therapie je nach Bedürfnis, Bedarf und Fortschritt des Patienten variieren. Vor allem zu Beginn der Nutzung erscheint es sinnvoll, vom Patienten bearbeitete Inhalte (v. a. Situationsanalysen und IDÜs) regelmäßig in der Therapie aufzugreifen und zu besprechen. Gegen Ende einer erfolgreichen Therapie sollte CBASPath als reines Selbstmanagement-Tool nutzbar sein und kann im Anschluss an eine erfolgreiche Therapie auch eigenständig weiterverwendet werden.

Durch die Einbettung von CBASPath in die App Moodpath können die Patienten in Abhängigkeit der Symptomatik und Bedürfnisse zusätzliche Moodpath-Kurse und -Übungen (zum Beispiel zu Schmerzen, Emotionen, Schlaf, Achtsamkeit) nutzen sowie ein Stimmungstagebuch führen. Den Verlauf der Stimmung kann der Therapeut, noch im Gegensatz zu den bearbeiteten Übungen, auf der Therapeuten-Plattform einsehen und dadurch auch die Therapie entsprechend an die Bedürfnisse des Patienten anpassen.

Derzeit läuft eine formative Evaluation im Rahmen einer Pilotstudie, welche die Machbarkeit und Akzeptanz von Seiten der Patienten und Therapeuten überprüft, mit dem Ziel, die Interventionen weiter anzupassen und zu optimieren, um sie langfristig für CBASP-Therapien nutzen zu können. Aktuelle Informationen zum Stand des CBASPath-Projekt finden sich hier: https://psychologie.uni-greifswald.de/43051/lehr-

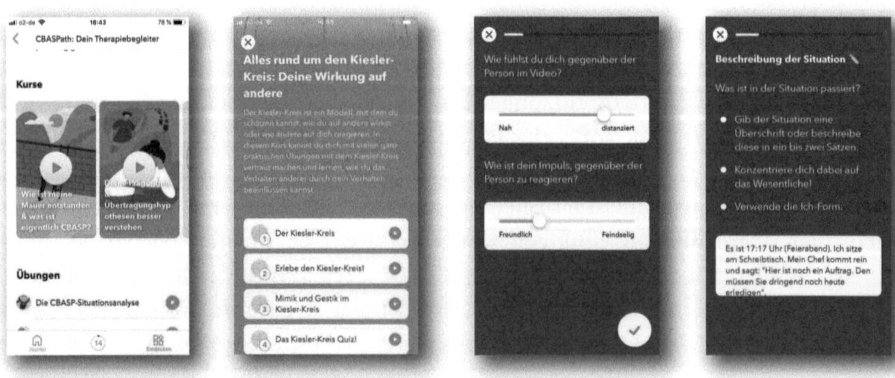

Abbildung 6.5 Einblicke in die App CBASPath (vgl. Netter et al., 2019a)

stuehle-ii/klinische-psychologie-und-psychotherapie/forschung/internet-basierte-interventionen/cbasp-als-app-basierte-intervention/

Derartige IMIs erscheinen insbesondere auch für Pandemien wie Covid-19 mit einhergehenden Lockdown Sicherheitsmaßnahmen für Patienten als sehr hilfreich, um videobasierte CBASP Therapien zu intensivieren oder Therapiepausen therapeutisch sinnvoll zu überbrücken.

6.7 Well-Being-Therapie zur Rückfallprophylaxe nach CBASP

Da – wie im Abschnitt 2.1 beschrieben – insbesondere die Rückfallraten (bis zu 50% nach zwei Jahren) und Langzeiteffekte auf Optimierungsbedarf hinweisen, gilt es, die Erhaltungstherapie für die Patienten zu verbessern, welche auf die CBASP-Akuttherapie angesprochen haben (Remission oder Response). Hier bietet sich zum einen die Fortführung der CBASP-Strategien in einem anderen Setting (z. B. Übergang in tagesklinische oder ambulante Therapien nach stationärer Akutbehandlung) oder über einen anderen »Kanal« (z. B. IMIs, s. 6.6) an. Zum anderen kann natürlich auch die Psychotherapiemethode in dieser Phase gewechselt werden.

Als eine interessante, sinnvolle, evidenzbasierte und sehr gut umsetzbare Erhaltungstherapie erscheint die von Giovanni Fava entwickelte Psychotherapiemethode Well-Being-Therapie (WBT; Fava, 2016, 2019; Spies et al., 2017; Brakemeier, 2020). Die WBT wurde nämlich in einem klinischen Setting aus der Erkenntnis heraus entwickelt, dass die traditionellen Behandlungen insb. von affektiven Störungen nicht in allen Fällen ausreichend effektiv sind und bei vielen Patienten nicht in einer vollständigen Remission münden bzw. zu einem Rückfall führen. Da die Abwesenheit von psychischem Wohlbefinden sich in Studien als wichtiger Risikofaktor für depressive Störungen (und deren Rückfälle) erwiesen hat, sollte eine Steigerung des psychischen Wohlbefindens somit vor einem Rückfall und einem Wiederauftreten einer rezidivierenden depressiven Störung schützen (vgl. Fava, 2016; Ryff, 2014).

Die WBT verfolgt daher das Ziel, die für den Patienten jeweils relevanten Dimensionen des Wohlbefindens (Autonomie, Umweltbewältigung, positive Beziehungen, persönliche Entwicklung, Lebensziel und -sinn sowie Selbstakzeptanz; vgl. Ryff & Singer, 1996) zu verbessern und dadurch die Resilienz des Patienten zu stärken. Hierbei wird jedoch nicht einfach nur eine Steigerung bzw. Maximierung des Wohlbefindens verfolgt (wie bei einigen Ansätzen der Positiven Psychologie), sondern es wird vielmehr angestrebt, eine ausgewogene Balance bei den Dimensionen zu erreichen. Hierfür wird der Patient angeleitet, jeden Tag mit Hilfe des Therapietagebuches Momente des Wohlbefindens festzuhalten, zu erkennen, welche der oben genannten Dimensionen für ihn persönlich wichtig sind, welche hinderlichen Gedanken und/oder Verhaltensweisen diese Momente des Wohlbefindens beenden, diese Hindernisse anzugehen (kognitiv oder verhaltenstherapeutisch), sodass die Momente intensiviert bzw. verlängert werden. Der Patient lernt also, dass positive Gefühle nicht das Ergebnis äußerer Einflüsse sind, sondern er selbst auf diese einzuwirken kann.

Die WBT versteht sich nicht als alleiniges Allheilmittel für psychische Störungen, sondern als Verfahren, welches in therapeutische sequentielle Behandlungspläne integriert werden sollte. So wurde der Einsatz im Rahmen eines sequentiellen Ansatzes (gestuftes Behandlungsprogramm) empirisch untersucht (z. B. WBT nach KVT oder medikamentöser Therapie; Überblick in Fava et al. 2018). Das Übersetzungsteam des deutschsprachigen WBT Manuals hat sehr gute Erfahrungen gemacht mit dem Einsatz von CBASP als Akuttherapie und anschließend WBT als Erhaltungstherapie (vgl. Brakemeier, Demir & Fava, under revision). Im Folgenden sind die Besonderheiten der WBT und die Gründe, weshalb sich die WBT möglicherweise gut als Erhaltungstherapie nach CBASP eignet, zusammengefasst (adaptiert nach Brakemeier, 2020):

- **Therapiefokus Beobachtung und Maximierung eines ausbalancierten Wohlbefindens.** Durch diesen neuen Therapiefokus und Perspektivenwechsel wird in der WBT das Ziel verändert: Die Fokusverschiebung von der Symptomreduktion bzw. den interpersonellen Problemen in CBASP zur Selbstbeobachtung und Förderung eines psychologischen ausgeglichenen Wohlbefindens kann – nach ggf. erster Skepsis bzw. Reaktanz auf Seiten der Patienten (»Ich fühle mich doch nie wirklich wohl«) – zu sehr positiven und erleichternden Effekten führen – auch für den Therapeuten.
- **Einbezug bewährter und evidenzbasierter Strategien der KVT in die WBT.** Da auch durch die CBASP-Therapie Patienten mit verhaltensbezogenen und kognitiven Strategien (v. a. durch die Situationsanalyse) und dem Ausführen von Therapie- bzw. Hausaufgaben vertraut sind, lässt sich der Übergang von CBASP in die WBT quasi fließend gestalten.
- **Einbezug der philosophischen, wachstumsorientierten, existentiellen Basis** sowie der Einbezug von flow-Erlebnissen und Lebensstil-Modifikationen. Die Auseinandersetzung mit diesen Themen ist in CBASP nicht explizit vorgesehen und erscheint als wertvolle Ergänzung – insbesondere, wenn die Patienten mit Hilfe von CBASP ihre Mauer überwunden haben und sich für solche existentiell-philosophischen Themen öffnen können.
- **Erleichterung des Abschieds von der intensiven CBASP-Therapie.** Als Selbsttherapie ist die WBT ein autonomie- und selbstwirksamkeitsfördernder Ansatz, in welchem dem Patienten die Haltung vermittelt wird, dass Wohlbefinden nicht nur das Ergebnis äußerer Bedingungen, sondern vielmehr das Ergebnis der Nutzung eigener aktiver Einflussmöglichkeiten ist. Durch ihre Kürze (vier oder acht Sitzungen nach einer vorherigen Psychotherapie wie CBASP) stellt sie eine sehr einfach implementierbare und zeitgleich kostengünstige Form der Erhaltungstherapie dar. Die Beziehungsgestaltung weist Ähnlichkeiten mit der in CBASP auf (nahe und verbindliche Beziehung, Nutzung von Selbstöffnung, um Patienten durch eigene Lebenserfahrung eine Lebensweisheit mitzugeben), jedoch auch Unterschiede (kein Thematisieren von Übertragung). So können in dieser Phase das KPR und die IDÜs immer mehr reduziert werden (insb. noch wenige positive KPRs), was eine therapiebedingte »Abhängigkeit« (vgl. Nebenwirkung von CBASP, 2.3) aufzulösen vermag, Autonomie fördert und den Abschied erleichtert.

In einer Einzelfallstudie (Brakemeier, Demir & Fava, under review) wurde bei einer Patientin mit chronischer Depression und frühen Misshandlungserfahrungen, die zuvor als therapieresistent galt, CBASP als stationäres Konzept in der Akut-Therapie angewandt, worauf die Patientin ansprach. Sie zeigte sich in der erreichten Teilremission jedoch vulnerabel und berichtete, dass die chronische schwere Depression zwar abgeklungen sei, sie jedoch nun oft Konflikte mit ihrem Mann hätte und sich insgesamt nicht wirklich wohl fühle, sodass eine vier Sitzungen umfassende ambulante WBT indiziert erschien. Sie profitierte von dem neuen Fokus auf das Wohlbefinden und erkannte schnell, dass sie, abgesehen von positiven Beziehungen (wo sie ein erhöhtes Level zeigte »Ich muss immer alles für andere geben«), ein niedriges Level bei der Dimension Autonomie hatte (»Ich verhalte mich immer so, wie ich denke, dass andere es von mir erwarten«). Beide extremen Ausprägungen konnten durch ihre in CBASP erarbeiteten Prägungen erklärt und somit validiert werden, was ihr half, sich zu motivieren, endlich diesbezüglich etwas zu verändern in ihrem Leben. In Folge lernte sie schnell, mehr auf ihre Autonomie zu achten, was jedoch die ohnehin bestehenden Konflikte mit ihrem Partner intensivierten, der sie nun als überraschend »frech« empfand. Daher wurde der Partner in weitere vier WBT-Sitzungen einbezogen, sodass die WBT als Paartherapie fortgesetzt wurde. Der Vergleich der nun von beiden Partnern geführten Well-Being-Tagebücher ermöglichte die Erkenntnis, welche Dimensionen für beide Partner wichtig sind (in dem Fall: positive Beziehungen) und welche nur für einen der beiden Partner (für die Frau: Autonomie; für den Mann: persönliche Entwicklung, Lebensziel und -sinn). Anschließend konnten beide den gemeinsamen Bereich Beziehungen stärken und gezielt Kompromisse bzgl. der divergierenden Bereiche finden, wobei der Einbezug des Kiesler-Kreises sich als hilfreich erwies (vgl. Einsatz und Durchführung von Paargesprächen im Kiesler-Kreis-Training, Guhn et al., 2019a). Diese zuvor als therapieresistent geltende chronisch depressive Patientin erscheint aufgrund der stationären Akut-Therapie durch CBASP mit Besuch einer CBASP-Selbsthilfegruppe und zusätzlicher ambulanter Erhaltungstherapie durch WBT unter Einbezug ihres Partners langfristig stabil, was bedeutet, dass die chronische Depression sich zurückgebildet hat bei gleichzeitiger Erhöhung des Wohlbefindens sowie der erlebten Beziehungs- und Lebensqualität. Einzelfallanalysen wie diese mögen als Quelle dienen, gezielt RCT Studien zu planen, um zu untersuchen, wie chronisch depressiven Patienten langfristig am besten geholfen werden kann und Rückfällen nach CBASP vorgebeugt werden können.

Diese Patientin hat – um mit unserer Mauer-Metapher zu schließen – den Weg über die Mauer durch CBASP gefunden, dahinter allerdings entdecken müssen, dass ein neues Verhalten entgegen der gelernten Prägungen zu neuen Konflikten führen kann. Weitere therapeutische Anstöße zur Selbsthilfe, der Fokus auf die individuell relevanten, existenziell philosophischen Dimensionen des Wohlbefindens und einen direkten Einbezug der wichtigsten heutigen Bezugspersonen erscheinen in dieser Phase wertvoll, um die Mauern nicht wieder aufzubauen, sondern stattdessen Brücken zu bauen – genau wie es bereits Isaac Newton vor über 200 Jahre festgestellt hat: »Die Menschen bauen zu viele Mauern und zu wenig Brücken.«

Hinweise zum Arbeitsmaterial

Die Arbeitsmaterialien sind im E-Book enthalten, das Ihnen auf www.psychotherapie.tools zur Verfügung steht. Eine Anleitung zum Download sowie den Einlöse-Code finden Sie ganz vorne im Buch. (Im E-Book sind die Arbeitsblätter im PDF-Format bereits enthalten.)
Nachfolgend finden Sie eine Übersicht über alle Materialien.

Übersicht Arbeitsmaterial

AB 1 Liste prägender Bezugspersonen und Übertragungshypothese/n (modifiziert nach McCullough, 2000)
AB 2 Der Kiesler-Kreis
AB 3 Situationsanalyse (modifiziert nach McCullough, 2000)
AB 4 Zukunfts-Situationsanalyse (modifiziert nach McCullough, 2000)
AB 5 Interpersonelle Diskriminationsübung (IDÜ) (modifiziert nach McCullough, 2000)
AB 6 DO!-Gespräch: Leitfaden
AB 7 CBASP-Rückfallprophylaxe
AB 8 Behandlungsvertrag
Info 1 Beispiel Eingangsrunde
Info 2 Beispiel Herr Ludwigs Entwicklung in der Gestalttherapie

Hinweis zu den Videos

Abschließend soll aufgelöst werden, dass es sich bei den Patienten aus den Videoaufnahmen nicht um reale Patienten handelt. Vielmehr haben Kollegen der CBASP-Teams von der Freiburger Uniklinik und der Charité Berlin im Gruppenvideo CBASP-Patienten nachgespielt. Die Art und Weise der Darstellung ist aber durchaus realistisch und orientiert sich an realen Patientenbeispielen. Nur die CBASP-Therapeutinnen (Einzeltherapie: Eva-Lotta Brakemeier; Anne Guhn; Gruppentherapie: Eva-Lotta Brakemeier und Teresa Schmidt, Anne Guhn und Stephan Köhler) »spielen« nicht, sondern versuchen exemplarisch zu zeigen, wie CBASP in der Praxis umgesetzt wird.
Im Folgenden sind die Teammitglieder aufgelistet, die ihre schauspielerischen Künste bewiesen haben, wofür wir herzlich danken möchten:

Einzeltherapie

Ausschnitte ET_1.1–1.6

- CBASP-Patient Herr Stubenrausch: Claus Normann (Oberarzt der CBASP Station Freiburg)

Ausschnitt ET_1.7

- CBASP-Patientin Frau Instabil: Anja Thiemann

Gruppentherapie

Ausschnitte GT_2.1–2.5 (Uniklinik Freiburg)

- Rudi Müller: Claus Schäfer (CBASP-Pfleger, Stationsleiter)
- Sylvia Stolzenbeck: Brigitte Schalamon (CBASP-Ergotherapeutin)
- Fritz Ludwig: Thomas Winkler (CBASP-Gestaltungstherapeut)
- Claudia Morgenstern: Vera Engel (CBASP-Psychotherapeutin)
- Helga Siegering: Roxane Kazis (CBASP-Psychotherapeutin)

Ausschnitte GT_2.6-2.8 (Charité Berlin)

- Frau Panzer: Sabine Neuendorf (Stationsassistentin)
- Herr Unruh: Stephan Mauersberger (CBASP-Pfleger)
- In weiteren Rollen: Daniel Klose (CBASP-Pfleger), Kathrin Klinkmüller (Pflegerin), Kathrin Schwarze und Anja Thiemann

Literatur

Akiskal, H. S. (1995). Toward a temperament-based approach to depression: Implications for neurobiologic research. Advances in Biochemical Psychopharmacology, 49, 99–112.

Altmeyer, M. & Thomä, H. (2006). Die vernetzte Seele. Die intersubjektive Wende in der Psychoanalyse. Klett-Cotta.

American Psychiatric Association (2013). Diagnostic and Statistical Manual of Mental Disorders (Revised). Washington, D.C: American Psychiatric Association Pub.

Andrade, C. (2017). Ketamine for Depression, 1: Clinical Summary of Issues Related to Efficacy, Adverse Effects, and Mechanism of Action. The Journal of Clinical Psychiatry, 78, e415–e419.

Angst, J., Gamma, A., Rössler, W., Ajdacic, V. & Klein, D.N. (2009). Long-term depression versus episodic major depression: Results from the prospective Zurich study of a community sample. Journal of Affective Disorders, 115, 112–121.

Arnow, B.A. & Constantino, M.J. (2003). Effectiveness of psychotherapy and combination treatment for chronic depression. Journal of Clinical Psychology, 59, 893–905.

Arnow, B.A., Steidtmann, D., Blasey, C., Manber, R., Constantino, M.J., Klein, D.N., … & Kocsis, J.H. (2013). The relationship between the therapeutic alliance and treatment outcome in two distinct psychotherapies for chronic depression. Journal of Consulting and Clinical Psychology, 81, 627–638.

Assmann, N., Schramm, E., Kriston, L., Hautzinger, M., Härter, M., Schweiger, U. & Klein, J. P. (2018). Moderating effect of comorbid anxiety disorders on treatment outcome in a randomized controlled psychotherapy trial in early-onset persistently depressed outpatients. Depression and Anxiety, 35, 1001–1008.

Augurzky, B., Hentschker, C., Pilny, A., Wübker, A. & Asgard Verlagsservice GmbH. (2018). BARMER Krankenhausreport 2018 Schriftenreihe zur Gesundheitsanalyse.

Bach, B., Kerber, A., Aluja, A., Bastiaens, T., Keeley, J.W., Claes, L., Fossati, A., Gutierrez, F., Oliveira, S.E.S., Pires, R., Riegel, K.D., Rolland, J.-P., Roskam, I., Sellbom, M., Somma, A., Spanemberg, L., Strus, W., Thimm, J.C., Wright, A.G.C. & Zimmermann, J. (2020). International assessment of DSM-5 and ICD-11 personality disorder traits: Toward a common nosology in DSM-5.1 [published online ahead of print, 2020 May 5]. Psychopathology, 1–10.

Bajbouj, M., Aust, S., Spies, J., Herrera-Melendez, A.L., Mayer, S.V., Peters, M., ... & Brakemeier, E.-L., Padberg, F. (2018). PsychotherapyPlus: augmentation of cognitive behavioral therapy (CBT) with prefrontal transcranial direct current stimulation (tDCS) in major depressive disorder—study design and methodology of a multicenter double-blind randomized placebo-controlled trial. European Archives of Psychiatry and Clinical Neuroscience, 268(8), 797–808.

Bandura, A. (1986). Social foundations of thought and action: A social cognitive theory. Englewood Cliffs, NJ, US: Prentice-Hall, Inc.

Barbui, C., Cipriani, A., Patel, V., Ayuso-Mateos, J. L. & van Ommeren, M. (2011). Efficacy of antidepressants and benzodiazepines in minor depression: systematic review and meta-analysis. The British Journal of Psychiatry, 198(1), 11–16.

Baumeister, H., Reichler, L., Munzinger, M. & Lin, J. (2014). The impact of guidance on Internet-based mental health interventions—A systematic review. internet Interventions, 1(4), 205–215.

Bausch, P., Fangmeier, T., Zobel, I., Schoepf, D., Drost, S., Schnell, K. … & Schramm, E. (2017). The impact of childhood maltreatment on the differential efficacy of CBASP versus escitalopram in patients with chronic depression: A secondary analysis. Clinical Psychology & Psychotherapy, 24, 1155–1162.

Beck, A.T., Ward, C.H., Mendelson, M., Mock, J. & Erbaugh, J. (1961). An inventory for measuring depression. Archives of General Psychiatry, 4, 561–571.

Bernstein, D.P., Stein, J.A., Newcomb, M.D., Walker, E., Pogge, D., Ahluvalia, T., … & Zule, W. (2003). Development and validation of a brief screening version of the Childhood Trauma Questionnaire. Child Abuse & Neglect, 27, 169–190.

Bird, T., Tarsia, M. & Schwannauer, M. (2018). Interpersonal styles in major and chronic depression: A systematic review and meta-analysis. Journal of Affective Disorders, 239, 93–101.

Blalock, J.A., Minnix, J.A., Mathew, A.R., Wetter, D.W., McCullough, J.P., Jr. & Cinciripini, P.M. (2013). Relationship of Childhood Trauma to Depression and Smoking Outcomes in Pregnant Smokers. Journal of Consulting and Clinical Psychology, 81, 821–830.

Böttche, M. & Knaevelsrud, C. (2017). Posttraumatische Belastungsstörung. In E.-L. Brakemeier & F. Jacobi (Eds.), Verhaltenstherapie in der Praxis (S. 534–546). Weinheim: Beltz.

Bohus, M., Haaf, B., Simms, T., Limberger, M.F., Schmahl, C., Unckel, C., … & Linehan, M.M. (2004). Effectiveness of inpatient dialectical behavioral therapy for borderline personality disorder: A controlled trial. Behaviour Research and Therapy, 42, 487–499.

Bollmann, S. & Brakemeier E.-L. (2017). Stationäre Psychotherapie mit dem Cognitive Behavioral Analysis System of Psychotherapy (CBASP) bei einer 81-jährigen chronisch depressiven Patientin. »Nicht geschimpft ist genug gelobt!«. Psychotherapie im Alter, 14(1), 65–82.

Bollmann, S. & Brakemeier, E.-L. (2019). Modifikationen des Cognitive Behavioral Analysis System for Psychotherapy (CBASP) für die Behandlung älterer chronisch depressiver Patienten. Ärztliche Psychotherapie, 14(2), 93–101.

Bollmann, S., Kessler, E.M. & Brakemeier, E.-L. (2017). Verhaltenstherapie bei Älteren. In E.-L. Brakemeier & F. Jacobi (Eds.), Verhaltenstherapie in der Praxis (S. 807–815). Weinheim: Beltz.

Bollmann, S., Köhler, S., Guhn, A., Schamong, I., Sterzer, P. & Brakemeier, E.-L. (in press). Differentielle Beziehungsgestaltung in der Verhaltenstherapie: Auf dem Weg zu einer evidenzbasierten individualisierten Beziehungsgestaltung. Verhaltenstherapie.

Bollmann, S., Schuler, M., Haupenthal, S., Zetsche, T. & Brakemeier, E.-L. (2015a). Psychotherapie im Alter: Das Cognitive Behavioral Analysis System of Psychotherapy (CBASP) für chronisch depressive ältere Patienten. Persönlichkeitsstörungen: Theorie und Therapie, 19, 137–151.

Bollmann, S., Spies, J. & Brakemeier, E.-L. (2015b). Interpersonelle Fertigkeiten-Gruppe für ältere Patienten mit akuten und chronischen Depressionen: IFG@65+ – Manual (Unveröffentlichtes Manual). Psychologische Hochschule Berlin.

Bollmann, S., Spies, J., Brakemeier, E.-L. (2016). Die interpersonelle Mauer überwinden: CBASP als Behandlungsstrategie gegen frühe traumatisierende Beziehungserfahrungen bei chronisch depressiven Patienten mit Persönlichkeitsstörungen. Vortrag im Rahmen des Symposiums: (Frühe) Traumatisierende Beziehungserfahrungen: Wie häufig? Wie bedeutsam? Wie behandelbar? (Chairs: E.-L. Brakemeier & N. Kathmann). 29. DGVT-Kongress für Klinische Psychologie, Psychotherapie und Beratung. Berlin, 24.2.–27.02.2016.

Bollmann, S., Spies, J., Hodzic, J., Hohl-Radke, F. & Brakemeier, E.-L. (2020). Feasibility and outcome of an inpatient interpersonal skills group for older adults (65+) with acute or chronic depression: An open pilot study. GeroPsych: The Journal of Gerontopsychology and Geriatric Psychiatry, 33(2), 55–66.

Bordin, E.S. (1979). The generalizability of the psychoanalytic concept of the working alliance. Psychotherapy: Theory, Research & Practice, 16, 252–260.

Bouton, M.E. (2007). Learning and Behavior: A Contemporary Synthesis. Sunderland, Massachusetts: Sinauer Associates is an imprint of Oxford University Press.

BPtK. (2014). BPtK-Studie: Stationäre Versorgung psychisch kranker Menschen. BPTK.

Abgerufen von https://www.bptk.de/publikationen/bptk-studie/ (27.5.2020).
Bradshaw, J. (2000). Das Kind in uns. Wie finde ich zu mir selbst (o. A.; D. B. Schröder, Übers.). München: Droemer Knaur.
Brakemeier, E.-L. (2017). Situationsanalyse. In E.-L. Brakemeier & F. Jacobi (Eds.), Verhaltenstherapie in der Praxis (S. 332–342). Weinheim: Beltz.
Brakemeier, E.-L. (2019). Schwierige Situationen in der modernen Psychotherapie: CBASP, DBT, MBT und Schematherapie. Beltz Video-Learning. Weinheim: Beltz.
Brakemeier, E.-L. (2020). Die Well-Being Therapie: Eine Kurzzeittherapie zur psychischen Stabilisierung – auch in Zeiten der Corona-Pandemie. Ärztliche Psychotherapie, 3, 166–176.
Brakemeier, E.-L., ... Zimmermann, J., Winter, L. & Padberg, F. (in prep.). Cognitive Behavioral Analysis System of Psychotherapy vs Behavioral Activation in chronically depressed inpatients: Design and rationale of a multisite randomized controlled study to assess efficacy, moderator and mediator of change (Change PDD).
Brakemeier, E.-L. & Buchholz, A. (2013). Die Mauer überwinden: Wege aus der chronischen Depression. Selbsthilfe und Therapiebegleitung mit CBASP. Weinheim: Beltz.
Brakemeier, E.-L., Demir, S. & Fava, G. (under revision). The psychotherapeutic role of Well-Being Therapy: Evidence and opportunities. Bulletin of the Menninger Clinic.
Brakemeier, E.-L., Dobias, J., Hertel, J., Bohus, M., Limberger, M. F., Schramm, E., … & Normann, C. (2018a). Childhood maltreatment in women with borderline personality disorder, chronic depression, and episodic depression, and in healthy controls. Psychotherapy and Psychosomatics, 87, 49–51.
Brakemeier, E.-L. & Herpertz, S. C. (2019). Innovative Psychotherapieforschung: Auf dem Weg zu einer evidenz-und prozessbasierten individualisierten und modularen Psychotherapie [Innovative psychotherapy research: towards an evidence-based and process-based individualized and modular psychotherapy]. Nervenarzt. doi: 10.1007/s00115-019-00808-9. [Epub ahead of print].
Brakemeier, E.-L., Herzog, P., Radtke, M., Schneibel, R., Breger, V., Becker, M., … & Normann, C. (2018b). CBASP als stationäres Behandlungskonzept der therapieresistenten chronischen Depression: Eine Pilotstudie zum Zusammenhang von Nebenwirkungen und Therapieerfolg. PPmP – Psychotherapie · Psychosomatik · Medizinische Psychologie, 68, 399–407.
Brakemeier, E.L. & Jacobi, F. (2017a). Verhaltenstherapie in der Praxis. Weinheim: Beltz.
Brakemeier, E.L. & Jacobi, F. (2017b). Verhaltenstherapie in der Praxis. Beltz Video-Learning. Weinheim: Beltz.
Brakemeier, E.-L., Knoop., R. & Bollmann, J. (2017). Cognitive Behavioral Analysis System of Psychotherapy (CBASP). In E.-L. Brakemeier & F. Jacobi (Eds.), Verhaltenstherapie in der Praxis (S. 689–700). Weinheim: Beltz.
Brakemeier, E.-L. & Lammers, C. (2021). CBASPersonalized für Narzissmus (CPN). In S. Doering, H.P. Hartmann & O.F. Kernberg, Narzissmus. Grundlagen – Störungsbilder – Therapie. Stuttgart: Schattauer.
Brakemeier, E.-L., Marchner, J., Gutgsell, S., Engel, V., Radtke, M., Tuschen-Caffier, B., … & Berking, M. (2013). CBASP@home: Ein internetbasiertes Situationsanalysen-Training zur Stabilisierung des Therapieerfolgs nach stationärer Therapie für chronisch depressive Patienten. Verhaltenstherapie, 23, 190–203.
Brakemeier, E.-L., Merkl, A., Wilbertz, G., Quante, A., Regen, F., Bührsch, N., … & Bajbouj, M. (2014). Cognitive-behavioral therapy as continuation treatment to sustain response after electroconvulsive therapy in depression: A randomized controlled trial. Biological Psychiatry, 76, 194–202.
Brakemeier, E.-L., Pilz, K., Richter, J. & Kaiser, T. (2020). Umsetzbarkeit und Erleben: Erste Erfahrungen mit einer Kurzform der anwendungsorientierten Parcoursprüfung im MSc-Studiengang Psychologie. Verhaltenstherapie, 30, 141–155.
Brakemeier, E.-L., Radtke, M., Engel, V., Zimmermann, J., Tuschen-Caffier, B., Hautzinger, M., … & Normann, C. (2015). Overcoming treatment resistance in chronic depression: A

pilot study on outcome and feasibility of the cognitive behavioral analysis system of psychotherapy as an inpatient treatment program. Psychotherapy and Psychosomatics, 84, 51–56.

Brakemeier, E.-L., Schramm, E. & Hautzinger, M. (2012). Chronische Depression. Göttingen; Bern; Wien [u. a.]: Hogrefe.

Bschor, T. & Bauer, M. (2004). Is successful lithium augmentation limited to serotonergic antidepressants? Journal of Clinical Psychopharmacology, 24, 240–241.

Bundesgesetzblatt (Jahrgang 2020). Teil I Nr. 11, ausgegeben zu Bonn am 12. März 2020.

Carlbring, P., Andersson, G., Cuijpers, P., Riper, H. & Hedman-Lagerlöf, E. (2018). Internet-based vs. face-to-face cognitive behavior therapy for psychiatric and somatic disorders: an updated systematic review and meta-analysis. Cognitive Behaviour Therapy, 47(1), 1–18.

Canuso, C.M., Singh, J.B., Fedgchin, M., Alphs, L., Lane, R., Lim, P., ... & Drevets, W. C. (2018). Efficacy and safety of intranasal esketamine for the rapid reduction of symptoms of depression and suicidality in patients at imminent risk for suicide: results of a double-blind, randomized, placebo-controlled study. American Journal of Psychiatry, 175(7), 620–630.

Caspar, F. (2002). Das Impact Message Inventory von Kiesler. In E. Brähler, J. Schumacher & B. Strauss (Hrsg.), Diagnostische Verfahren in der Psychotherapie (S. 214–216). Weinheim: Beltz.

Caspar, F. & Belz, M. (2017). Motivorientierte Beziehungsgestaltung. In E.-L. Brakemeier & F. Jacobi (Eds.), Verhaltenstherapie in der Praxis (S. 54–65). Weinheim: Beltz.

Caspar, F., Berger, T., Fingerle, H. & Werner, M. (2016). Das deutsche IMI. PiD – Psychotherapie im Dialog, 17, e1–e10.

Chambless, D.L. & Ollendick, T.H. (2001). Empirically supported psychological interventions: Controversies and evidence. Annual Review of Psychology, 52, 685–716.

Constantino, M.J., Laws, H.B., Arnow, B.A., Klein, D.N., Rothbaum, B.O. & Manber, R. (2012). The relation between changes in patients' interpersonal impact messages and outcome in treatment for chronic depression. Journal of Consulting and Clinical Psychology, 80, 354–364.

Constantino, M.J., Laws, H.B., Coyne, A.E., Greenberg, R.P., Klein, D.N., Manber, R., ... & Arnow, B.A. (2016). Change in patients' interpersonal impacts as a mediator of the alliance-outcome association in treatment for chronic depression. Journal of Consulting and Clinical Psychology, 84, 1135–1144.

Constantino, M.J., Manber, R., Degeorge, J., McBride, C., Ravitz, P., Zuroff, D.C., ... & Arnow, B.A. (2008). Interpersonal styles of chronically depressed outpatients: Profiles and therapeutic change. Psychotherapy (Chicago, Ill.), 45, 491–506.

Cuijpers, P., Geraedts, A.S., van Oppen, P., Andersson, G., Markowitz, J.C. & van Straten, A. (2011). Interpersonal psychotherapy for depression: A meta-analysis. The American Journal of Psychiatry, 168, 581–592.

Cuijpers, P., Noma, H., Karyotaki, E., Vinkers, C.H., Cipriani, A. & Furukawa, T.A. (2020). A network meta analysis of the effects of psychotherapies, pharmacotherapies and their combination in the treatment of adult depression. World Psychiatry, 19(1), 92–107.

Cuijpers, P., Sijbrandij, M., Koole, S.L., Andersson, G., Beekman, A.T. & Reynolds, C.F. (2013). The efficacy of psychotherapy and pharmacotherapy in treating depressive and anxiety disorders: A meta-analysis of direct comparisons. World Psychiatry, 12, 137–148.

Cuijpers, P., van Straten, A., Schuurmans, J., van Oppen, P., Hollon, S.D. & Andersson, G. (2010). Psychotherapy for chronic major depression and dysthymia: A meta-analysis. Clinical Psychology Review, 30, 51–62.

Cuijpers, P., van Straten, A., van Oppen, P. & Andersson, G. (2008). Are psychological and pharmacologic interventions equally effective in the treatment of adult depressive disorders? A meta-analysis of comparative studies. The Journal of Clinical Psychiatry, 69, 1675–1685; quiz 1839–1841.

Cukrowicz, K.C. & Joiner Jr., T.E. (2007). Computer-based intervention for anxious and depressive symptoms in a non-clinical population. Cognitive Therapy and Research, 31, 677–693.

DGPPN, KBV, BÄK & AWMF (Hrsg.) für die Leitliniengruppe Unipolare Depression. (2015). S3-Leitlinie / Nationale Versorgungs-Leitlinie Unipolare Depression – Langfassung, 2. Auflage. Version 5. 238.

Dilling, H. & Freyberger, H. J. (2019). Taschenführer zur ICD–10–Klassifikation psychischer Störungen: Mit Glossar und Diagnostischen Kriterien sowie Referenztabellen ICD–10 vs. ICD–9 und ICD–10 vs. DSM–IV–TR (9., aktualisierte Aufl. 2019). Hogrefe.

Dippel, N., Christiansen, H. & Brakemeier, E.-L. (2020). CBASP@YoungAge – Ein modulares Therapieprogramm für Kinder und Jugendliche mit Depressionen und interpersonellen Problemen. Poster auf dem 38. Symposium Fachgruppe Klinische Psychologie und Psychotherapie der DGPs. Mannheim, 20.05.–23.05.2020.

DiSalvo, C.A. & McCullough, J.P., Jr. (2002). Treating a Chronically Depressed Adolescent Female Using the Cognitive Behavioral Analysis System of Psychotherapy: A Case Study. Journal of Contemporary Psychotherapy, 32, 273–280.

Domes, G., Spenthof, I., Radtke, M., Isaksson, A., Normann, C. & Heinrichs, M. (2016). Autistic traits and empathy in chronic vs. Episodic depression. Journal of Affective Disorders, 195, 144–147.

Dziobek, I. (2011). SCOTT: The Social Cognition Training Tool. http://www.scotttraining.de/ [20.3.2016].

D'Zurilla, T.J., Nezu, A.M. & Maydeu-Olivares, A. (2002). Social problem-solving inventory revised (SPSI-R). North Tonawanda, N.Y.: Multi-Health Systems.

Ebert, D., Fangmeier, T., Lichtblau, A., Peters, J., Biscaldi-Schäfer, M. & Tebartz van Elst, L. (2013). Asperger-Autismus und hochfunktionaler Autismus bei Erwachsenen: Ein Therapiemanual der Freiburger Autismus-Studiengruppe. Göttingen: Hogrefe.

Ehlers, A. & Clark, D.M. (2000). A cognitive model of posttraumaticstress disorder. Behaviour Research and Therapy, 38(4), 319–345.

Ellis, A. (1955). New approaches to psychotherapy techniques. Journal of Clinical Psychology, 1, 207–260.

Ellis, A. (1962). Reason and emotion in psychotherapy. New York: Lyle Stuart.

Erkens, N., Schramm, E., Kriston, L., Hautzinger, M., Härter, M., Schweiger, U. & Klein, J.P. (2018). Association of comorbid personality disorders with clinical characteristics and outcome in a randomized controlled trial comparing two psychotherapies for early-onset persistent depressive disorder. Journal of Affective Disorders, 229, 262–268.

Falkai, P., Wittchen, H.-U., Döpfner, M., Gaebel, W., Maier, W., Rief, W., … American Psychiatric Association (Hrsg.) (2018). Diagnostisches und statistisches Manual psychischer Störungen DSM-5® (2. korrigierte Auflage, deutsche Ausgabe). Göttingen: Hogrefe.

Fava, M., Rush, A.J., Trivedi, M.H., Nierenberg, A.A., Thase, M.E., Sackeim, H.A., … & Kupfer, D.J. (2003). Background and rationale for the Sequenced Treatment Alternatives to Relieve Depression (STAR*D) study. Psychiatric Clinics of North America, 26, 457–494.

Favorite, T.K. (2013). Behandlung chronischer Depression und komorbider posttraumatischer Belastungsstörung mit dem CBASP. In Belz, Martina; Caspar, Franz; Schramm, Elisabeth Therapieren mit CBASP. Chronische Depression, Komorbiditäten und störungsübergreifender Einsatz (S. 91-107). München: Urban & Fischer.

Fiedler, P. (2005). Verhaltenstherapie in Gruppen. Weinheim: Beltz.

Forkmann, T., Brakemeier, E.-L., Teismann, T., Schramm, E. & Michalak, J. (2016). The Effects of Mindfulness-Based Cognitive Therapy and Cognitive Behavioral Analysis System of Psychotherapy added to Treatment as Usual on suicidal ideation in chronic depression: Results of a randomized-clinical trial. Journal of Affective Disorders, 200, 51–57.

Freud, S. (1926). Psychoanalyse. In H. Marcuse (Hrsg.), Handwörterbuch der Sexualwissenschaft: Enzyklopädie der natur- und kulturwissenschaftlichen Sexualkunde des Menschen. Bonn: Markus & Weber.

Freud, S. (1938). The basic writings of Sigmund Freud; tr. and ed., with an introduction. New York: Modern Library.

Freud, S. (1960). A General Introduction to Psychoanalysis (Original work published 1916-1917). New York: Washington Square Press.

Furukawa, T.A., Efthimiou, O., Weitz, E.S., Cipriani, A., Keller, M.B., Kocsis, J.H., … & Schramm, E. (2018). Cognitive-Behavioral Analysis System of Psychotherapy, Drug, or Their Combination for Persistent Depressive Disorder: Personalizing the Treatment Choice Using Individual Participant Data Network Metaregression. Psychotherapy and Psychosomatics, 87, 140–153.

Gallagher, D., Savva, G.M., Kenny, R.A. & Lawlor, B.A. (2013). What predicts persistent depression in older adults across Europe? Journal of Affective Disorders, 147, 192 –197.

Galuske, M. (2003). Methoden der Sozialarbeit: Eine Einführung. Weinheim, München: Juventa-Verlag.

Gelenberg, A.J., Kocsis, J.H., McCullough, J.P., Jr., Ninan, P.T. & Thase, M.E. (2006). The State of Knowledge of Chronic Depression: (CME Commentary). The Primary Care Companion to The Journal of Clinical Psychiatry, 08, 60–65.

Gilmer, W.S., Trivedi, M.H., Rush, A.J., Wisniewski, S.R., Luther, J., Howland, R.H., … & Alpert, J. (2005). Factors associated with chronic depressive episodes: A preliminary report from the STAR-D project. Acta Psychiatrica Scandinavica, 112, 425–433.

Görlitz, G. (2009). Körper und Gefühl in der Psychotherapie – Aufbauübungen. Stuttgart: Klett-Cotta.

Görlitz, G. (2011). Körper und Gefühl in der Psychotherapie – Basisübungen. Stuttgart: Klett-Cotta.

Guhn, A., Köhler, S. & Brakemeier, E.-L. (2019a). Kiesler-Kreis-Training: Manual zur Behandlung interpersoneller Probleme. Weinheim: Beltz.

Guhn, A., Köhler, S., Brakemeier, E.-L. & Sterzer, P. (2019b). Cognitive Behavioral Analysis System of Psychotherapy for inpatients with persistent depressive disorder: A naturalistic trial on a general acute psychiatric unit. European Archives of Psychiatry and Clinical Neuroscience [published online ahead of print, 2019 Jul 12].

Guhn, A., Steinacher, B., Merkl, A., Sterzer, P. & Köhler, S. (2019c). Negative mood induction: Affective reactivity in recurrent, but not persistent depression. PloS One, 14, e0208616.

Guhn, A., Sterzer, P., Haack, F. H. & Köhler, S. (2018). Affective and cognitive reactivity to mood induction in chronic depression. Journal of Affective Disorders, 229, 275–281.

Gustavsson, A., Svensson, M., Jacobi, F., Allgulander, C., Alonso, J., Beghi, E., ... & Gannon, B. (2011). Cost of disorders of the brain in Europe 2010. European Neuropsychopharmacology, 21(10), 718–779.

Hamilton, M. (1967). Development of a Rating Scale for Primary Depressive Illness. British Journal of Social and Clinical Psychology, 6, 278–296.

Härter, M., Sitta, P., Keller, F., Metzger, R., Wiegand, W., Schell, G., … & Berger, M. (2004). Stationäre psychiatrisch-psychotherapeutische Depressionsbehandlung. Der Nervenarzt, 75, 1083–1091.

Hautzinger, M., Keller, F. & Kühner, C. (2007). Beck—Depressions—Inventar II. Frankfurt am Main: Hartcourt Tests.

Hayden, E.P. & Klein, D.N. (2001). Outcome of dysthymic disorder at 5-year follow-up: The effect of familial psychopathology, early adversity, personality, comorbidity, and chronic stress. The American Journal of Psychiatry, 158, 1864–1870.

Hegerl, U., Schönknecht, P. & Mergl, R. (2012). Are antidepressants useful in the treatment of minor depression: a critical update of the current literature. Current Opinion in Psychiatry, 25(1), 1–6.

Henry, J.D., Phillips, L.H., Ruffman, T. & Bailey, P.E. (2013). A metaanalytic review of age differences in theory of mind. Psychological Aging, 28, 826–839.

Herzog, P., Lauff, S., Rief, W. & Brakemeier, E.-L. (2019). Assessing the unwanted: A systematic review of instruments used to assess negative effects of psychotherapy. Brain and Behavior, 9(12), e01447.

Hinsch, R. & Pfingsten, U. (2015). Gruppentraining sozialer Kompetenzen GSK: Grundlagen, Durchführung, Anwendungsbeispiele, 6. Auflage. Weinheim: Beltz.

Hirschfeld, R. M.A., Dunner, D.L., Keitner, G., Klein, D.N., Koran, L.M., Kornstein, S.G., … & Keller, M.B. (2002). Does psychosocial functioning improve independent of depressive symptoms? A comparison of nefazodone, psychotherapy, and their combination. Biological Psychiatry, 51, 123–133.

Hoffer, A. (2000). Neutrality and the therapeutic alliance: What does the analyst want? In S.T. Levy (Hrsg.), The therapeutic alliance (S. 35–53). Madison, CT, US: International Universities Press, Inc.

Holderbach, R., Clark, K., Moreau, J.-L., Bischofberger, J. & Normann, C. (2007). Enhanced long-term synaptic depression in an animal model of depression. Biological Psychiatry, 62, 92–100.

Horowitz, L.M., Strauß, B. & Kordy, H. (2000). Inventar zur Erfassung Interpersoneller Probleme – Deutsche Version (IIP-D). Weinheim: Beltz.

Horvath, A.O. & Greenberg, L.S. (1989). Development and validation of the Working Alliance Inventory. Journal of Counseling Psychology, 36, 223–233.

Jobst, A., Brakemeier, E.-L., Buchheim, A., Caspar, F., Cuijpers, P., Ebmeier, K.P., … & Padberg, F. (2016). European Psychiatric Association Guidance on psychotherapy in chronic depression across Europe. European Psychiatry, 33, 18–36.

Kanfer, F.H. & Saslow, G. (1969). Behavioral Diagnosis. Behavior Therapy: Appraisal and Status. New York: McGraw-Hill.

Kanfer, F.H. & Saslow, G. (1976). Verhaltenstheoretische Diagnostik. In D. Schulte (Hrsg.), Diagnostik in der Verhaltenstherapie (S. 24–59). München: Urban & Schwarzenberg.

Karpova, N.N., Pickenhagen, A., Lindholm, J., Tiraboschi, E., Kulesskaya, N., Agústsdóttir, A., … & Castrén, E. (2011). Fear erasure in mice requires synergy between antidepressant drugs and extinction training. Science (New York, N.Y.), 334, 1731–1734.

Kealy, D. & J.S. Ogrodniczuk (2011). Narcissistic interpersonal problems in clinical practice. Harvard Review of Psychiatry 19, 290 –301.

Keller, F., Härter, M., Metzger, R., Wiegand, W. & Schell, G. (2001). Prozess- und Ergebnisqualität in der stationären Behandlung ersterkrankter und chronisch depressiver Patienten. Krankenhauspsychiatrie, 12, S50–S56.

Keller, M.B., McCullough, J.P., Jr., Klein, D.N., Arnow, B., Dunner, D.L., Gelenberg, A.J., … & Zajecka, J. (2000). A comparison of nefazodone, the cognitive behavioral-analysis system of psychotherapy, and their combination for the treatment of chronic depression. The New England Journal of Medicine, 342, 1462–1470.

Keyes, K.M., Gary, D., O'Malley, P.M., Hamilton, A. & Schulenberg., J. (2019). Recent increases in depressive symptoms among US adolescents: trends from 1991 to 2018. Social Psychiatry and Psychiatric Epidemiology, 54, 987–996.

Kiesler, D.J. (1983). The 1982 Interpersonal Circle: A taxonomy for complementarity in human transactions. Psychological Review, 90, 185–214.

Kiesler, D.J. (1996). Contemporary interpersonal theory and research: Personality, psychopathology, and psychotherapy. Oxford, England: John Wiley & Sons.

Kiesler, D.J. & Schmidt, J.A. (1993). The Impact Message Inventory: Form IIA Octant Scale Version. Palo Alto: CA: Mind Garden.

Klein, D.N. (2010). Chronic Depression: Diagnosis and Classification. Current Directions in Psychological Science, 19, 96–100.

Klein, D.N. & Santiago, N. J. (2003). Dysthymia and chronic depression: Introduction, classification, risk factors, and course. Journal of Clinical Psychology, 59, 807–816.

Klein, D.N., Leon, A.C., Li, C., D'Zurilla, T.J., Black, S.R., Vivian, D., … & Kocsis, J. H. (2011). Social problem solving and depressive symptoms over time: A randomized clinical trial of cognitive-behavioral analysis system of psychotherapy, brief supportive psychotherapy, and pharmacotherapy. Journal of Consulting and Clinical Psychology, 79, 342–352.

Klein, D.N., Santiago, N.J., Vivian, D., Blalock, J.A., Kocsis, J.H., Markowitz, J.C., … & Keller,

M.B. (2004). Cognitive-behavioral analysis system of psychotherapy as a maintenance treatment for chronic depression. Journal of Consulting and Clinical Psychology, 72, 681–688.

Klein, D.N., Schwartz, J.E., Santiago, N.J., Vivian, D., Vocisano, C., Castonguay, L.G., … & Keller, M.B. (2003). Therapeutic alliance in depression treatment: Controlling for prior change and patient characteristics. Journal of Consulting and Clinical Psychology, 71, 997–1006.

Klein, D.N., Shankman, S.A. & Rose, S. (2006). Ten-Year Prospective Follow-Up Study of the Naturalistic Course of Dysthymic Disorder and Double Depression. American Journal of Psychiatry, 163, 872–880.

Klein, D.N., Taylor, E.B., Dickstein, S. & Harding, K. (1988). Primary early-onset dysthymia: Comparison with primary nonbipolar nonchronic major depression on demographic, clinical, familial, personality, and socioenvironmental characteristics and short-term outcome. Journal of Abnormal Psychology, 97, 387–398.

Klein, J.P. & Belz, M. (2014). Psychotherapie chronischer Depression: Praxisleitfaden CBASP (1. Auflage 2014). Göttingen: Hogrefe.

Klein, J.P., Backenstraß, M. & Schramm, E. (2018a). Therapie-Tools CBASP: Psychotherapie chronischer Depression. Weinheim: Beltz.

Klein, J.P., Erkens, N., Schweiger, U., Kriston, L., Bausch, P., Zobel, I., … & Schramm, E. (2018b). Does Childhood Maltreatment Moderate the Effect of the Cognitive Behavioral Analysis System of Psychotherapy versus Supportive Psychotherapy in Persistent Depressive Disorder? Psychotherapy and Psychosomatics, 87, 46–48.

Klein, J.P., Probst, T., Kriston, L., Assmann, N., Bailer, J., Eich, H., … & Schramm, E. (2020). Changes in Therapeutic Alliance and in Social Inhibition as Mediators of the Effect of the Cognitive Behavioral Analysis System of Psychotherapy: A Secondary Analysis from a Randomized Clinical Trial. Psychotherapy and Psychosomatics, 1–2.

Knies, E.-M., Backenstrass, M. & Brakemeier, E.-L. (2015a). Feasibility and Outcome of a Short-Term Group Therapy for Inpatients with Comorbid Substance Use Disorders and Depression: The InterPersonal Kiesler-Circle Training (IPKCT). Psychotherapy and Psychosomatics, 85, 311–313.

Knies, E.-M., Backenstrass, M. & Brakemeier, E.-L. (2015b). Interpersonelles Kiesler Kreis Training (IKTTP) – ein Gruppentherapiemanual (Unveröffentlichtes Manual). Psychologische Hochschule Berlin.

Knuf, A., Osterfeld, M. & Seibert, U. (2007). Selbstbefähigung fördern. Empowerment in der psychiatrischen Arbeit. Bonn: Psychiatrie-Verlag.

Kocsis, J.H., Gelenberg, A.J., Rothbaum, B.O., Klein, D.N., Trivedi, M.H., Manber, R., … & REVAMP Investigators. (2009). Cognitive behavioral analysis system of psychotherapy and brief supportive psychotherapy for augmentation of antidepressant nonresponse in chronic depression: The REVAMP Trial. Archives of General Psychiatry, 66, 1178–1188.

Koethe, D., Mattern, M. & Herpetz, S.C. (2014). Psychotherapeutische Arbeit mit älteren Patienten. Der Nervenarzt, 85, 1345–1351.

Köhler, S., Chrysanthou, S., Guhn, A. & Sterzer, P. (2019). Differences between chronic and nonchronic depression: Systematic review and implications for treatment. Depression and Anxiety, 36(1), 18–30.

Köhler, S., Fischer, T., Brakemeier, E.-L. & Sterzer, P. (2015a). Successful Treatment of Severe Persistent Depressive Disorder with a Sequential Approach: Electroconvulsive Therapy Followed by Cognitive Behavioural Analysis System of Psychotherapy. Psychotherapy and Psychosomatics, 84, 127–128.

Köhler, S., Wiethoff, K., Ricken, R., Stamm, T., Baghai, T.C., Fisher, R., … & Adli, M. (2015b). Characteristics and differences in treatment outcome of inpatients with chronic vs. episodic major depressive disorders. Journal of Affective Disorders, 173, 126–133.

Kuhn, M., Mainberger, F., Feige, B., Maier, J.G., Mall, V., Jung, N.H., … & Nissen, C. (2016). State-Dependent Partial Occlusion of Cortical LTP-Like Plasticity in Major Depression. Neuropsychopharmacology, 41, 1521–1529.

Kühnen, T., Knappke, F., Otto, T., Friedrich, S., Klein, J.P., Kahl, K.G., … & Schweiger, U. (2011). Chronic depression: Development and evaluation of the luebeck questionnaire for recording preoperational thinking (LQPT). BMC Psychiatry, 11, 199.

Laws, H.B., Constantino, M. J., Sayer, A.G., Klein, D.N., Kocsis, J.H., Manber, R., … & Arnow, B.A. (2017). Convergence in Patient-Therapist Therapeutic Alliance Ratings and Its Relation to Outcome in Chronic Depression Treatment. Psychotherapy Research: Journal of the Society for Psychotherapy Research, 27, 410–424.

Lammers, C.-H. (2014). Psychotherapie narzisstisch gestörter Patienten. Stuttgart: Schattauer.

Leary, T. (1957). Interpersonal diagnosis of personality; a functional theory and methodology for personality evaluation. Oxford, England: Ronald Press.

Levy, S.T. (Hrsg.). (2000). The therapeutic alliance. Madison, Conn.: International Universities Press.

Lizardi, H., Klein, D.N., Ouimette, P.C., Riso, L.P., Anderson, R.L. & Donaldson, S.K. (1995). Reports of the childhood home environment in early-onset dysthymia and episodic major depression. Journal of Abnormal Psychology, 104, 132–139.

Linden M. (2013). How to define, find, and classify side effects in psychotherapy: From unwanted events to adverse treatment reactions. Clinical Psychology & Psychotherapy, 20, 286–296.

Linehan, M. (2015). DBT Skills Training Manual (2nd ed.). New York: Guilford.

Linehan, M. (2020). Building a life worth living: a memoir. New York: Random House.

Locke, K.D., Sayegh, L., Penberthy, J.K., Weber, C., Haentjens, K. & Turecki, G. (2017). Interpersonal circumplex profiles of persistent depression: Goals, self-efficacy, problems, and effects of group therapy. Journal of Clinical Psychology, 73(6), 595–611.

Longmore, R.J. & Worrell, M. (2007). Do we need to challenge thoughts in cognitive behavior therapy? Clinical Psychology Review, 27, 173–187.

Lynch, T.R., Cheavens, J.S., Cukrowicz, K.C., Thorp, S.R., Bronner, L. & Beyer, J. (2007).Treatment of older adults with comorbid personality disorder and depression: A dialectical behavior therapy approach. International Journal of Geriatric Psychiatry, 22, 131–143.

Maercker, A. (Hrsg.). (2015). Alterspsychotherapie und klinische Gerontopsychologie (2. Aufl.). Heidelberg: Springer.

Maercker, A. & Forstmeier, S. (Hrsg.). (2012). Der Lebensrückblick in Therapie und Beratung. Heidelberg: Springer.

Maddux, R.E., Riso, L.P., Klein, D.N., Markowitz, J.C., Rothbaum, B.O., Arnow, B.A., … & Thase, M.E. (2009). Select comorbid personality disorders and the treatment of chronic depression with nefazodone, targeted psychotherapy, or their combination. Journal of Affective Disorders, 117, 174–179.

Manber, R., Arnow, B., Blasey, C., Vivian, D., McCullough, J.P., Jr., Blalock, J.A., … & Keller, M.B. (2003). Patient's therapeutic skill acquisition and response to psychotherapy, alone or in combination with medication. Psychological Medicine, 33, 693–702.

McCullough, J.P., Jr. (1984). Cognitive-behavioral analysis system of psychotherapy: An interactional treatment approach for dysthymic disorder. Psychiatry, 47, 234–250.

McCullough, J.P., Jr. (1995). Therapist Manual for Cognitive Behavioral Analysis System of Psychotherapy (CBASP). Richmond: Virginia Commonwealth University.

McCullough, J.P., Jr. (2000). Treatment of Chronic Depression. Cognitive Behavioral Analysis System of Psychotherapy. New York: Guilford Press.

McCullough, J.P., Jr. (2006). Treating chronic depression with disciplined personal involvement. New York, NY, US: Springer Science + Business Media.

McCullough, J.P., Jr. (2007). Behandlung von Depressionen mit dem Cognitive Behavioral Analysis System of Psychotherapy. München: Psychosozial-Verlag.

McCullough, J.P., Jr. (2008). Interpersonal Discrimination Exercise-Rating Form (IDE-

RF). Richmond, VA: Virginia Commonwealth University.
McCullough, J.P., Jr. (2010). CBASP, the Third Wave and the treatment of chronic depression. Journal of European Psychotherapy, 9, 169–190.
McCullough, J.P., Jr. (2011). Therapeutische Beziehung und die Behandlung chronischer Depressionen: Cognitive Behavioral Analysis System of Psychotherapy (CBASP). Heidelberg: Springer.
McCullough, J.P., Jr., Klein, D.N., Borian, F.E., Howland, R.H., Riso, L.P., Keller, M.B. & Banks, P.L.C. (2003). Group Comparisons of DSM-IV Subtypes of Chronic Depression: Validity of the Distinctions, Part 2. Journal of Abnormal Psychology, 112, 614–622.
McCullough, J.P., Jr., Lord, B.D., Conley, K.A. & Martin, A.M. (2010). A method for conducting intensive psychological studies with early-onset chronically depressed patients. American Journal of Psychotherapy, 64, 317–337.
McCullough, J.P., Jr., McCune, K.J., Kaye, A.L., Braith, J.A., Friend, R., Roberts, W.C., ... & Hampton, C. (1994). One-year prospective replication study of an untreated sample of community dythymia subjects. Journal of Nervous and Mental Disease, 182(7), 396–401.
McCullough, J.P., Jr., Schramm, E. & Penberthy, K. (2015). CBASP as a Distinctive Treatment for Persistent Depressive Disorder. New York: Routledge.
McIntyre, R.S., Alsuwaidan, M., Goldstein, B.I., Taylor, V.H., Schaffer, A., Beaulieu, S., ... (2012). The Canadian Network for Mood and Anxiety Treatments (CANMAT) task force recommendations for the management of patients with mood disorders and comorbid metabolic disorders. Annals of Clinical Psychiatry: Official Journal of the American Academy of Clinical Psychiatrists, 24, 69–81.
Melchior, H., Schulz, H. & Härter, M. (2014). Faktencheck Gesundheit. Regionale Unterschiede in der Diagnostik und Behandlung von Depressionen. Gütersloh: Bertelsmann Stiftung.
Michalak, J., Probst, T., Heidenreich, T., Bissantz, N. & Schramm, E. (2016). Mindfulness-Based Cognitive Therapy and a Group Version of the Cognitive Behavioral Analysis System of Psychotherapy for Chronic Depression: Follow-Up Data of a Randomized Controlled Trial and the Moderating Role of Childhood Adversities. Psychotherapy and Psychosomatics, 85, 378–380.
Michalak, J., Schultze, M., Heidenreich, T. & Schramm, E. (2015). A randomized controlled trial on the efficacy of mindfulness-based cognitive therapy and a group version of cognitive behavioral analysis system of psychotherapy for chronically depressed patients. Journal of Consulting and Clinical Psychology, 83, 951–963.
Mondimore, F.M., Zandi, P.P., MacKinnon, D.F., McInnis, M.G., Miller, E.B., Crowe, R.P., ... & Potash, J.B. (2006). Familial Aggregation of Illness Chronicity in Recurrent, Early-Onset Major Depression Pedigrees. American Journal of Psychiatry, 163, 1554–1560.
Montgomery, S.A. & Asberg, M. (1979). A new depression scale designed to be sensitive to change. The British Journal of Psychiatry: The Journal of Mental Science, 134, 382–389.
Mowrer, O.H. (1947). On the dual nature of learning—A re-interpretation of »conditioning« and »problem-solving.« Harvard Educational Review, 17, 102–148.
Müller-Oerlinghausen, B., Berghöfer, A. & Ahrens, B. (2003). The antisuicidal and mortality-reducing effect of lithium prophylaxis: Consequences for guidelines in clinical psychiatry. Canadian Journal of Psychiatry. Revue Canadienne De Psychiatrie, 48, 433–439.
Murphy, J.A. & Gerard, J.B. (2012). Prevalence and Correlates of the Proposed DSM-5 Diagnosis of Chronic Depressive Disorder. Journal of Affective Disorders 139(2), 172–80.

Nanni, V., Uher, R. & Danese, A. (2012). Childhood maltreatment predicts unfavorable course of illness and treatment outcome in depression: A meta-analysis. The American Journal of Psychiatry, 169, 141–151.
Nelson, J., Klumparendt, A., Doebler, P. & Ehring, T. (2017). Childhood maltreatment and characteristics of adult depression: meta-analysis. British Journal of Psychiatry, 210(2), 96–104.

Nemeroff, C.B., Heim, C.M., Thase, M.E., Klein, D.N., Rush, A.J., Schatzberg, A.F., … & Keller, M.B. (2003). Differential responses to psychotherapy versus pharmacotherapy in patients with chronic forms of major depression and childhood trauma. Proceedings of the National Academy of Sciences of the United States of America, 100, 14293–14296.

Netter, A.-L., Hof, J.-T., Emmerich, L. & Brakemeier, E.-L. (2019a). Wie kann die Wirksamkeit psychotherapeutischer Behandlungen bei persistierend depressiven PatientInnen optimiert werden? Individualisierte Internet- und mobilbasierte Interventionen während und nach einer CBASP-Therapie. Symposiumsvortrag auf der 37. Fachgruppentagung der Fachgruppe Klinische Psychologie & Psychotherapie der Deutschen Gesellschaft für Psychologie (DGPs), Erlangen, 29.05. –01.06.2019.

Netter, A.-L., Hof, J.-T., Lauff, S., Ehmer, T. & Brakemeier, E.-L. (2019b). CBASPersonalized@home: An Online Continuation-Treatment Program Following Inpatient Treatment to Maintain Treatment Response for Patients with Persistent Depressive Disorder and Childhood Maltreatment. Posterpräsentation auf dem 9. World Congress of Behavioral and Cognitive Therapies (WCBCT), Berlin, 17. –20.07.2019.

Newton-Howes, G., Tyrer, P. & Johnson, T. (2006). Personality disorder and the outcome of depression: Meta-analysis of published studies. The British Journal of Psychiatry: The Journal of Mental Science, 188, 13–20.

Niemeyer, H. & Knaevelsrud, C. (2017). Imagery Rescripting. In E.-L. Brakemeier & F. Jacobi (Eds.), Verhaltenstherapie in der Praxis (S. 417–422). Weinheim: Beltz.

Nissen, C., Holz, J., Blechert, J., Feige, B., Riemann, D., Voderholzer, U. & Normann, C. (2010). Learning as a model for neural plasticity in major depression. Biological Psychiatry, 68, 544–552.

Nübel, J., Guhn, A., Müllender, S., Le, H.D., Cohrdes, C. & Köhler, S. (2020). Persistent depressive disorder across the adult lifespan: Results from clinical and population-based surveys in Germany. BMC Psychiatry, 20, 58.

Normann, C., Frase, S., Haug, V., von Wolff, G., Clark, K., Münzer, P., … & Bischofberger, J. (2018). Antidepressants Rescue Stress-Induced Disruption of Synaptic Plasticity via Serotonin Transporter-Independent Inhibition of L-Type Calcium Channels. Biological Psychiatry, 84, 55–64.

Normann, C., Schmitz, D., Fürmaier, A., Döing, C. & Bach, M. (2007). Long-term plasticity of visually evoked potentials in humans is altered in major depression. Biological Psychiatry, 62, 373–380.

Oestergaard, S. & Møldrup, C. (2011). Optimal duration of combined psychotherapy and pharmacotherapy for patients with moderate and severe depression: A meta-analysis. Journal of Affective Disorders, 131, 24–36.

Paul, G. L. (1967). Strategy of outcome research in psychotherapy. Journal of Consulting Psychology, 31, 109–118.

Pavlov, I.P. (1941). Conditioned reflexes and psychiatry. New York: International Publishers.

Penberthy, J.K. (2013). CBASP bei komorbidem Auftreten von chronischer Depression und Alkoholabhängigkeit. In: M. Belz, F. Caspar & E. Schramm (Hrsg.), Therapieren mit CBASP. Chronische Depression, Komorbiditäten und störungsübergreifender Einsatz (S. 109–130). München: Urban & Fischer in Elsevier.

Penberthy, J.K., Gioia, C.J., Konig, A., Martin, A.M., Cockrell, S.A. & Meshberg-Cohen, S. (2014). Co-occurring chronic depression and alcohol dependence. Addictive Disorders & Their Treatment, 13(2), 54–67.

Peterson, C. & Seligman, M. E. (1984). Causal explanations as a risk factor for depression: Theory and evidence. Psychological Review, 91, 347–374.

Peters, J., Ebert, D., Fangmeier, T., Lichtblau, A., Biscaldi, M. & Tebartz van Elst, L. (2016). Das Freiburger Asperger Spezifische Therapiekonzept für Erwachsene (FASTER-Konzept). In L. Tebartz van Elst (Hrsg.), Das Asperger-Syndrom im Erwachsenenalter und andere hochfunktionale Autismus-Spektrum-Störungen (S. 304–311). Berlin: Medizinisch Wissenschaftliche Verlagsgesellschaft.

Piaget, J. (1981). Intelligence and affectivity: Their relationship during child development. Oxford, England: Annual Reviews.

Pincus, H.A. & Pettit, A.R. (2001). The societal costs of chronic major depression. The Journal of Clinical Psychiatry, 62. Suppl 6, 5–9.

Preißmann, C. (2013). Psychotherapie und Beratung bei Menschen mit Asperger-Syndrom: Konzepte für eine erfolgreiche Behandlung aus Betroffenen- und Therapeutensicht. Stuttgart: Kohlhammer.

Probst, T., Schramm, E., Heidenreich, T., Klein, J.-P. & Michalak, J. (2020). Patients' interpersonal problems as moderators of depression outcomes in a randomized controlled trial comparing mindfulness-based cognitive therapy and a group version of the cognitive-behavioral analysis system of psychotherapy in chronic depression. Journal of Clinical Psychology. doi:10.1002/jclp.22931 [Epub ahead of print].

Radtke, M. (2017). Autismus-Spektrum-Störungen. In E.-L. Brakemeier & F. Jacobi (Eds.), Verhaltenstherapie in der Praxis (S. 653–660). Weinheim: Beltz.

Radtke, M., Wieczoreková, D., Normann, C., Humpolicek, P., Brakemeier, E.-L., Bubl, E., ... & Riedel, A. (2019). Exploring autistic traits in adults with chronic depression: A clinical study. Research in Autism Spectrum Disorders, 65, 34–45.

Rau, S. (2017). Abhängigkeitsstörungen. In E.-L. Brakemeier & F. Jacobi (Eds.), Verhaltenstherapie in der Praxis (S. 467–478). Weinheim: Beltz.

Rhebergen, D. & Graham, R. (2014). The relabelling of dysthymic disorder to persistent depressive disorder in DSM-5: Old wine in new bottles? Current Opinion in Psychiatry, 27, 27–31.

Riedel, A. (2016). Einzelpsychotherapie. In L. Tebartz van Elst (Hrsg.), Das Asperger-Syndrom im Erwachsenenalter und andere hochfunktionale Autismus-Spektrum-Störungen (S.286–293). Berlin: Medizinisch Wissenschaftliche Verlagsgesellschaft.

Rief, W., Bleichhardt, G., Dannehl, K., Euteneuer, F. & Wambach, K. (2018). Comparing the Efficacy of CBASP with Two Versions of CBT for Depression in a Routine Care Center: A Randomized Clinical Trial. Psychotherapy and Psychosomatics, 87, 164–178.

Rief, W. & Glombiewski, J. A. (2016). Erwartungsfokussierte Psychotherapeutische Interventionen (EFPI). Verhaltenstherapie, 26(1), 47–54.

Rogers, C.R. (1940). Newer Concepts of Psychotherapy. Paper presented at the Minnesota Chapter of Psi Chi, Department of Psychology, University of Minnesota, Minneapolis-St. Paul.

Rogers, C.R. (1942). Counseling and psychotherapy: Newer concepts in practice. Boston: Houghton Mifflin.

Rogers, C.R. (1951). Client-Centered Therapy: Its Current Practice Implications, and Theory. Boston: Houghton Mifflin.

Rush, A.J., Giles, D.E., Schlesser, M.A., Fulton, C.L., Weissenburger, J. & Burns, C. (1986). The Inventory for Depressive Symptomatology (IDS): Preliminary findings. Psychiatry Research, 18, 65–87.

Sabass, L., Padberg, F., Normann, C., Engel, V., Konrad, C., Helmle, K., ... & Brakemeier, E.-L. (2017). Cognitive Behavioral Analysis System of Psychotherapy as group psychotherapy for chronically depressed inpatients: A naturalistic multicenter feasibility trial. European Archives of Psychiatry and Clinical Neuroscience, 268.

Sachse R., Sachse, M. & Fasbender, J. (2011). Klärungsorientierte Therapie der narzisstischen Persönlichkeitsstörung. Göttingen: Hogrefe.

Santiago, N., Klein, D., Vivian, D., Arnow, B., Blalock, J., Kocsis, J., ... & Keller, M. (2005). The Therapeutic Alliance and CBASP-Specific Skill Acquisition in the Treatment of Chronic Depression. Cognitive Therapy and Research, 29, 803–817.

Satyanarayana, S., Enns, M.W., Cox, B.J. & Sareen, J. (2009). Prevalence and Correlates of Chronic Depression in the Canadian Community Health Survey: Mental Health and Well-Being. The Canadian Journal of Psychiatry, 54, 389–398.

Schatzberg, A.F., Rush, A.J., Arnow, B.A., Banks, P.L.C., Blalock, J.A., Borian, F.E., ... &

Keller, M.B. (2005). Chronic depression: Medication (nefazodone) or psychotherapy (CBASP) is effective when the other is not. Archives of General Psychiatry, 62, 513–520.

Schefft, C., Guhn, A., Brakemeier, E.-L., Sterzer, P. & Köhler, S. (2019). Efficacy of inpatient psychotherapy for major depressive disorder: A meta-analysis of controlled trials. Acta Psychiatrica Scandinavica, 139, 322–335.

Schmucker, M. & Köster, R. (3. Auflage 2017). Praxishandbuch IRRT – Imagery Rescripting & Reprocessing Therapy bei Traumafolgestörungen, Angst, Depression und Trauer. Stuttgart: Klett-Cotta.

Schoepf, D., Konradt, B. & Walter, H. (2007). Spezifische Psychotherapie der chronischen Depression mit dem Cognitive Behavioral Analysis System of Psychotherapy. Nervenheilkunde, 26, 790–802.

Schramm, E., Brakemeier, E.-L. & Fangmeier, R. (2012). CBASP in der Gruppe. Das Kurzmanual. Stuttgart: Schattauer.

Schramm, E., Kriston, L., Elsaesser, M., Fangmeier, T., Meister, R., Bausch, P., … & Härter, M. (2019). Two-Year Follow-Up after Treatment with the Cognitive Behavioral Analysis System of Psychotherapy versus Supportive Psychotherapy for Early-Onset Chronic Depression. Psychotherapy and Psychosomatics, 88, 154–164.

Schramm, E., Kriston, L., Zobel, I., Bailer, J., Wambach, K., Backenstrass, M., … & Härter, M. (2017). Effect of Disorder-Specific vs Nonspecific Psychotherapy for Chronic Depression: A Randomized Clinical Trial. JAMA Psychiatry, 74, 233–242.

Schramm, E., Schweiger, U., Hohagen, F. & Berger, M. (2006). Psychotherapie der chronischen Depression: Cognitive Behavioral Analysis System of Psychotherapy – CBASP von James P. McCullough. Deutsche Übersetzung und Bearbeitung. München: Urban & Fischer Verlag/Elsevier GmbH.

Schramm, E., van Calker, D., Dykierek, P., Lieb, K., Kech, S., Zobel, I., … & Berger, M. (2007). An intensive treatment program of interpersonal psychotherapy plus pharmacotherapy for depressed inpatients: Acute and long-term results. The American Journal of Psychiatry, 164, 768–777.

Schramm, E., Zobel, I., Dykierek, P., Kech, S., Brakemeier, E.-L., Külz, A. & Berger, M. (2011). Cognitive behavioral analysis system of psychotherapy versus interpersonal psychotherapy for early-onset chronic depression: A randomized pilot study. Journal of Affective Disorders, 129, 109–116.

Schramm, E., Zobel, I., Schoepf, D., Fangmeier, T., Schnell, K., Walter, H., … & Normann, C. (2015). Cognitive Behavioral Analysis System of Psychotherapy versus Escitalopram in Chronic Major Depression. Psychotherapy and Psychosomatics, 84, 227–240.

Schweiger, U. & Sipos, V. (2009). Situationsanalyse nach dem Modell des Cognitive Behavioral Analysis System of Psychotherapy (CBASP). In H. Reinecker (Hrsg.), Themenheft?»Modelle von Verhaltensanalysen« (S. 56–59). Lengerich: Pabst Publishers.

Serbanescu, I., Walter, H., Schnell, K., Kessler, H., Weber, B., Drost, S., … & Schoepf, D. (2020). Combining baseline characteristics to disentangle response differences to disorder-specific versus supportive psychotherapy in patients with persistent depressive disorder. Behaviour Research and Therapy, 124, 103512.

Skinner, B.F. (1953). Science and human behavior. Oxford, England: Macmillan.

Sonnenmoser, M. (2009). Ethik in der Psychotherapie: Wie willkommen sind Geschenke? Ärzteblatt, 10, 446.

Stewart, A.L., Greenfield, S., Hays, R.D., Wells, K., Rogers, W.H., Berry, S.D., … & Ware, J.E. (1989). Functional status and well-being of patients with chronic conditions. Results from the Medical Outcomes Study. JAMA, 262, 907–913.

Stiglmayr, C. (2017a). Borderline-Persönlichkeitsstörung. In E.-L. Brakemeier & F. Jacobi (Hrsg.), Verhaltenstherapie in der Praxis (S. 626–638). Weinheim: Beltz.

Stiglmayr, C. (2017b). Dialektisch-Behaviorale Therapie (DBT). In E.-L. Brakemeier & F. Jacobi (Hrsg.), Verhaltenstherapie in der Praxis (S. 701–712). Weinheim: Beltz.

Struck, N., Krug, A., Feldmann, M., Yuksel, D., Stein, F., Schmitt, S., Meller, T., Brosch, K.,

Dannlowski, U., Meinert, S., Opel, N., Lemke, H., Waltemate, L., Nenadic, I., Kircher, T. & Brakemeier, E.L. (2020). Attachment and social support mediate the association between childhood maltreatment and depressive symptoms. Journal of Affective Disorders, 273, 310–317.

Struck, N., Krug, A., Stein, F., Schmitt, S., Meller, U., Brosch, K., Dannlowski, U., Nenadic, I., Kircher, T. & Brakemeier, E.-L. (2020). Childhood maltreatment and adult mental disorders – the prevalence of different maltreatment types and the association with course and severity of symptoms. Psychiatry Research, 293, 113–398. Advance online publication.

Sullivan, H.S. (1953). The interpersonal theory of psychiatry. New York, NY, US: W. W. Norton & Co.

Szádóczky, E., Fazekas, I., Rihmer, Z. & Arató, M. (1994). The role of psychosocial and biological variables in separating chronic and non-chronic major depression and early-late-onset dysthymia. Journal of Affective Disorders, 32, 1–11.

Thase, M.E. & Rush, A.J. (1997). When at first you don't succeed: Sequential strategies for antidepressant nonresponders. The Journal of Clinical Psychiatry, 58(13), 23–29.

Thase, M.E., Trivedi, M.H. & Rush, A.J. (1995). MAOIs in the contemporary treatment of depression. Neuropsychopharmacology: Official Publication of the American College of Neuropsychopharmacology, 12, 185–219.

Thase, M.E., Reynolds, C.F., Frank, E., Simons, A.D. & et al. (1994). Response to cognitive-behavioral therapy in chronic depression. Journal of Psychotherapy Practice & Research, 3, 204–214.

Vandeleur, C., Fassassi, S., Castelao, E., Glaus, J., Strippoli, M.-P., Lasserre, A., Rudaz, D., Gebreab, S., Pistis, G., Aubry, J.-M., Angst, J. & Preisig, M. (2017). Prevalence and correlates of DSM-5 major depressive and related disorders in the community. Psychiatry Research, 250, 50–58.

Warden, D., Rush, A.J., Trivedi, M.H., Fava, M. & Wisniewski, S.R. (2007). The STAR* D Project results: a comprehensive review of findings. Current Psychiatry Reports, 9(6), 449–459.

Weisz, J.R., Kuppens, S., Ng, M.Y., Eckshtain, D., Ugueto, A.M., Vaughn-Coaxum, R., … & Fordwood, S.R. (2017). What Five Decades of Research Tells Us About the Effects of Youth Psychological Therapy: A Multilevel Meta-Analysis and Implications for Science and Practice. American Psychologist, 72(2), 79–117.

Whiteford, H.A., Harris, M.G., McKeon, G., Baxter, A., Pennell, C., Barendregt, J.J. & Wang, J. (2013). Estimating remission from untreated major depression: a systematic review and meta-analysis. Psychological Medicine, 43(8), 1569–1585.

Wiersma, J.E., Hovens, J.G.F.M., van Oppen, P., Giltay, E.J., van Schaik, D.J.F., Beekman, A.T.F. & Penninx, B.W.J. H. (2009). The importance of childhood trauma and childhood life events for chronicity of depression in adults. The Journal of Clinical Psychiatry, 70, 983–989.

Wiersma, J.E., Schaik, D.J.F.V., Hoogendorn, A.W., Dekker, J.J., Van, H.L., Schoevers, R.A., … & Oppen, P.V. (2014). The Effectiveness of the Cognitive Behavioral Analysis System of Psychotherapy for Chronic Depression: A Randomized Controlled Trial. Psychotherapy and Psychosomatics, 83, 263–269.

Wilbertz, G., Brakemeier, E.-L., Zobel, I., Härter, M. & Schramm, E. (2010). Exploring preoperational features in chronic depression. Journal of Affective Disorders, 124, 262–269.

Wingenfeld, K., Spitzer, C., Mensebach, C., Grabe, H.J., Hill, A., Gast, U., … & Driessen, M. (2010). The German version of the Childhood Trauma Questionnaire (CTQ): Preliminary psychometric properties. Psychotherapie, Psychosomatik, Medizinische Psychologie, 60, 442–450.

Winnicott, D.W. (1949). Hate in the counter-transference. The International Journal of Psychoanalysis, 30, 69–74.

Yalom, I.D. & Leszcz, M. (2005). Theory and practice of group psychotherapy. New York: Basic Books.

Zielke, M. (2009). Behandlungsdauer und Ergebnisqualität von stationären Behandlungs- und Rehabilitationsverläufen bei psychischen und psychosomatischen Erkrankungen—Ergebnisse langfristiger Prozessanalysen. Zeitschrift für Klinische Verhaltensmedizin und Rehabilitation, 83, 8–46.

Zimmermann, J. & Benecke, C. (2017). Diagnostik von Persönlichkeitsstörungen und die Erweiterung nach DSM-5. In: E.-L. Brakemeier & F. Jacobi (Eds.), Verhaltenstherapie in der Praxis (S. 180–189). Weinheim: Beltz.

Zobel, I., Werden, D., Linster, H., Dykierek, P., Drieling, T., Berger, M. & Schramm, E. (2010). Theory of mind deficits in chronically depressed patients. Depression and Anxiety, 27, 821–828.

Sachwortverzeichnis